名老中医王宝亮临证治验集

关运祥　张志军　曾宪国　主编

河南科学技术出版社
·郑州·

图书在版编目（CIP）数据

名老中医王宝亮临证治验集 / 关运祥, 张志军, 曾
宪国主编. -- 郑州 : 河南科学技术出版社, 2024. 12.
ISBN 978-7-5725-1746-4

Ⅰ. R249.7

中国国家版本馆 CIP 数据核字第 2024ZU1447 号

出版发行：河南科学技术出版社
　　　　　　地址：郑州市郑东新区祥盛街 27 号　　邮编：450016
　　　　　　电话：（0371）65737028　65788629
　　　　　　网址：www.hnstp.cn
策划编辑：邓　为
责任编辑：许　静
责任校对：董静云
封面设计：张德琛
责任印制：徐海东
印　　刷：郑州市毛庄印刷有限公司
经　　销：全国新华书店
开　　本：720 mm×1 020 mm　1/16　**印张：**17.75　**字数：**276 千字
版　　次：2024 年 12 月第 1 版　　2024 年 12 月第 1 次印刷
定　　价：58.00 元

本书编写人员名单

主　　审　　王宝亮

主　　编　　关运祥　　张志军　　曾宪国

副 主 编　　郭亚萌　　刘　洁　　徐晓妍　　钱百成

　　　　　　郭迎树　　黄志强　　金大玉　　赵　铎

　　　　　　张士金　　付利然

编　　者　　张振铎　　王鑫鑫　　陈媛朋　　薛　静

　　　　　　张玉伟　　刘文秀　　韩彬彬　　韩艳丽

　　　　　　孟甜甜　　赵密鹤　　文凯华　　马　勇

　　　　　　田丹珂　　刘　蕊　　孟海波　　张玲燕

　　　　　　李许涛　　苏　谨　　张　芳　　赵贝贝

　　　　　　高　斌　　申荣华　　李启辉　　赵雪婷

　　　　　　王卫娇　　郭　蓓　　岳亚男　　李　璐

　　　　　　杨盼盼　　王华伟　　刘晶晶　　李依恒

　　　　　　朱　凤　　潘　贺　　李俊涛

王宝亮教授简介

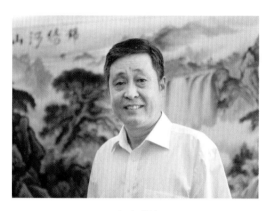

王宝亮教授

王宝亮，男，1959年2月生，河南省陕县（今三门峡市陕州区）人，中共党员，河南中医药大学痿证研究所所长，河南中医药大学第一附属医院脑病医院副院长、脑病科主任，主任医师，国家二级教授，博士生、硕士生导师，第六批全国老中医药专家学术经验继承工作指导老师，河南省高层次人才，省管优秀专家，河南省首届名中医；中国中医研究促进会中医全科与养生分会副会长，中华中医药学会脑病分会常务委员，中华中医药学会络病分会委员，河南省中医药学会脑病专业委员会副主任委员，河南省神经内科学术委员会常委，郑州市中医脑病学术委员会主任委员；河南省中医管理局"112"人才首批选拔的临床专家，河南省中医药防治艾滋病专家组专家，河南省医学会医疗事故技术鉴定专家库成员，郑州市医学会会诊中心中医脑病及西医神经内科首席专家，河南省新药审评专家，《中国实用神经疾病杂志》编委；2008年获"河南省优秀医师"称号。

王宝亮教授于1983年毕业于河南中医学院，40余年来一直工作在中医脑病临床、教学、科研的第一线。他崇尚真理，学风严谨，医术精湛，坚持科学发展观，遵守职业道德，淡泊名利，廉洁行医，作风正派。他在工作中勤勤恳恳，任劳任怨，爱岗敬业，无私奉献，牢记"全心全意为人民服务""一切为了病人"的宗旨，团结全体医护人员发扬救死扶伤的精神，并以精湛的医术为广大患者解除疾苦。

学术上，他广览群书、博采众长，善于将传统中医理论与现代神经系统疾病的诊疗相结合，对神经内科急、危、重症和疑难杂症有独到的见解和诊疗经验；

时刻关注国内外脑病领域研究新进展，及时把新技术、新疗法应用到临床中，不断提升诊疗水平；擅长治疗脑出血、脑梗死、中风后失语、震颤麻痹、痴呆、癫痫、肌无力及各种头痛、眩晕、失眠等；注重发挥中医优势，突出中医特色，努力挖掘具有传统特色的方法用于中风后高肌张力状态、格林－巴利综合征、多发性硬化、重症肌无力、脊髓炎、假性球麻痹等疑难重症的治疗，特别是在中西医结合综合论治运动神经元病这一国际公认的神经系统疑难疾病上，达国内领先水平，引起国内外广泛关注，其研究成果相继被《中国医药导报》国内版、海外版报道，吸引了大批港、澳、台及东南亚地区患者前来就诊；主持开发研制的中风系列制剂"参芪通络胶囊""龟羚熄风胶囊""皂贝化痰胶囊""通络解语丸"等6个品种，大大提高了中风患者的生活质量，使无数偏瘫患者重获新生。

他重视医学科学研究，主持参与10余项科研项目，完成国家"十五"科技攻关项目1项，科技部"十一五"科技支撑项目1项，获中华中医药学会科学技术奖一等奖1项，河南省科技进步奖8项，其中"龟羚熄风胶囊治疗缺血性中风的临床与实验研究"等3项科研成果，获省科技进步奖二等奖，先后出版《中风 痿病 痴呆证治》《现代中医疾病防治精要》等著作10余部，发表学术论文100余篇。

他献身公益事业，2004年8月被河南省中医管理局指定为中医药防治艾滋病专家组成员，参与中医药防治艾滋病诊疗方案的制订，并指导和负责400余名艾滋病患者的中医药治疗，无论酷暑严寒，风雨无阻，每个月定期亲临艾滋病患者所在村为艾滋病患者治疗，赢得了患者及领导的好评，被评为河南省中医药防治艾滋病"优秀专家""先进工作者"，获"无私奉献奖"。他已在中医药防治艾滋病医疗工作上坚持走了20年，如今已年逾花甲，还要继续走下去。

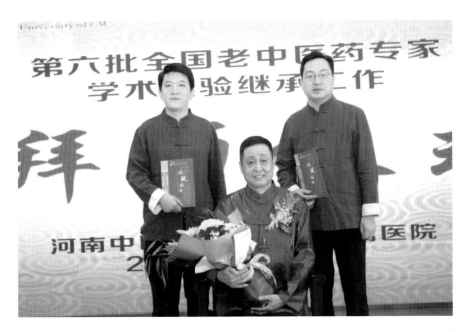

第六批全国老中医药专家学术经验继承工作拜师仪式上的王宝亮教授（中间）及其弟子

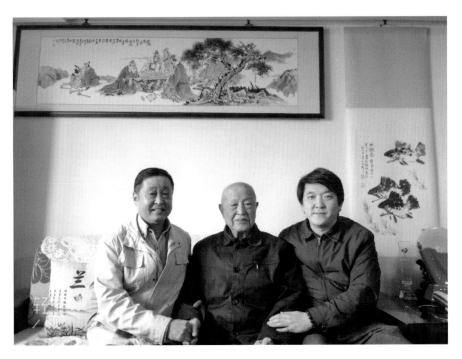

王宝亮教授（左一）及其弟子（右一）与国医大师张磊教授（中间）的合影

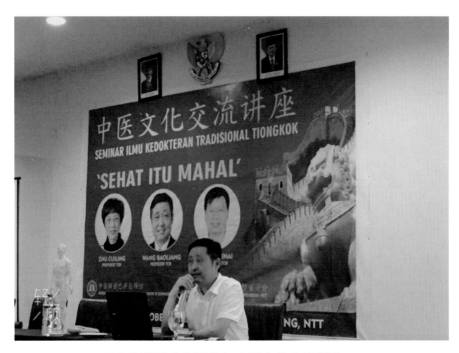

王宝亮教授在印尼参加中医文化交流活动

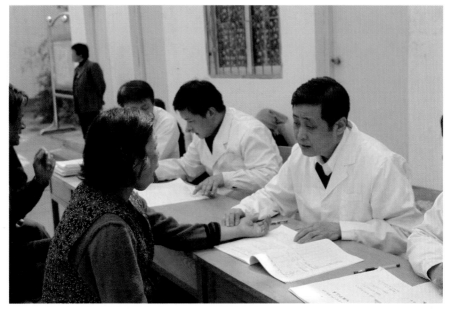

王宝亮教授参加中医药治疗艾滋病专家巡诊活动

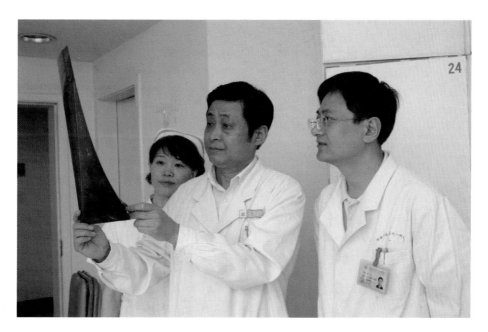

王宝亮教授（中间）工作照

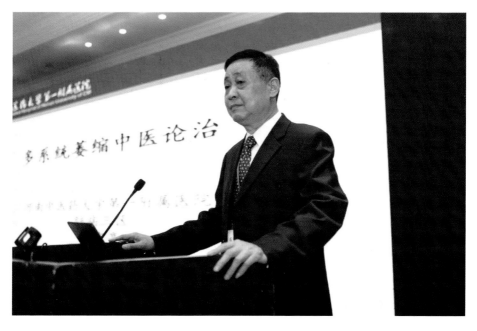

王宝亮教授在中原脑病大会上做学术报告

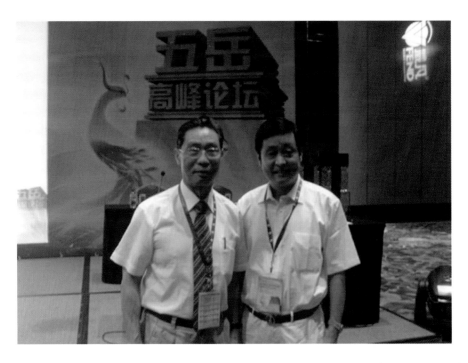

王宝亮教授（右）与中国工程院院士钟南山教授（左）在重症感染高峰论坛上的合影

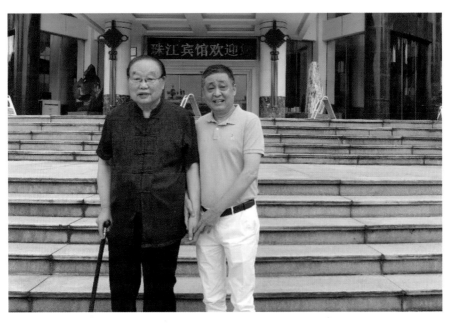

王宝亮教授（右）与首届国医大师张学文教授（左）在广州脑病大会上的合影

张 序

中医薪火，非代代相传无以恒续，无岁岁授教难以永承。

王宝亮教授正是这样一位孜孜求术、谆谆育人的国医传承者。

王宝亮教授是第六批全国老中医药专家学术经验继承工作指导老师，临证37载，精研《内经》《伤寒论》，勤求古训，博众家之长，上汲各家先贤之精粹，随学侍诊于著名肺病专家李统华教授，肝病专家李普教授，脑病专家李秀林教授、郑绍周教授，问理求教于国医大师张学文教授、李振华教授等，探求经方之用；下启杏林后辈之慧悟，授术培养40余名硕士研究生及师承学生，传验树育近百名国医新秀。

王宝亮教授施术方正，治学严谨，又极具胆识，勇于迎坚破难，善于解疑救重。观其方药，往往于平正之中显奇功异能，诸多神经系统疑、难、顽、重之疾，如运动神经元病、重症肌无力、多发性硬化、痴呆、一氧化碳（CO）中毒迟发性脑病等，审证求因，洞悉要会，立法遣方，在其精心调治之下，常收意外神奇之效，尤其是植物状态患者的治疗，在其手中，亦有化腐朽为神奇之力，活人之术，实令人惊叹不已。

更难能可贵之处在于王宝亮教授术贯中西，学涉多科，虚怀若谷，胸藏万象。他坚守中医之本，善借西医之长，扬中西各自之优势，为芸芸众患解忧烦、除疾苦。中医脑病论坛及西医神经内科年会，均有其学术身影。非独克脑病之顽重，常兼攻多科之疑难，坚持下乡为艾滋病患者诊疗服务至今已十余载，年逾花甲，从未间断，此诚宅心仁术之举也。

《名老中医王宝亮临证治验集》乃王宝亮教授弟子整理其医案，总结其医验而成，涵盖临证验案、病因病机、脏腑论治、名方验用、疾病治验等，内容丰富翔实，以资读者医家借鉴、参考之用。中医之承续发扬，全赖"传"与

"悟"，传者，自上而下之授教也；悟者，自下而上之习悟也。愿国术精粹薪火相传，杏林新秀青出于蓝而胜于蓝。

适逢出版，致以挚贺，诚感相邀，欣然为序。

国医大师　張磊

2023 年 12 月

自　序

　　王宝亮教授并非出自医学世家，但酷爱中医，勤奋自勉，成为我国恢复高考后第一批中医药专业的大学生。王宝亮教授潜心治学、悬壶临证30余载，在承袭师辈学术源流的基础上，博采众长，辅以心得，认识到"万病由生，多由肾虚"，强调肾虚在疾病发生、发展中的重要作用，临证重视培固本元，辅以辨证论治，逐渐形成了"本元学派"独特而系统的临证诊疗体系，兹将王宝亮教授的学术思想简述如下：

　　1. 中西并重，精研高发病

　　脑卒中是高发病、常见病，亦是中医常见优势病种。王宝亮教授在规范卒中中西医结合路径化治疗的同时，针对患者个体，恪守中医"三因制宜"的原则，采取优化的个性化治疗方案。

　　（1）深化脑卒中的病因病机。王宝亮教授认为：①缺血性脑卒中。肾虚血瘀痰阻是贯穿缺血性卒中发生发展全过程的基本病机，补肾化痰活血是治疗缺血性卒中的基本大法。肾为先天之本，肾阳不足，气化无权，失其温煦推动之职，一则血流滞缓而为瘀，二则津液凝聚而成痰。肾阴不足，化火生热，炼液为痰，血热搏结而为瘀。痰瘀内伏，遇感引触，痹阻脑脉，脑髓神机失用，中风发矣。治疗时，急性期化痰为急，佐以活血补肾；恢复期活血为主，佐以补肾化痰。②出血性脑卒中。肝肾亏虚是出血性脑卒中发病的重要病理基础，瘀火痰水上阻脑窍是出血性脑卒中主要病理特点。治疗强调辨证中药治疗，同时配合微创血肿清除术治疗急性出血性脑卒中。

　　（2）改善脑卒中预后。脑卒中后的假性球麻痹、失语、肌张力增高（即硬瘫）一直是困扰神经科医生的难题，王宝亮教授潜心钻研，探索出一套行之有效的中西医综合治疗方案，明显改善了脑卒中患者的预后。

1）假性球麻痹。假性球麻痹是脑卒中常见临床综合征，临床表现为发音障碍、声音嘶哑、吞咽困难、饮水呛咳、强哭强笑等。假性球麻痹患者发生气道误吸后可影响患者的进食，可发生吸入性肺炎，导致患者营养不良、呼吸功能不全，严重时可导致患者的死亡。西医无特效疗法，王宝亮教授采用自行研制开发的通络解语丸配合针灸疗法及冰棒刺激、吞咽训练等康复手段治疗中风后假性球麻痹，能明显改善患者的语言功能、吞咽功能、饮水呛咳等症状，疗效明显优于西医治疗。能使多数患者在短期内去除鼻饲管，恢复正常进食，降低感染概率，保证营养供给，促进患者神经功能的恢复。

2）卒中后高肌张力。脑卒中后肌张力增高是脑卒中常见并发症之一，主要表现为瘫痪侧肢体僵硬，运动异常，直接影响患者运动功能的恢复和日常生活质量。发病机制不清，目前主要选用中枢性肌松剂巴氯芬等对症治疗，但此类药物在降低肌张力的同时，亦降低了患者的肌力，不利于患者运动功能的恢复。王宝亮教授采用自行研制开发的龟羚熄风胶囊配合针灸治疗中风后高肌张力，既可明显降低中风后高肌张力，还能促进瘫痪侧肢体肌力的恢复，疗效明显优于西药治疗。

（3）专方专药，研制中风系列制剂。王宝亮教授根据几十年脑病临床经验，将脑血管疾病的临床证型进行统一，制定了活血方、补气方、熄风方、通络方等院内协定处方，拟定了各种证型临床症状常见加减用药，该系列方弥补了五版、六版《中医内科学》教材中有关该病临床用药的涵盖面较窄的缺点，使中医药治疗脑血管病的疗效得到了很大的提高。

（4）与时俱进，开展国内领先的新技术新项目。王宝亮教授一直强调中西医结合在脑卒中诊疗中的作用，十分重视利用现代科学最新技术提高临床疗效，针对常规治疗对于深部出血、小脑出血及高龄、危重患者很大的局限性，率先在河南省内开展了"颅内血肿微创清除术"，临床应用取得了很好的疗效，该项技术创伤小、血肿清除率高。同时，联合应用活血化瘀中药，明显地加快了血肿吸收速度，使微创术的疗效有了质的飞跃。此项研究于2008年获河南省中医管理局科技进步奖一等奖。

2.潜心研究，攻关"痿证"

王宝亮教授作为河南中医药大学神经脱髓鞘及变性疾病研究所负责人，在全省率先开展了多发性硬化、运动神经元病中西医结合规范化诊疗研究,证实了中西医结合疗法治疗多发性硬化、运动神经元病的可行性和优越性。

（1）运动神经元病：王宝亮教授认为肾虚饮停、奇经痹阻为运动神经元病发病的根本原因。运动神经元病是以肾脏虚损为核心，涉及肺、脾、肝、肾诸脏亏虚的虚损性疾病。病累多脏，根于肾虚。标在饮停，痰饮既是病理产物，又是致病的重要因素。奇经功能失常是运动神经元病发病的重要因素。治疗应辨证分期、明确治则，配合针灸、理疗，内外相济，互取所长，以获得满意疗效。

（2）多发性硬化：王宝亮教授认为，肝肾不足，毒瘀留滞是多发性硬化发病的根本原因，肾藏精，主骨生髓；肝藏血，主筋。肾气养骨，肝气养筋，肝衰则筋不能动，肾衰则形体疲极。久病多瘀，毒瘀留滞是多发性硬化重要的病理机制。滋肾活瘀法是多发性硬化的重要治法，是预防、减少多发性硬化复发的关键。应用于临床取得很好的治疗效果，明显改善了患者的临床症状、减少了复发次数。

3.屡创奇迹，唤醒植物状态

植物人在国际医学界通行的定义是"持续性植物状态"，国际上倾向于把颅脑外伤后植物状态持续12个月以上、非外伤性病因导致的植物状态持续3个月以上的称为持续性植物状态。王宝亮教授认为植物人相当于中医学所称的"昏迷""昏蒙"等病名，其病因有外感于内伤之分，其中内伤为本，为发病的主要因素，表现为气血阴阳的亏虚，不能濡养脑窍，或本有气血精髓的亏虚，又感外邪或内伤痰火，阴阳气血逆乱，而致神明失守、脑窍闭塞而引起本病的发生，植物人昏迷的初期常以邪实为主，后期常以肾虚为主，常为虚实夹杂之症。其病位在脑，常涉及心、脾、肝、肾等脏腑，其中以肾虚为主，痰瘀火为常见的病理因素。心脑相通，心主神明，脑为元神之府，心主血，上奉于脑，心血充足则脑髓充盈，故临床上脑病可从心论治，或心脑同治。脑脾相关，脾为后天之本，气血生化之源，主升清。脾胃健旺，化源充足，运送气血达于五脏，则五脏安和，九窍通利，则清阳出上窍而上达脑。脾胃虚衰则不能升清，清阳之气不能上行达脑而致脑失所养，或脾虚不能运化，生痰化湿，扰乱清空，均可致本病的发生，所以，从脾胃入手益气升阳是治疗脑病的主要方法之一。脑肾同源，脑为髓海，精生髓，肾藏精，补肾填精益髓为治疗脑病的重要方法。肝主疏泄，调畅气机，气机条达，则脑清神明。若疏泄失常，或情志失调，或清窍闭塞，或血溢于脑，即"血之与气并走于上，则为大厥"；肝主藏血，精血同源，若肝失藏血或肝阴肝血不足，则可致精髓不足，脑失所养，变生诸疾。治疗脑病常从心、肾、脾、肝论治。病理因素以痰、瘀血为主，故对于脑病促醒的治疗，应根据不同阶段的病理特点，辨证施治。

4.勇于探索，研究艾滋顽疾

王宝亮教授于2004年8月被河南省中医管理局任命为中医药防治艾滋病专家组专家，具体负责400余名艾滋病患者的治疗，零距离与艾滋病患者接触，诊脉疗疾，并通过2000余例患者的调查，探寻艾滋病发病规律与病机特点，结合历代医家关于"疫毒""温疫""虚劳"等传统中医理论，与专家组共同制定了"艾滋病常见病症辨证治疗要点"，得到了原国家卫生部和国家中医药管理局的肯定。

恩师之教，非独医理术道，而兼为人处世之学。吾辈常惊叹于王宝亮教授精深的中西医功底，折服于王宝亮教授高尚的人格品质，感恩于王宝亮教授无微不至的关心爱护。值《名老中医王宝亮临证治验集》一书即将刊印之际，祝愿医集经验广流传，惠及百姓万千人！

编者

2023 年 3 月

编写说明

1. 王宝亮医案，是根据门诊和会诊的病历进行选择和整理的。选择的原则是疗效较好，记载较全，有一定的参考价值。

2. 整理形式以中医为主，多采用中医病名，但不讳中医之短，不嫉西医之长，重视西医对疾病的认识，临床中把西医的诊断和病理融合到中医的辨证施治之中，治病独具一格。不断探索中西医相结合的治疗新途径。

3. 本医案总的可以分两部分，即神经内科疾病及其他内科杂病。虽然不能体现王宝亮教授的学术思想全貌，但可以反映他在临床治疗上的经验和特点。

4. 王宝亮教授治病的特点，特别强调辨证论治这个原则。他认为：治病必求其本，治病以胃气、肾气为本。同时重视两个重要环节：一是季节气候和精神因素的影响；二是临床证候的分析综合。运用中医学的理论体系，充分体现出中医临床上理、法、方、药一套治疗规律。

5. 临床治疗疾病总是有常有变的，一般来说，治常易，治变难。本医案的选择有常有变，但变证较多，用者对于治变，务请结合临床分析，反复印证，勿机械套用。

6. 整理本医案的过程，是我们继承和学习的过程。虽然在各病的前面和病历的后面都写了初步体会，以按语的形式出现，但较粗糙肤浅，只作为阅读原治验时的一般参考。另外，我们的理论水平有限，未能深入和全面地加以阐明和提高，其中某些理论认识可能有不够正确的地方，甚至是错误之处，尚希同道们不吝批评指正。

目 录
CONTENTS

第一章
验案精选

第一节 失 眠

【案1】朱某，女，40岁。初诊：2019年9月3日。主诉：心烦失眠1年余，加重1周。现病史：患者1年前因生气、思虑过度出现失眠，多地屡次求医，疗效欠佳。现：入睡困难，眠浅易惊醒，每晚只可睡3~4小时，生气或过度思虑后加重，甚则彻夜难眠，烦躁不安，易怒，阵发性周身烘热汗出，肩周困痛，纳食可，二便正常，舌尖红，苔白腻，脉弦。辨证：肝郁化火，热扰心神证。治法：疏肝泻热，宁心安神。方选柴胡加龙骨牡蛎汤加减。

处方：柴胡10 g，黄芩10 g，半夏10 g，栀子10 g，茯苓20 g，龙骨30 g，牡蛎30 g，麦冬20 g，酸枣仁20 g，地黄10 g，合欢皮20 g，百合20 g，延胡索30 g，五味子12 g，龙眼肉20 g，浮小麦30 g，珍珠母30 g，甘草6 g。7剂，水煎服。

二诊：2019年9月10日，症状明显缓解，每晚可睡7小时左右，心情舒畅，肩周轻快，汗出十去其七，纳食、二便正常，舌苔、脉象基本同前。守初诊方，继服7剂善后。

按语：失眠属中医"不寐"范畴，或为外伤风寒暑湿燥火，或为内因气血虚损，痰瘀内阻，或为脏腑失调，又或为七情所伤，临床中多因情志失常、思虑过度导致心神不宁、神不守舍，不能由动转静而不寐。柴胡加龙骨牡蛎汤出自《伤寒论》第107条：伤寒八九日，下之，胸满烦惊，小便不利，谵语，一身尽重，不可转侧者，柴胡加龙骨牡蛎汤主之。本条论述少阳胆火内郁，扰乱肝魂的证治，重点是烦惊、谵语，柴胡加龙骨牡蛎汤是由大柴胡汤、小柴胡汤、柴胡桂枝汤、桂枝甘草龙骨牡蛎汤等方综合加减而成，有和解少阳、通阳泻热、重镇安神之功用。该患者生气大怒伤肝，肝气郁结，肝郁化火，邪火扰动心神，加之患者过度思虑伤脾，脾虚气弱，运化不健，气血生化乏源，不能上奉于心，以致心神失养而失眠。故选柴胡加龙骨牡蛎汤以疏肝泻热，调理枢机，重镇安神，加珍珠母增强重镇安神之功，加合欢皮以解郁安神，加栀子、麦冬、百合以清心安神，加酸枣仁、龙眼肉、浮小麦以养心安神，加地黄、五味子以滋阴敛汗，加延胡索以活血止痛。

【案2】简某，女，45岁。初诊：2018年9月19日。主诉：失眠10余年。现病史：患者10余年来入睡困难，多梦易醒，醒后难再入睡，平均每晚只可睡2~3小时，伴头蒙，乏力，心烦急躁，易惊醒，精神状态差，偶有发作性头晕，行走、站立不稳，恶心，持续数秒消失，平素生活作息不规律，纳食可，二便正常，舌质暗红，苔黄厚腻，脉弦滑。辨证：胆郁痰扰证。治法：理气化痰，和胃利胆。方选黄连温胆汤加减。

处方： 茯苓20 g，半夏10 g，陈皮12 g，白术15 g，黄连10 g，竹茹30 g，枳实10 g，胆南星10 g，制远志15 g，酸枣仁20 g，栀子10 g，生地15 g，首乌藤30 g，麦冬20 g，茯神30 g，甘草6 g。7剂，水煎服，以生姜3片、大枣5枚为引。

二诊： 2018年9月27日，眠差、头蒙、心烦均较前好转，每天可睡5小时左右，近7天发作性头晕未再发作，偶有夜间惊醒，但醒后仍可入睡，纳食可，服药后腹泻，小便正常，舌质暗红，苔薄腻，脉滑。守初诊方去胆南星、黄连、麦冬，加炒薏苡仁20 g，龙骨30 g。14剂，水煎服，以生姜3片、大枣5枚为引。嘱患者若效佳且无其他不适可停服中药。

随访： 半个月后患者未再来就诊，电话随访，诸症皆消，精神清爽。

按语： 失眠病因众多，不外乎虚实两端，实证多由肝郁化火，痰热内扰，心火炽盛，引起心神不安所致。《景岳全书》引徐东皋语"痰火扰乱，心神不宁，思虑过伤，火炽痰郁而致不眠者多矣"。温胆汤出自《备急千金要方》，原书谓"大病后虚烦不得眠，此胆寒故也，宜服温胆汤"。王宝亮教授多用温胆汤加减治疗痰火瘀滞、气血郁结致虚烦不眠者。该患者心烦急躁，情志不遂，胆失疏泄，而胆为清净之府，性喜宁谧而恶烦扰，胆为邪扰则出现心烦不眠，夜多异梦，惊悸不安。患者平素生活作息不规律伤及脾胃，脾为生痰之源，胃失和降，脾失健运则内生痰湿，痰蒙清窍则可发为眩晕，精神差，脾主肌肉四肢，脾虚则四肢乏力，舌苔、脉象均是胆郁痰扰之证。故方选黄连温胆汤加减以理气化痰，和胃利胆。黄连温胆汤是温胆汤去大枣加黄连而成。方中用黄连以清热泻火；竹茹以清热化痰；半夏燥湿化痰；陈皮与枳实相须为用以增理气化痰之力；白术、茯苓以健脾渗湿以绝生痰之源；生姜、大枣以调和脾胃；加胆南星以增清热化痰之功；加首乌藤、酸枣仁、制远志以养心安神；茯神宁心安神，栀子清心除烦；患者为中年女性，常有阴虚，加生地、麦冬以滋阴。整个方子既有清热化痰、健脾理气之功，又有滋阴养心安神之效，故可显效。

【案3】刘某，男，39岁。初诊：2018年11月6日。主诉：失眠10余年。现病史：患者10余年来夜寐困难，多梦，易醒，醒后难以再睡，每晚只可睡3小时左右，遇劳加重，甚则彻夜难眠，伴晨起头昏沉，遇劳或事则心慌，心烦，微汗出，语声低，面色微黄，精神欠佳，乏力，平素脑力劳动及思虑较多，工作压力大，纳食一般，大便稍干，小便正常，舌质暗红，苔薄腻，脉沉细。辨证：心脾气血两虚，阴阳失常证。治法：益气养血，健脾养心。方选归脾汤加减。

处方：黄芪30g，党参15g，白术20g，茯神30g，远志15g，酸枣仁20g，龙眼肉20g，合欢皮20g，木香10g，生地30g，柏子仁20g，首乌藤30g，枳实15g，五味子12g，甘草6g。7剂，水煎服，以生姜3片、大枣5枚为引。

二诊：2018年11月16日，诸症均有减轻，入睡可，夜醒次数较前减少，每天可睡6小时左右，头脑清醒，遇事安然处之，心慌、心烦、汗出十去七八，语声洪亮，仍有面色微黄，纳食、二便正常，舌质暗红，苔薄，脉细。初诊方去木香，加百合20g。7剂，水煎服。

三诊：2018年11月24日，诸症皆消，偶有遇劳入睡困难，但仍可睡5~6小时，纳食可，二便正常，舌苔、脉象同前。守二诊方，继服14剂以巩固疗效。

按语：《难经》最早提出"不寐"这一病名，认为不寐的病机为"血气衰，肌肉不滑，营卫之道涩，故昼日不能精，夜不得寐也"。归脾汤出自《重订严氏济生方》，具有益气补血、健脾养心之功效，主治心脾气血两虚证。该患者平素思虑过多，工作压力较大，心藏神而主血，脾主思而统血，思虑过度，心脾气血两虚则神无所藏，思无所主，而出现心慌、失眠；脾胃为气血生化之源，脾气亏虚则运化水谷精微失常，则气血衰少，出现乏力、语声低、面色微黄，脾主升清，脾气不足则升清功能失常，出现头昏沉；气血不足无以鼓动血脉则脉沉细，故方选归脾汤加减以健脾养心，补益气血。方中黄芪、党参、白术益气健脾安神；远志、酸枣仁、龙眼肉养心安神；生姜、大枣调和脾胃，以资化源；木香辛香而散，理气醒脾，与大量益气健脾药配伍复中焦运化之功，又防大量益气补血药滋腻碍胃，使补而不滞，滋而不腻。阴血同源，加生地以滋阴生血，加枳实配合木香理气健脾，加柏子仁润肠通便安神，加首乌藤以增加安神之功。诸药配伍心脾得补，气血得养，阴阳并调。

【案4】李某，男，57岁。初诊：2019年3月25日。主诉：早醒1月余。现病史：近1个月因工作压力大经常熬夜出现早醒，醒后难以入睡，每晚只可睡4小时左右，伴五心烦热，多汗，急躁易怒，晨起口干欲饮，精神差，头昏沉，纳食一般，大便溏，小便正常，舌红苔黄乏津，脉细数。辨证：阴虚火旺，虚热内扰证。主治：滋阴降火，养心安神。方选百合地黄汤合酸枣仁汤加减。

处方：百合30g，地黄15g，酸枣仁20g，知母10g，茯神30g，五味子12g，首乌藤30g，半夏10g，炒白术20g，栀子10g，炙甘草6g。7剂，水煎服。

二诊：2019年3月31日，服上方诸症十去其七，现每晚可睡6小时左右，精神清爽，纳食、二便正常，舌苔、脉象基本同前。守初诊方，继服14剂以巩固疗效。

三诊：2019年4月14日，患者上症皆消，夜寐香甜，停服中药。并嘱患者生活作息要规律，尽量不要熬夜以防伤阴耗液再次引发失眠之症。

按语：酸枣仁汤出自《金匮要略》，原文曰："虚劳，虚烦不得眠，酸枣仁汤主之。"该方有清热除烦、养血安神之功效，主治肝血不足，虚热内扰证。百合地黄汤亦出自《金匮要略》，原书云："百合病者，百脉一宗，悉致其病也。

意欲食复不能食,常默然。欲卧不能卧,欲行不能行,饮食或有美时,或有不用闻食臭时,如寒无寒,如热无热,口苦,小便赤,诸药不能治,得药则剧吐利,如有神灵者,身形如和,其脉微数。"百合病与现在的失眠比较类似,故现在诸医家用百合地黄汤加减治疗失眠症。王宝亮教授结合自己数十年的临床经验,善于用百合地黄汤合酸枣仁汤加减治疗失眠之阴虚火旺,虚热内扰证。该患者近期工作压力大,熬夜较多,耗伤阴液,暗伤肝血,阴不制阳则生热,虚热内扰心神则出现失眠,阴虚火旺则出现五心烦热,口干欲饮,急躁易怒则伤肝,肝郁克脾则脾失健运出现纳食一般,大便溏,结合舌苔、脉象可辨证为阴虚火旺,虚热内扰证,故方选百合地黄汤合酸枣仁汤加减以滋阴降火,养心安神。方中酸枣仁汤重在养血安神,清热除烦;百合地黄汤重在养阴清热;加五味子以收涩敛汗,生津宁心;加首乌藤增强养心安神之力;加栀子清心除烦;加半夏、炒白术以健脾。诸药相合,滋阴清热,健脾安神皆具,虚火得灭,心神得安,故可夜寐香甜。

【案5】卢某,女,64岁。初诊:2019年3月29日。主诉:入睡困难伴耳鸣10余年。现病史:患者10余年来入睡困难,醒后难以再入睡,每晚只可睡2~3小时,甚则彻夜难眠,晨起乏力,精神差,伴耳鸣,呈"嗡嗡声",夜间较重,口干渴多饮,盗汗,心烦,来诊时无精打采,面部潮红,纳食差,无食欲,大便干,日行1次,夜尿频,舌质暗红,苔薄腻,脉弦细。有糖尿病、高血压病史20余年。辨证:肝肾阴虚,虚火上扰心神证。治法:滋阴降火,养心安神。方选知柏地黄丸合酸枣仁汤加减。

处方:知母15 g,黄柏10 g,丹皮12 g,熟地20 g,茯苓15 g,山药30 g,泽泻10 g,酒萸肉20 g,肉桂9 g,酒苁蓉30 g,酸枣仁20 g,茯神15 g,柏子仁20 g,首乌藤30 g,决明子30 g。14剂,水煎服。

二诊:2019年4月12日,服上方后眠差、口干渴、盗汗均较前减轻,精神状态佳,面部潮红较前也有所好转,食欲较前好,大便正常,夜尿频,舌质暗红,苔薄,脉细。守初诊方,继服14剂以巩固疗效。

按语:《素问·调经论》曰:"血气不和,百病乃变化而生。"气血、阴阳、五脏调顺正常,人体方能安和,脏腑功能失常则出现病变,也可导致失眠。《医效秘传·不眠》曰:"夜以阴为主,阴气盛则目闭而安卧,若阴虚为阳所胜,则终夜烦扰而不眠也。"知柏地黄丸是在六味地黄丸的基础上加知母、黄柏以滋阴清热。该患者年过半百，肝肾不足，加上失眠长达10余年，耗伤阴液，糖尿病长达20余年，阴津亏虚，故该患者阴液亏耗较大，而出现尿频、口干渴多饮、盗汗、面部潮红、耳鸣、大便干、食欲减退。心藏神需肾水滋养，肾藏精，肾阴亏虚则不能上济于心而心火炽盛，虚火扰动心神而出现入睡困难，醒后难以再入睡，结合患者舌苔、脉象可辨证为肝肾阴虚，虚火上扰心神证，治当滋阴降火，养心安神，故方选知柏地黄丸合酸枣仁汤加减。方中熟地、山药、酒萸肉滋补肝肾，泽泻、丹皮、茯苓以清泻相火，合上酸枣仁汤以养心安神，加首乌藤与酸枣仁合用以助养心安神之力，加柏子仁、决明子以养心润肠通便。诸药合用既有滋阴降火之效，又有养心安神，润肠通便之功，故可奏效。

【案6】赵某，男，36岁。初诊：2019年3月4日。主诉：失眠3月余。现病史：患者3个月前因家庭琐事与家人争吵后出现入睡困难，心中懊恼，急躁易怒，未重视，后上症逐渐加重影响白天正常工作及生活，为求中药诊治特来就诊。症见：入睡困难，眠浅多梦，心烦急躁易怒，伴头昏沉不清，白天精神差，口干口苦，纳食一般，二便正常，舌质红，苔薄黄，脉弦数。辨证：肝郁化火，心神不宁证。治法：疏肝泻热，清心宁神。方选丹栀逍遥散加减。

处方：丹皮10g，栀子20g，柴胡10g，白芍20g，当归10g，茯神20g，白术20g，薄荷9g，郁金10g，合欢皮15g，黄连10g，生龙齿20g。7剂，水煎服。

二诊：2019年3月11日，眠差多梦易醒、心烦、口苦均较前有所好转，纳食可，患者诉服药后腹泻，日两次，小便正常，舌质红，苔薄腻，脉弦。守初诊方，换白芍为炒白芍，去黄连，加炒薏苡仁15g。7剂，水煎服。

三诊：2019年3月18日，患者睡眠明显改善，现每天可睡6~8小时，余无不适，纳食可，二便正常。效不更方，守二诊方，继服7剂以巩固疗效，并嘱患者日后调饮食，畅情志，规律生活作息。

按语：该患者生气后出现失眠，怒则伤肝，肝气郁滞是本病的基础，日久郁而化火，火热上扰心神而致病情逐渐加重。王宝亮教授认为，气、血、痰、火、湿、食六郁皆可致不寐，而气郁为先，《不居集》中记载气郁的原因："愤愤过极，肝气上冲，邪气郁闭，烦闷不得眠也。"王宝亮教授常用丹栀逍遥散加减治疗气郁导致的失眠。方中柴胡为君药可疏肝解郁；白芍可养血柔肝，当归可补血行血，当归与白芍相须为用可增加养血柔肝之功，以防耗伤肝阴；白术、茯神健脾益气，化生气血；栀子解郁热，泻火除烦；丹皮散结聚，清热凉血；薄荷与柴胡同用以疏肝行气；郁金、合欢皮疏肝解郁安神；黄连以清心火，乃"实则泻其子"之意；生龙齿入心、肝二经以镇心安神。诸药合用肝气得疏，肝火得泄，心神自安。

第二节 眩 晕

【案1】王某，女，70岁。初诊：2017年11月21日。主诉：头晕伴视物模糊1月余。现病史：1个月前无明显诱因出现眼前飞蚊症，头颅MRI（磁共振成像）示：脑内散发缺血灶；眼底检查无出血。现症见：头晕间断发作，视物模糊，头皮发紧，平素易上火，偶有恶心，易腹胀，纳眠可，大便干，小便调，舌质暗红，苔薄黄腻，脉沉细。甲状腺功能减退病史2年余。辨证：肾精不足证。治法：补肾填精明目。方用杞菊地黄汤加减。

处方：枸杞15g，菊花18g，丹皮15g，酒萸肉15g，熟地20g，茯苓20g，生山药30g，泽泻10g，草决明30g，黄芩10g，天麻12g，蔓荆子15g，竹茹20g，葛根20g。7剂，水煎服。

二诊：2018年2月9日，头晕、头皮发紧较前有所好转，恶心、腹胀较前明显减少，仍有视物模糊，大便干结，小便调，舌质暗淡，苔薄腻，脉细。患者近期血压偏高且不稳定，波动在（收缩压）150~160/（舒张压）90~100 mmHg。守初诊方去泽泻、竹茹，加钩藤20g、夏枯草30g。7剂，水煎服。

三诊：2018年5月9日，诸症渐减轻，近日头胀沉，以颠顶部为主，纳眠可，大便干，小便调，舌质红，苔薄腻，脉细。守二诊方去生山药、夏枯草，加蒸首乌20g、当归15g。7剂，水煎服。

四诊：2018年5月21日，诸症十去其七。效不更方，守三诊方继服7剂，巩固疗效。

按语：该患者年为七旬，精血亏虚，水不涵木，阴不维阳，上亢至肝阳挟风，火邪上冒清窍，使清窍被蒙失养，则头晕、头皮发紧、易上火；肝开窍于目，肝目失养则视物模糊；肝为刚脏，体阴而用阳，喜柔恶刚，行经肝木失养而致肝气郁结，肝经挟胃布两胁，肝气犯胃，故见恶心、腹胀、大便干；舌质暗红、苔薄黄腻、脉沉细均为肝肾不足之象。杞菊地黄汤是在六味地黄汤基础上加枸杞、菊花而成。方中熟地补精益髓、养血滋阴；酒萸肉补益肝肾、收敛固涩；生山药补肾益气养阴；丹皮活血散瘀；泽泻清泻肾火；枸杞滋补肝肾、益精补气；菊花平肝散风、清肝明目；草决明清肝明目、润肠通便；天麻平肝潜阳；黄芩、蔓荆子、竹茹均入肝经或胆经清热祛湿；葛根解肌生津。诸药相合，共奏补肾填精，育阴潜阳之功效。

【案2】李某，男，36岁。初诊：2019年12月9日。主诉：头晕伴步态不稳1年余。现病史：1年前无明显诱因出现头晕，无天旋地转，至郑州某医院就诊，被诊断为左侧前庭水平半规管功能低下，口服艾地苯醌、思考林等药物，效差，症状仍持续存在。现症见：头晕，乏力，步态不稳，休息后可缓解，偶有左侧胸前区隐痛，呈游走性，平素情绪不稳定，纳眠可，二便调，舌质暗红，苔白腻，脉滑。辨证：风痰上扰证。治法：健脾祛湿，化痰息风。方选半夏白术天麻汤加减。

处方：半夏10 g，陈皮10 g，白术20 g，天麻15 g，茯苓20 g，柴胡10 g，泽泻20 g，川芎15 g，胆南星10 g，厚朴10 g，菊花15 g，党参30 g，黄连10 g，僵蚕9 g，枳壳10 g，甘草6 g。7剂，水煎服，以生姜3片、大枣3枚为引。

二诊：2019年12月20日，头晕、走路不稳、乏力、情绪均较前明显好转，仍偶有右侧胸前区隐痛，呈游走性，持续数秒至1小时，腰痛，舌质暗红，苔薄腻，脉滑。守初诊方去泽泻，加白芍20 g、延胡索20 g。7剂，水煎服。

三诊：2019年12月27日，诸症渐减轻，舌质暗红，苔白腻，脉滑。守二诊方加栀子10 g。10剂，水煎服。

四诊：2020年1月13日，走路不稳明显好转，余诸症均较前减轻，时有夜间耳鸣，纳眠可，二便调，舌质暗红，苔薄腻，脉滑。守三诊方加生龙骨30 g。10剂，水煎服。

五诊：2020年2月3日，诸症减半，纳眠、二便正常，舌质暗红，苔腻，脉细。守四诊方去厚朴、生龙骨，加菖蒲10 g、蔓荆子15 g。10剂，水煎服。

随访：后随王宝亮教授门诊调药，以五诊方为基础，随症加减继续服药1

月余病愈。

按语：现代社会很多人生活方式不健康，过食肥甘厚味，运动量少，脾胃受损，运化失职，痰浊内生，上蒙清窍，清阳被遏，终致眩晕；脾气不足，精微不能输布，气血生化乏源，不能充达四肢、肌肉，机体失养，故乏力、步态不稳，休息后可缓解，舌质暗红，苔白腻，脉滑均为脾虚痰阻之象。半夏白术天麻汤为治疗风痰上扰之眩晕的代表方剂，出自清代医家程国彭的《医学心悟·眩晕》，方中半夏与天麻平肝息风，祛湿，为君药；白术、茯苓、陈皮健脾化痰、利湿理气，为臣药；生姜、大枣为佐，调和脾胃；党参益气补中，扶正祛邪；川芎、柴胡、枳壳、厚朴、泽泻、陈皮、僵蚕及胆南星具有活血祛风，理气宽胸及通络止痛功效；菊花、黄连清热息风；甘草为使药，调和上述药物，共奏健脾祛湿，化痰息风之疗效。

【案3】徐某，男，68岁。初诊：2020年1月17日。主诉：头晕20余天。现病史：20余天前出现发作性头晕，伴眼前发黑，血压波动于（160~180）/（90~110）mmHg，前往某医院就诊，口服银杏叶片、倍他司汀片，症状稍减轻。现症见：头晕，低头或抬头时加重，倦怠乏力，纳差，眠可，大便稀，日1次，小便调，舌质暗红，苔薄腻，脉细。辨证：气虚血瘀证。治法：补气活血通络。方选补阳还五汤合四君子汤加减。

处方：黄芪30g，当归15g，川芎20g，桃仁10g，红花10g，赤芍20g，地龙20g，党参30g，白术20g，茯苓20g，丹参20g，陈皮15g，菖蒲20g，菊花15g，天麻15g，甘草6g。7剂，水煎服。

二诊：2020年1月22日，头晕症状减轻，测血压130/86mmHg，乏力，纳眠可，二便调，舌质暗红，苔薄白，脉细弱。守初诊方去菖蒲、菊花，继服15剂病愈。

按语：患者年老虚弱，脏腑功能减退，脾气虚，气为血之帅，气虚无力行血，就会出现血瘀，气虚血瘀，清阳不升，血不上达，清窍失养则眩晕；脾气虚弱，不能运化水谷精微，气血生化乏源，则见纳差、倦怠乏力、大便稀；舌质暗红、苔薄腻、脉细均为气虚血瘀之舌脉。有关资料显示，在对眩晕实施治疗时，以益气为首，其目的在于行气得以化脉中之瘀，令气旺而起生新化陈之效，也有资料表明，令活血则达脉通而瘀除之效，活血日久则新血渐生，因此眩晕的治疗，离不开补气活血之法。补阳还五汤是益气活血作用的经典方剂，出自清代王清任编写的《医林改错》。方中黄芪补气升阳；桃仁、红花、川芎、赤芍的应用能够通络化瘀；地龙则可以通络化痰。四君子汤具有补气，益气健脾之功效；丹参活血祛瘀；陈皮、菖蒲理气健脾，祛湿化痰；菊花、天麻平抑肝阳。

【案4】刘某，女，58岁。初诊：2019年2月15日。主诉：头晕1年余。现病史：1年前无明显诱因出现头晕，在某医院治疗好转后出院。半个月前头晕再发，自行口服中成药治疗（具体药物不详），无效。症见：头晕，头昏沉不清，口干，咽干，纳可，入睡难，多梦，心烦，大便稍干，两日一行，小便调，舌质暗，苔黄腻，脉弦。辨证：肝肾阴虚，肝阳上亢证。治法：滋阴益肾，平肝潜阳。方选天麻钩藤饮加减。

处方：天麻15g，钩藤30g，石决明20g，杜仲10g，桑寄生10g，怀牛膝10g，夜交藤10g，茯苓20g，栀子10g，黄芩10g，川芎15g，菊花15g，夏枯草30g，甘草6g。7剂，水煎服。

二诊：2019年2月22日，头晕、头昏沉不清减轻，口干、咽干已愈，纳可，入睡困难，二便调，舌质偏暗，苔薄白，脉弦细。守初诊方去菊花、夏枯草，加炒枣仁30g、知母10g。10剂，水煎服。

三诊：2019年3月5日，头晕、头昏沉不清等症状基本消失，继服7剂巩固疗效。

按语：中医认为眩晕病机多由素体阳盛，或因肾阴素亏，肝失所养，或因长期忧思恼怒，气郁化火，以致风阳升动，肝阴暗耗等造成肝阳上亢，上扰清空，进而发为眩晕，头昏沉不清。肝阳上亢，肝肾阴亏，失其凉润以致口干、咽干、大便干。肝火扰心则入睡难，多梦，心烦。舌质暗、苔黄腻、脉弦皆为肝阳上亢之证。天麻钩藤饮出自《杂病证治新义》，方中所用天麻、钩藤平肝息风；石决明平肝潜阳；桑寄生、杜仲滋补肝肾；栀子、黄芩清热泻火燥湿；怀牛膝引头部之血下行；夜交藤、茯苓养心安神；川芎活血祛瘀；菊花、夏枯草清热利咽，平抑肝阳。诸药合用，对肝阳上亢、肝风上扰所致的眩晕效果显著。

【案5】王某，女，54岁。初诊：2019年4月29日。主诉：头晕、头昏20天。现病史：20天前生气后出现头晕，头昏脑涨，平素易急躁，肩背部酸疼不适，视物模糊，易疲劳，偶有烘热汗出，眠差，入睡难，多梦，纳可，二便调，舌质暗红，苔腻，脉弦。高血压病史3年，口服氨氯地平5 mg/日，血压控制可。辨证：少阳枢机不利证。治法：和解达郁、重镇潜阳、养阴安神。方选柴胡加龙骨牡蛎汤加减。

处方：柴胡10 g，黄芩10 g，半夏10 g，党参15 g，龙骨30 g，牡蛎30 g，茯苓20 g，白芍15 g，栀子10 g，天麻12 g，菊花15 g，麦冬15 g，生地15 g，丹皮15 g，枣仁20 g，首乌藤30 g，甘草6 g。7剂，水煎服。

二诊：2019年5月6日，诸症减轻，纳眠可，二便调，舌质暗红，苔薄白，脉细。守初诊方去麦冬、丹皮、首乌藤，加小麦30 g。继服15剂病愈。

按语：患者情志不畅，肝失疏泄，肝胆气机失于调畅，胆火郁热上扰头目，则可发为眩晕，头昏脑涨，视物模糊；胆火扰心则眠差，入睡难，多梦；《素问·上古天真论》云："七七，任脉虚，太冲脉衰少，天癸竭。"患者年过半百，肾精亏虚，肾阴不足，水不涵木，肝气升发太过，功能虚性亢奋，新陈代谢加快，产热相对增多，虚热内生，故症见急躁，烘热汗出；肝失条达，脾失健运则易疲劳，舌质暗红，苔腻，脉弦。柴胡加龙骨牡蛎汤出自《伤寒论》，是小柴胡汤的变证，具有和解枢机、镇惊清热之效，可治疗少阳郁热上扰所致的眩晕。方中柴胡、黄芩疏利肝胆，清解少阳邪热；龙骨、牡蛎、天麻重镇潜阳，平肝息风；半夏、茯苓健脾祛湿化痰；枣仁、甘草、党参健脾益气、养心安神；麦冬、生地、白芍、丹皮养阴生津，清热凉血；菊花、栀子泻火除烦；首乌藤养血安神，祛风通络。诸药相合，共奏和解达郁、重镇潜阳、养阴安神之效。

【案6】高某，女，29岁。初诊：2019年3月6日。主诉：头晕半年余。现病史：半年前患者以"脑桥髓鞘溶解综合征"于当地医院住院治疗，具体不详，出院后来我院复诊。患者活动或情绪激动时头晕再发或加重，视物不清，流涎，烘热盗汗，眠差，多梦，余无不适，纳可，二便调，舌红，苔薄，脉弦。西医诊断：脑桥髓鞘溶解综合征。中医辨证：肾精不足，脑髓失养证。治法：滋养肝肾，益精填髓。方选杞菊地黄汤加减。

处方：枸杞15 g，菊花15 g，丹皮12 g，熟地20 g，山药30 g，茯神30 g，泽泻10 g，山萸肉15 g，夜交藤30 g，黄连10 g，枣仁20 g，生地20 g，麦芽30 g，草决明20 g，甘草6 g。14剂，水煎服。

二诊：2019年3月25日，诸症十去其七，纳食可，二便调，舌红，苔薄腻，脉细。守初诊方去泽泻，加黄芪30g、沙参30g。14剂，水煎服。

三诊：2019年4月8日，诸症渐减轻，现无明显不适，纳眠可，二便调，舌脉同上。守二诊方去山药，加栀子10g。14剂，水煎服。

四诊：2019年4月22日，诸症皆消，纳眠、二便正常，舌红少苔，脉滑。守三诊方去菊花、枣仁，加当归15g、白术15g。14剂，水煎服。

按语：眩晕以头晕目眩为主要临床表现，常伴有耳鸣、口舌干燥、腰膝酸软、遗精盗汗、形体消瘦等症状。《灵枢·海论》曰："髓海不足，则脑转耳鸣，胫酸眩冒。"肝乃风木之脏，其性主动主升，若肝肾阴亏，水不涵木，阴不维阳，阳亢于上，或气火暴升，上扰头目，则发为眩晕。在治疗上以补益肝肾为主。临证按照求因治本、辨病与辨证相结合的原则，针对虚、火病理特点，进行组方，以杞菊地黄汤加减。方中枸杞在《本草经集注》中记载为"补益精气，强盛阴道"，性平味甘，归肝肾经，为滋补肝肾、补益精血之要药；熟地补精益髓，养血滋阴；山萸肉补益肝肾，收敛固涩；山药补肾益气养阴；丹皮清热凉血散瘀；泽泻清泻肾火。《本草纲目拾遗》载菊花"专入阳分，治诸风头眩，解酒毒疗肿"，为散风热、清头目之要药，合草决明以清肝火，加强清利头目之效，辅以夜交藤、枣仁、茯神、黄连清心安神；麦芽养心阴，益心气，除烦热；甘草补益心气，和中安神。此方标本兼顾，药证合拍而愈。

【案7】王某，女，55岁。初诊时间：2019年3月25日。主诉：头晕伴失眠2个月。现病史：2个月前无诱因出现头晕，头沉，头重脚轻，踩棉花感，平素急躁，眠浅，早醒，白天神疲乏力，纳可，二便调，舌质暗红，苔白腻，脉滑。辨证：肝火上炎，兼瘀热证。治法：疏肝泻热，宁神息风。方选柴胡加龙骨牡蛎汤加减。

处方：柴胡10g，半夏10g，黄芩10g，茯神30g，栀子10g，龙骨30g，牡蛎30g，白芍20g，生地15g，天麻15g，钩藤30g，夏枯草30g，菊花15g，丹皮15g，丹参30g，当归15g，蔓荆子15g，薄荷10g。14剂，水煎服。

随访：服药14剂后诸症消失，随访半年未再发作。

按语：患者病程较短，以邪实为主，主要为肝火亢盛。厥阴为风木之脏，厥阴风木为少阳相火所居。情志不舒，长期急躁，五志过极化火，火热之气循经，少阳相火上炎，上冲清窍，则头晕；火热盛于上，阴液亏于下，则头重脚轻；痰湿为阴邪，蒙蔽清阳之气，则头沉；肝火内扰，肝失条达，则急躁易怒；肝郁化火，母病及子，上扰心神则心烦不寐；肝藏血，火热毒邪壅于血分，搏血为瘀，则舌质暗红；苔白腻，脉滑为痰浊上逆之证候。火，其本质为阳盛，生理之火是一种维持人体正常生命活动所必需的阳气，它蕴藏于脏腑之内，具有温煦生化作用；而病理之火是指阳盛太过，耗散人体正气的病邪。阳火成于气有余，五志过极化火；郁怒太过，少阳枢机不利，久郁化火；火失其制，离位上奔，而成燎原之势，燔灼肝经，上扰清窍，劫耗津血，筋脉，清窍失养则头晕，视物不清。方中柴胡、黄芩和解少阳，疏畅少阳气机，清泻少阳热邪；半夏、茯神理气降逆，调中化痰，同时茯神抱木心而生，入心经，安神志；栀子与黄芩合用泻火除烦；龙骨、牡蛎重镇安神，更有行痰通利之功；白芍养肝阴，生地滋肾阴，合用滋阴柔肝；天麻、钩藤与白芍合用，缓肝之急以息风；夏枯草、菊花清泻肝火；丹皮、丹参、当归散瘀滞，清瘀热；蔓荆子、薄荷引药上行，上达颠顶，清窍醒脑。全方诸药合用，共奏止眩之功，临症加减，相得益彰。

【案8】赵某，女，51岁。初诊时间：2019年3月29日。主诉：头部昏沉不清4年。现病史：患者近4年头晕，头昏沉不清，多于体位变换时发生，伴天旋地转，恶心呕吐，平素记忆力下降，夜间心慌，脚心出汗，纳可，眠浅多梦，二便调，舌质暗红，苔白腻，脉细。辨证：肝火亢盛，兼心阴不足证。治法：疏肝泻热，养血安神。方药：柴胡加龙骨牡蛎汤加减。

处方：柴胡10g，黄芩10g，半夏10g，茯苓20g，丹皮10g，栀子10g，龙骨30g，牡蛎30g，菊花15g，夏枯草30g，酸枣仁20g，首乌藤30g，远志15g，合欢皮20g，生地20g，白芍15g，天麻12g。7剂，水煎服。

二诊：2019年4月8日，服药后，头晕发作次数较前有所减少，睡眠质量有所改善，二便调。舌质暗红，苔白腻，脉滑。守初诊方14剂，水煎服。

按语：患者患病时间相对较长，虽以邪实为主，但已有阴液不足之症，病位虽在脑窍，但与肝脏密切相关，肝为眩晕发病的主导。肝为风火之脏，内寄相火，木动则生风，风生而火发，肝火上扰清窍，故头部昏沉不清；火热之邪耗伤阴血，阴虚不能制阳，故夜间心慌，脚心出汗；阴血暗耗，营血亏虚，不能奉养心神，故眠浅多梦。欲挽其势，须息其风火，潜阳而敛阴，佐以养血安神。方中柴胡、黄芩疏肝清火；龙骨、牡蛎重镇之力，以减其上涌之势，风火得息，其晕必止；半夏、茯苓合用化痰息风，二药合用健运脾气，脾运能御肝之乘，风木才不得横恣；丹皮、栀子活血凉血，以清残余；菊花、夏枯草泻肝火，清头目；酸枣仁、首乌藤养血敛汗安神；远志开心气而宁心安神，通肾气而强志不忘；合欢皮解郁安神，情志舒而气血畅；生地、白芍补血滋阴，与天麻合用平肝息风，风木静，则相火宁。另阴液非一朝即能填补，确认证型无误，原方继服以巩固疗效。

【案9】侯某，男，72岁。初诊时间：2019年3月25日。主诉：发作性头晕2月余，加重10天。现病史：2个月前无诱因出现头晕，间断性无规律发作，10天前出现头晕症状加重，天旋地转感，持续1分钟左右，可自行缓解，全身乏力，纳眠可，二便调，舌质暗红，苔薄腻，脉弦。有高血压病史20余年。辨证：风痰上扰，兼脾虚证。治法：健脾化痰息风。方选半夏白术天麻汤加减。

处方：茯苓20 g，半夏10 g，陈皮12 g，白术20 g，党参30 g，天麻15 g，葛根20 g，泽泻20 g，石菖蒲15 g，枸杞子15 g，菊花15 g，钩藤30 g，川芎15 g，当归15 g，何首乌15 g，甘草6 g。7剂，水煎服。

随诊：服初诊方，患者自觉头晕、乏力十去其七，后自行守方服药1个月，诸症皆消。随访1年未再发作。

按语：《圣济总录》指出："论曰风痰之病，得于气脉闭塞，水饮积聚。"风生必挟木势而克土，土病则聚液而成痰。《丹溪治法心要·卷二·痰第十九》云："痰之为物，在人身随气升降，无处不到，无所不至。"患者头晕，天旋地转，痰盛则动风，风性主动，故为风象；脾胃不健则生痰，痰气交阻，清阳不升则头晕；乏力，苔薄腻为脾虚之象；舌质暗红为热象。方中半夏降逆止呕，天麻息风止眩，两药相须为用同为君药，共奏化痰息风止眩之功；白术、茯苓、党参可益气健脾除湿，痰化虚补，重健脾胃之气，以治生痰之本；陈皮理气化痰，脾运能御肝木之乘，风木不得横恣；泽泻、白术取"泽泻汤"之意，健脾使水饮不复聚，祛湿使水饮从小便而去；石菖蒲辛苦而温，芳香而散，开心孔，利九窍，除痰积；枸杞子、何首乌补益肝肾；菊花清肝明目；钩藤平肝风，有风证者必宜用之；川芎、当归活血祛瘀；甘草调和诸药。

【案10】张某，男，71岁。初诊时间：2019年3月25日。主诉：发作性头晕2月余，再发2天。现病史：2个月前干农活时突然出现头晕，伴天旋地转，恶心呕吐，持续2小时左右，休息后缓解，2天前走路时上述症状再发，症状基本同前，纳眠可，大便正常，尿频，舌质暗，苔腻，脉弦。辨证：痰浊中阻，兼瘀血停着证。治法：健脾化湿祛瘀。方选二陈汤加减。

处方： 茯苓20g，半夏12g，陈皮15g，白术20g，泽泻20g，石菖蒲12g，党参20g，杜仲20g，枸杞子15g，覆盆子30g，菊花15g，丹皮10g，川芎12g，赤芍20g。14剂，水煎服。

随诊： 服药2周后，诸症皆消，随访半年眩晕未再发作。

按语： 患者劳累后发病，劳倦太过，伤于脾胃，脾为阴土，主运化，喜燥而恶湿，土病则聚液而成痰，痰浊中阻，则头晕；脾气虚则清阳不升，不能濡养头目，则天旋地转；痰浊中阻，气机不畅，胃失和降，胃气上逆，则恶心呕吐；《丹溪心法》云"无痰则不作眩"，指出病因在痰，究其生痰之源，则归咎于脾。《医方集解》云"治痰通用二陈"。方中二陈汤健脾燥湿化痰，理气和中，运脾和胃，运脾可燥湿化痰饮，和胃能止呕逆，使湿去痰消，气机通畅，脾运得健；泽泻归肾、膀胱经，利小便，使湿有出处；党参补脾胃，健中气，化精微，生阴血；白术化水湿，脾胃健运，则水湿不生，何以生痰而蒙蔽清窍；石菖蒲醒脾化湿开窍；杜仲补肝肾；枸杞子益精血；覆盆子缩小便；菊花利头目；丹皮、赤芍、川芎凉血活血化瘀。除痰、化瘀并行，祛邪扶正，以祛邪为主，以缓解头晕症状。

【案11】赵某，女，70岁。初诊时间：2019年3月4日。主诉：间断性头晕半个月，再发3天。现病史：半个月前年突发头晕，伴天旋地转，恶心欲吐，未予重视，后上述症状间断发作，无规律，无诱因，持续时间数分钟至数小时不等。3天前于突然转身后头晕再发，伴恶心欲吐，天旋地转，持续数分钟，稍作休息后好转，纳可，眠差，入睡困难，易醒，二便可，舌红，苔腻，脉滑。辨证：痰火内扰证。治法：清热化痰，和胃利胆。方选温胆汤加减。

处方： 黄芩10g，竹茹20g，半夏10g，陈皮12g，白术20g，茯苓15g，天麻15g，葛根15g，谷精草30g，夏枯草20g，夜交藤30g，酸枣仁20g，生龙齿30g，甘草6g。14剂，水煎服。

二诊: 2019 年 3 月 18 日,服药期间眩晕未再发作,守方继服 1 个月以巩固疗效。

按语: 患者头晕伴不寐,究其原因为痰火扰乱心神,《丹溪心法》所论眩晕的原因为"痰挟气虚并火……无痰则不作眩",痰因火动。痰为湿聚,湿性重浊,痰浊久郁化火,内蕴于胆,又肝与胆相表里,肝热阳升,上扰清空,故头晕;火性上炎易扰心神,心神不安,则眠差,入睡困难;舌红,苔腻,脉滑均为痰热之证。方中黄芩味苦气寒,入足少阳胆经、足厥阴肝经,清相火,降逆火,以致不扰动伏痰;竹茹清热化痰,止呕除烦;湿痰者,非半夏不能除,半夏燥胃湿,消痰涎,止呕吐;陈皮和中消痰,宽胸利膈;茯苓健脾补中,宁心安神,利水渗湿;白术补气健脾,燥湿利水,善补后天之本,为补气健脾之要药;天麻定虚风,止眩晕;葛根体轻上行,浮而微降,升清阳,散郁火;谷精草、夏枯草清肝;夜交藤、酸枣仁、生龙齿滋心阴,补肾精,宁心神。诸药合用,和中安神,心安则阴阳交,神宁意定,其症自除。

【案 12】 王某,女,68 岁。初诊时间:2019 年 3 月 25 日。主诉:阵发性头晕 1 个月。现病史:1 个月前劳累后出现头晕,视物旋转,无恶心,眼前发黑,多在起卧时发生,持续数秒,休息后缓解,平素易劳累,口渴欲饮水,右耳闷,耳鸣,纳眠可,二便调,舌红,苔薄,脉细。辨证:肾精亏虚证。治法:滋补肝肾,清热祛湿。方选杞菊地黄汤加减。

处方: 枸杞子 10 g,菊花 15 g,丹皮 12 g,熟地 20 g,酒萸肉 15 g,茯苓 20 g,山药 20 g,泽泻 15 g,葛根 15 g,党参 15 g,炒白术 20 g,虎杖 15 g,甘草 6 g。15 剂,水煎服。

按语:《内经》云"精虚则眩",肾为先天之本,主藏精生髓,若先天禀赋不足,或年老肾亏,或久病伤肾,皆可以导致肾精亏虚,不能藏精生髓,而脑为髓之海,髓海不足,上下俱虚,则发为眩晕。髓由肾精所濡养,精虚者以填精生髓,滋补肝肾为原则。患者长期劳累,导致肾精不足,不能上充于脑,故眩晕。"精生气,气生神",精髓不足,则精神萎靡不振而乏力;肾开窍于耳,精虚不能上荣,故耳鸣;肾阴不足,虚热内生,故口渴欲饮水;然伐下者必枯其上,滋苗者必灌其根。方中枸杞子、菊花滋阴降火;熟地味厚滋补肾阴,益精髓而生血,以壮水之主;山药益肾气,健脾胃,助五脏;酒萸肉壮元气,填精髓，秘阴精；茯苓渗湿健脾，助山药健运；泽泻利湿泻热而降肾浊，并能减熟地之滋腻；丹皮清泻虚热，并制酒萸肉之温性；葛根生津止渴，同时升清阳；党参、炒白术健运脾气，少佐虎杖破留血。服药后，口干、耳鸣症状明显缓解，继服 15 剂后，诸症得解。

【案 13】王某，男，77 岁。初诊：2006 年 3 月 12 日。主诉：阵发性眩晕，伴双下肢无力 2 年，加重 1 周。现病史：两年前登山劳累后出现眩晕，伴双下肢无力，视物旋转不伴复视，头重脚轻感明显，当时测血压 185/100 mmHg，就近医院治疗，接受丹参多酚酸、黄芪针静滴，口服卡托普利片、尼莫地平片治疗后好转，但劳累后时有复发；近 1 周无诱因加重，发作时间延长，次数增多，平素痰多，口中黏腻不爽，纳谷不香，眠差，不易入睡，舌暗有瘀斑，脉弦滑。辨证：气虚痰瘀交阻证。治法：健脾化痰，活血祛瘀。方选半夏白术天麻汤合血府逐瘀汤加减。

处方：姜半夏 20 g，白术 15 g，天麻 12 g，陈皮 10 g，茯神 15 g，桃仁 15 g，红花 12 g，赤芍 10 g，桔梗 8 g，川芎 12 g，当归 8 g，牛膝 9 g，甘草 6 g。7 剂，水煎服。

二诊：2006 年 3 月 19 日，眩晕大减，但不耐劳累，仍双下肢发软无力，纳食增加，眠仍差，舌淡瘀斑已退，苔花剥，脉沉细。方选地黄饮子合四君子汤加减。

处方：熟地 25 g，西洋参（另炖）15 g，山茱萸 12 g，巴戟天 12 g，石斛 12 g，肉苁蓉 10 g，五味子 8 g，肉桂 6 g，茯神 15 g，夜交藤 12 g，合欢皮 12 g，麦冬 10 g，远志 12 g，石菖蒲 15 g，白术 15 g，甘草 6 g。10 剂，水煎服。

随访：服初诊方 3 剂后眩晕已止，失眠减轻，下肢无力好转，服 10 剂后家属又自行购药 7 剂，尽服已基本痊愈。

按语：患者眩晕乃劳累后出现，因脾主四末，过劳致脾胃受损，致气血化源不足，上不能充养清窍，下不能滋养四肢故出现头晕、下肢无力，即所谓"上虚作眩"。静滴黄芪针、丹参多酚酸后好转，但未能彻底纠正，故时复发，劳累后加重；脾虚则运化无权致痰湿内阻，气血亏虚日久无力推动血行，且痰湿阻络有碍血行，易致瘀血的出现，痰湿血瘀胶结故出现头晕，伴痰多，舌暗有瘀斑。开始病机以痰瘀标实为主，而非肝阳上亢之眩晕，故只能用健脾化痰祛瘀取效，故先用"半夏白术天麻汤合血府逐瘀汤"加减，7剂以后痰瘀已大去，病机开始表现为气血阴阳亏虚为主且伴双下肢无力，符合地黄饮子方义，故用地黄饮子滋肾阴、补肾阳，开窍化痰，合用四君子汤益气健脾，加合欢皮、夜交藤配茯神、远志、石菖蒲清心安神治疗失眠，则诸症自除。

第三节　头　痛

【案1】崔某，女，45岁。初诊：2019年7月9日。主诉：间断头痛1年余。现病史：1年前劳累后出现头痛，伴闷痛，多于劳累后加重，自服三七片后症状稍有减轻，头颅影像检查无异常。平素急躁易怒，偶有头晕，全身乏力，纳呆，食后脘腹胀满，睡眠欠佳，多梦易醒，大便正常，小便发黄，舌质暗红，苔腻，脉弦。辨证：肝郁气滞证。治法：疏肝理气，活血止痛。方选柴胡疏肝散加减。

处方：柴胡10g，白芍30g，川芎20g，枳实20g，白芷20g，藁本15g，夏枯草30g，细辛3g，蔓荆子15g，吴茱萸6g，菊花15g，防风10g，薄荷10g，延胡索30g，木瓜20g，甘草6g。7剂，水煎服。

二诊：2019年7月16日，服上方后效佳，自觉头痛较前减轻，偶有头部昏沉不清，纳可，入睡困难，舌质暗红，苔薄腻，脉滑。守初诊方去木瓜，加丹皮12g、钩藤30g。7剂，水煎服。

三诊：2019年7月23日，诸症渐减轻，仍有轻微头痛头蒙，眠差好转，平素恶风，纳可，二便调，舌质暗红，苔腻，脉滑。守二诊方加天麻15g。7剂，水煎服。

按语：患者起病诱因乃为劳倦过度，加之平素急躁易怒，伤及肝木。肝乃将军之官，在志为怒，喜条达而恶抑郁，主疏泄而恶壅滞，主司人体气机的升降与条畅，气机畅则生理活动正常，反之气机不调，升降失序，则致肝气不舒，瘀滞于体内，气血运行不畅，无法上达头窍，濡养脑络，反映于外表即不通则痛。《素问·六节藏象论》曰："肝者，罢极之本，魂之居也；其华在爪，其充在筋。"筋脉强劲，则机体强壮有力，然肝气郁滞，血液循环不畅，筋脉不通，则易产生疲劳、乏力之感。睡眠需要肝气疏泄，肝血濡养，肝阴制约，肝藏血，血舍魂，肝木有邪则魂不得归，肝脏功能正常则神魂安宁、各居其所。根据五行理论，肝气郁滞，影响脾之运化，脾胃功能不调则难以腐熟食物，变生腹胀、纳果等。小便发黄，结合舌脉征象，乃肝郁日久化热所致。柴胡疏肝散出自《景岳全书》，主要功能是调气疏肝，解郁散结。原方由陈皮、柴胡、川芎、香附、枳壳、芍药、甘草组成。王宝亮教授在此方基础上据症加减，配合疏风清热通络之药，效果极佳。方中柴胡有清热之效，善于疏肝解郁；白芍重在养肝敛阴，和胃止痛，与柴胡相配伍一散一收，增强柴胡疏肝之效。川芎行气开郁，活血止痛，张元素称川芎"上行头目，下行血海，能散肝经之风，治少阳厥阴经头痛，乃血虚头痛之圣药也"。李东垣也认为"头痛须用川芎。如不愈，各加引经药"。配合"血中之气药"延胡索，增强活血行气止痛的功效；配伍枳实，清泄脾气之积滞；白芍、甘草相配，既可缓急止痛，又可疏理肝气，调和脾胃；白芷、藁本、细辛、防风祛风止痛；蔓荆子、菊花、薄荷清利头目，疏散肝经风热；木瓜舒筋活络；夏枯草清肝胆郁热；吴茱萸疏肝下气，善解肝经之郁滞。诸药配伍得当，使药到病除。故二诊时患者头痛明显好转，可去除舒经活络之木瓜；肝郁过久，热易内传，加用丹皮以透阴分伏热，钩藤入足厥阴肝经，清热平肝。三诊时配合天麻，增强平肝之效，可补肝脑，定虚风，防止肝郁日久，内风自生。

【案2】李某，女，53岁。初诊：2019年4月8日。主诉：头痛2年，加重1周。现病史：2年前无明显诱因出现头痛，时轻时重，以枕部疼痛为主，时而头痛如裂，时而晕重恶心，伴颈项部困沉不舒，1周前劳作时出现头痛头晕、恶心，诊所口服尼莫地平好转。症见：头痛，头部昏沉不清，伴心烦易怒，口苦，平素性情急躁，纳一般，失眠多梦，大便可，小便不尽感，舌质暗红，苔腻，脉弦滑。辨证：肝郁气滞，痰热上扰证。治法：疏肝泻热，重镇安神。方选柴胡加龙骨牡蛎汤加减。

处方：柴胡10 g，黄芩10 g，栀子10 g，半夏10 g，白芍10 g，酸枣仁20 g，龙骨30 g，牡蛎30 g，首乌藤30 g，茯神30 g，生地10 g，藁本15 g，远志15 g，天麻15 g，钩藤30 g，菊花15 g。7剂，水煎服。

二诊：2019年4月15日，患者自诉诸症转佳，精神可，故效不更方，守初诊方，继服7剂巩固疗效。

按语：患者系中年女性，平素情绪易怒，怒则肝损，且发病时处于劳作状态，头痛已反复发作2年余未愈，导致肝气郁滞，久郁化火，火热煎津液为痰，痰热上扰清窍则头痛；火热扰乱心神，耗伤津血，心神不养，故见心烦、失眠多梦等；肝可贮藏和排泄胆汁，肝郁化热可熏蒸胆汁，胆汁上逆或外溢，出现口苦之症；结合舌质暗红，苔腻，脉弦滑，乃气滞痰郁之象，诸症皆符合柴胡加龙骨牡蛎汤之方证。柴胡加龙骨牡蛎汤治疗肝郁痰热扰乱心神之证极佳，方中柴胡为君，其性味轻清，疏泄肝胆气机，以通表里之邪，配合黄芩、栀子泻热除烦；黄芩、龙骨、牡蛎收敛肾气，敛肝之阴，息风潜阳，固肾之精，敛相火以安神；半夏祛除痰邪；白芍、生地功擅补血敛阴，补肝阴之损；酸枣仁、首乌藤、茯神、远志养心安神；藁本上行治风，防风湿之邪侵犯头面经络；天麻、钩藤、菊花重在平肝息风，防治虚风内动，风痰上扰之症。全方配伍得当，正中病机，故获效如神。

【案3】张某，男，26岁。初诊：2019年10月28日。主诉：头胀痛7天。现病史：7天前饮酒后受凉，出现头痛，以两侧颞部为主，呈持续性胀痛，伴头晕，昏沉不适，身困乏力，纳可，夜间因头痛剧烈而入睡困难，二便调，舌质暗红，苔白腻，脉浮数。辨证：风湿犯表证。治法：祛风化湿，通络止痛。方选羌活胜湿汤加减。

处方：羌活10g，独活12g，藁本15g，防风10g，川芎20g，蔓荆子20g，柴胡10g，白芷20g，钩藤30g，细辛3g，白芍20g，薄荷10g，菊花15g，葛根20g，天麻12g，甘草6g。7剂，水煎服。

二诊：2019年11月8日，头痛程度较前减轻，乏力缓解，余无不适，纳眠可，二便调，舌红，苔薄腻，脉浮。守初诊方去钩藤、天麻，加黄芩20g。7剂，水煎服。

按语：《古今医统·头痛大法内外之因》中说"头痛自内而致者，气血痰饮、五脏气郁之病，东垣论气虚、血虚、痰厥头痛之类是也；自外而致者，风寒暑湿之病，仲景伤寒、东垣六经之类是也"，明确指出头痛的病因病机。《内经》认为头痛病乃受外邪侵袭，主要责之于风邪。此患者病因明确，乃因受风所致，《临证指南医案》中记载"盖六气之中，惟风能全兼五气"，即风为百病之长，易挟寒、湿、热等邪气入侵人体，头为诸阳之会，脑为髓之海，五脏六腑之精气，皆注于此，故风邪来袭，上先受之。风邪袭表，犯头窍经络，筋脉拘紧，气血运行不畅，引发头痛头晕。风邪挟湿，湿邪重浊黏腻，故见肢体困重乏力。结合舌脉征象，正符风湿邪气犯表，筋脉不舒之病机。羌活胜湿汤最早见于金代医家李东垣所著《内外伤辨惑论》，全方以辛苦温散之品为主，重在发散风寒，祛湿止痛，本质乃太阳经脉不利之病。羌活、独活均为温燥之品，前者擅祛上部风湿，后者擅祛下部风湿，二者合用，一身风湿尽散；防风、藁本、蔓荆子祛风胜湿，止头疼；川芎重在活血行气止痛；甘草调和药性。诸药配伍，轻而扬之，汗之以除风湿，止痹痛。王宝亮教授在此基础上增加了清热平肝之类，增强止痛之效。柴胡气味升阳，能提下元清气上行，祛除头窍之浊气；白芷辛温香燥，行经发表，散风泻湿；细辛、葛根祛风解表止痛；薄荷清利头目；天麻、钩藤、菊花、白芍平肝，防肝阳上亢，扰乱清空。诸药配伍，共奏祛风胜湿之效。二诊时患者症状好转明显，此时风湿之邪易入里化热，故加用黄芩，祛除湿热。

【案4】王某，男，62岁。初诊：2019年4月29日。主诉：头痛2月余。现病史：2个月前受寒后出现两侧太阳穴胀痛，呈持续性，每遇冷风时加重，按揉可缓解，伴眼干涩，动则汗出，偶有夜间醒来自觉发热，汗出，口渴欲饮水，视物模糊，纳眠可，二便调，舌质暗，苔腻，脉细。辨证：风热犯表证。治法：疏风清热，通络止痛。方选芎芷石膏汤加减。

处方：川芎20 g，白芷20 g，石膏20 g，藁本15 g，防风10 g，羌活10 g，菊花15 g，细辛3 g，柴胡10 g，白芍20 g，当归15 g，薄荷10 g，钩藤30 g，葛根20 g，茺蔚子20 g，谷精草30 g，甘草6 g。7剂，水煎服。另嘱其勿食辛辣、油腻食物，避风寒，慎起居，节劳作，畅情志。

二诊：2019年5月7日，患者颞侧疼痛明显缓解，自诉偶有心烦，舌脉同前。守初诊方加栀子10 g、淡豆豉12 g。7剂，水煎服。

按语：头痛乃常见疾病，中医治疗疾病强调辨证求本，《医碥·头痛》提出"须分内外虚实"，此乃中医治疗头风的纲领。本病病机在于风寒束表，太阳枢机不利，日久化热入络。热为阳邪，性燔灼趋上，头面位于人体的最上部，故易受之侵袭，导致头部胀痛不适。热邪耗津伤液，使津液不能润养机体组织，故见眼部干涩；邪热蒸腾体内津液，体表腠理肌肉得开，致使汗出；《内外伤辨·辨渴与不渴》提出"外感风寒之邪，三日已外，谷消水去，邪气传里，始有渴也"，即外邪化热伤津，乃口渴也。芎芷石膏汤首载于《医宗金鉴·卷四十三》，由川芎、白芷、石膏、藁本、羌活及菊花组成。方中川芎味辛甘，性温，入肝经，上行头角，可引清阳之气而止痛；白芷气温，去头面皮肤之风，止阳明头痛之邪；石膏主出汗解肌，生津止渴，能治头痛，三药合用止痛散寒祛热。加上藁本、防风、羌活、细辛祛风散寒止痛；菊花、柴胡、薄荷、葛根疏散风热，清利头目；明代李中梓《医宗必读·卷十·痹》提出"治风先治血，血行风自灭"，故白芍、当归养血除痹；钩藤清热平肝，防止肝热生风；茺蔚子、谷精草明目；甘草调和药性，使诸药配伍得当。二诊时患者偶有心烦明显，考虑热邪扰乱心神所致，故加用栀子、淡豆豉清热除烦，诸症可除。

【案5】马某，女，39岁。初诊：2019年6月9日。主诉：头痛1年余。现病史：1年前无明显原因出现头痛，后枕部为著，呈阵发性胀痛，晨起较重，伴头晕，视物模糊，平素易生气，情绪焦虑急躁，神疲体倦，胸闷气短，畏寒，腰酸背痛，纳眠可，二便调，舌质淡，苔薄白，脉细弱。辨证：脾肾阳虚证。治法：补气健脾，助阳益精。方选四君子汤合右归丸加减。

处方： 黄芪30g，党参20g，茯苓20g，白术20g，陈皮12g，当归15g，白芍15g，炒酸枣仁20g，川芎15g，柴胡10g，熟地20g，枸杞子15g，酒萸肉15g，杜仲15g，墨旱莲20g，炙甘草6g。7剂，水煎服。

二诊： 2019年7月16日，服上方见效，头痛减轻，乏力缓解，余如故。守初诊方加僵蚕9g。7剂，水煎服。

三诊： 2019年7月26日，诸症渐减轻，舌淡，苔薄白，脉细。守二诊方，继服7剂。

随诊： 二诊后，诸症皆消，随访半年未再发作。

按语： 患者素体阳虚或病久体衰多发此病，脾为后天之本，肾乃先天之本，肾阳不足，脾失温煦，导致脾肾阳虚，阳气不能上注清窍，故见头痛。《灵枢·卫气行》有云："平旦阴尽，阳气出于目，目张则气上行于头。"由于脾肾虚弱，阳气虽能应时而行，而浊阴翳弊，故晨起头痛较重；脾虚则运化失司，气血生化无源，不能濡养机体，则易出现神疲体倦，胸闷气短；肾阳乃诸阳之本，有元阳之称，可化生肾气，对机体有温煦、激发、兴奋、蒸化、封藏和制约阴寒的作用，肾阳不足，可见机体畏寒怕冷、腰酸背痛等；结合患者舌质淡、苔薄白、脉细弱之象，符合脾肾阳虚之病机。四君子汤为补益剂，来源于宋代《太平惠民和剂局方》，由人参、白术、茯苓、甘草四味药组成，乃补气健脾之常用方。右归丸由熟地、附子、肉桂、山药、山茱萸、菟丝子、鹿角胶、当归、杜仲组成，具有温补肾阳、填精止遗之效。王宝亮教授治疗脾肾阳虚型头痛，擅于使用二者方药加减，效果较佳。本方中取黄芪、党参、茯苓、白术、陈皮以健脾气，补气血生化之源泉；熟地、枸杞子、酒萸肉、杜仲温肾阳，诸药相合，共收补气温阳之功；当归、白芍重在养血滋阴，峻补精血，增强补气升阳之效验；炒酸枣仁安神；川芎活血行气止痛；柴胡清热疏肝；墨旱莲滋养肝肾之阴，阴中求阳；炙甘草补益脾胃，配合诸药共奏健脾温阳之效。阳虚易致浊邪阻塞，闭阻头部经络而致头痛，故二诊时加用僵蚕搜逐血络，宣通阳气。

【案6】侯某，男，50岁。初诊：2019年10月11日。主诉：头痛20余年，伴脑鸣1年。现病史：20余年前无明显原因出现发作性头痛，呈胀痛，两侧为重，休息后可缓解，无恶心呕吐等症。1年前无诱因出现脑鸣，曾查头颅CT无异常。平素心烦易怒，纳呆，失眠多梦，二便调，舌质红，苔薄黄，脉弦。辨证：肝阳上亢证。治法：平肝潜阳，祛风通络。方选天麻钩藤饮加减。

处方：天麻15 g，钩藤30 g，煅石决明30 g，黄芩10 g，炒栀子10 g，首乌藤30 g，茯神20 g，炒僵蚕10 g，白芍20 g，龙骨30 g，蔓荆子20 g，川芎20 g，酸枣仁20 g，藁本15 g，菊花15 g，白芷10 g，夏枯草20 g。7剂，水煎服。

二诊：2019年10月18日，患者头痛同前，但心烦、失眠较前好转，偶有腰酸，盗汗，舌质红，少苔，脉弦细。守初诊方去夏枯草，加怀牛膝20 g、枸杞子12 g。7剂，水煎服。

三诊：2019年10月25日，服上方后头痛明显减轻，余症均有好转，舌质红，苔稍白，脉细。守二诊方继服14剂。

按语：《临证指南医案》谓："忧愤恼怒，郁怒伤肝，郁而化火，气火俱逆于上以犯清府，可致头痛发生，火热耗伤肝肾之阴，可致精血衰耗，水不涵木，木失滋荣……故肝阳偏亢，内风时起。"肝胆乃风木之脏，相火内寄，其性主动，主升，喜条达，重舒畅，肝经郁结，日久化火，损伤肝阴，从而引起肝阳偏亢。肝风上扰颠顶，诱发脑鸣；肝在志为怒、肝火上行，扰乱心神，可见心烦易怒、失眠多梦等；肝郁乘土，脾胃受罚，运化失职，故而纳呆腹胀；结合舌苔、脉象，表现为典型的肝阳上亢证。天麻钩藤饮具有平肝息风，清热活血，补益肝肾之效，乃治疗肝阳上亢证常用方剂。方中天麻、钩藤平肝息风，活血止痛；煅石决明生木而制阳光，独入肝家，主平肝潜阳；黄芩、炒栀子清肝降火，以折其亢阳；首乌藤、茯神、酸枣仁宁心安神；患者头痛20年有余，久病入络，故加用虫药之炒僵蚕，起到搜风通络、搜剔络道的作用；白芍苦酸，微寒，养血敛阴，平抑肝阳；龙骨重镇安神；《主治秘要》言川芎"其用有四，少阳引经一也，诸头痛二也，助清阳三也，湿气在头四也"，川芎祛风活血止痛，为治头痛之要药；蔓荆子、藁本、白芷乃引经之药，祛风止痛效佳；夏枯草、菊花清肝明目。纵观全方滋阴潜阳，平肝息风通络，标本兼治。清代陈士铎《石室秘录·偏治法》中有"如人病头痛者，人以为风在头，不知非风也，亦肾水不足，而邪火冲入于脑，终朝头晕，似头痛而非头痛也"，强调肾阴不足而致头痛，故加枸杞子补肾阴，益精血，以制约肝阳；怀牛膝走而能补，性善下行，即引上亢之阳行于下，临床效果较佳。

【案7】杨某，男，62岁。初诊：2019年6月10日。主诉：头痛7天。现病史：7天前感冒后出现头痛，以右侧颞部为重，呈阵发性跳痛，持续2~3分钟，遇风加重，查头颅CT无异常，伴左下肢发麻，乏力，纳呆厌食，眠可，二便调，舌质暗红，苔薄腻，脉细。辨证：风寒袭表证。治法：祛风散寒，通络止痛。方选川芎茶调散加减。

处方： 川芎20g，白芷20g，羌活10g，细辛3g，防风12g，荆芥12g，藁本15g，薄荷10g，菊花15g，白芍30g，僵蚕10g，钩藤30g，延胡索30g，木瓜20g，炙甘草6g，清茶少许（后入）。7剂，水煎服。

按语： 王宝亮教授认为此病归属中医"偏头痛"范畴，治疗头痛病应先辨其外感内伤，患者病因明确，乃受风寒所致，风为阳邪，轻阳升散，故风邪犯表，首先犯头。风邪挟寒，寒为阴邪最易损伤阳气，清阳受阻，寒性凝滞，血脉阻塞不通，不通则痛，从而导致头痛的发生。风性主动，易致动摇不定之症，故见头部跳痛不适。气血经脉不通，肌肉无以奉养，可见肢体麻木、乏力。汪昂著《医方集解》云"以颠顶之上，惟风药可到也"，重视风药的运用。《丹溪心法》强调："头痛须用川芎。如不愈，各加引经药。太阳川芎，阳明白芷，少阳柴胡，太阴苍术，少阴细辛，厥阴吴茱萸。"针对风寒犯表之头痛，宜用川芎茶调散加减。川芎茶调散出自宋代《太平惠民和剂局方》，由川芎、防风、荆芥、细辛、白芷、薄荷、羌活、甘草组成，并用清茶调下。方中川芎辛温香窜，为血中气药，上行头目，下行血海，中开郁结，旁达四肢，为治诸经头痛之要药；薄荷、荆芥、菊花轻且上行，疏风止痛，清利头目；羌活、白芷、细辛、防风、藁本均可疏风散寒止痛；肝乃风脏，风邪治病，多从肝治，白芍、钩藤重在平肝，防止阳亢于上，引动肝风；僵蚕、延胡索、木瓜活血通络止痛；炙甘草益气和中，调和诸药；配以清茶，取其苦凉轻清，清上降下，既可清利头目，又能制诸风药之过于温燥与升散，使升中有降，方证相应，以获奇效。

第四节 中 风

【案1】郭某，男，52岁。初诊：2017年1月1日。主诉：言语不清，右侧肢体活动不利40分钟。现病史：患者40分钟前饮酒后出现言语不清，右侧肢体活动不利，行走时向右偏斜，无头晕、头痛、目眩、耳聋及其他不适症状，遂至当地诊所诊治，未予药物治疗，急来我院就诊，检查后以"脑出血"被收住我科。症见：神志清，精神差，言语不利，口角流涎，右侧肢体活动不利，纳可，眠安，二便调，舌质红，苔微黄，脉弦滑。辨证：中经络风痰入络证。治法：祛风化痰通络。方选半夏白术天麻汤加减。

处方：龙骨粉25 g，茯苓30 g，陈皮12 g，炒白术15 g，法半夏9 g，党参15 g，炒麦芽15 g，炒神曲15 g，丹参9 g，酒川芎9 g，薏苡仁20 g，甘草6 g。7剂，水煎服。

二诊：2017年1月7日，患者右侧肢体活动较前灵活，饮食减少，眠可，二便调。患者诉近日汗出，动则为甚，守初诊方加用黄芪30 g、浮小麦30 g、牡蛎25 g。7剂，水煎服。

三诊：2017年1月14日，患者言语较前清晰，右侧肢体活动可，欠灵活，汗出较前明显减少，纳眠可，二便调。患者及其家属要求出院，守二诊方，7剂，水煎服，以巩固疗效。

按语：患者长期饮酒，致使脾失健运，聚湿生痰，痰湿生热，热极生风，致使风火痰热内盛，窜犯络脉，上阻清窍，发为中风。根据患者症状、舌、脉，属风痰入络证。方中法半夏、党参、薏苡仁燥湿化痰、理气补气；炒白术、茯苓为君，健脾祛湿，能治生痰之源；佐以陈皮理气化痰，气顺则痰消；酒川芎、丹参活血化瘀；炒麦芽、炒神曲健脾和胃；使以甘草调和诸药。诸药配伍，共奏祛风化痰通络之功。患者汗出，动则为甚，加用牡蛎散以固表止汗。

【案2】袁某，女，49岁。初诊：2017年11月13日。主诉：右侧肢体无力、麻木1天。现病史：患者昨日无明显诱因出现右侧肢体麻木、无力，右手握拳无力，右下肢抬举困难，右侧面部、肢体麻木感，伴头晕、头痛、恶心，无目眩、耳鸣、耳聋、心慌、胸闷、胸痛及其他不适症状，未予治疗，症状进行性加重，今家人拨打120送至我院。急诊科检查后以"脑出血"收住我科。症见：神志清，精神差，右侧肢体麻木，无力，头晕，头痛，恶心，无呕吐，纳眠差，二便未排，舌质红，苔腻，脉弦细数。辨证：中经络阴虚风动证。治法：滋阴潜阳，息风通络。方选镇肝熄风汤加减。

处方：白芍30 g，天冬15 g，玄参20 g，牡蛎15 g，代赭石15 g，茵陈15 g，麦冬15 g，龟板10 g，怀牛膝15 g，甘草10 g，龙骨20 g，川楝子12 g，白僵蚕15 g，石菖蒲15 g，三七15 g。7剂，水煎服。

二诊：2017年11月21日，查房：患者右侧肢体麻木减轻，右侧肢体无力较前改善，纳眠差，二便可，守初诊方。7剂，继服。

三诊：2017年11月29日，患者右侧肢体麻木较前明显减轻，纳眠可，无其他不适症状。考虑病情明显好转，建议出院，院外守初诊方14剂，续服。

按语：患者为中年女性，素体虚弱，肝肾阴虚，肝阳偏亢，阴虚阳亢化风，气血上逆，上扰脑脉而致突然发病；风阳上扰故出现头晕、头痛，肝阳上亢，气血上逆并走于上，遂致半身麻木、无力等不遂症状，舌质红，苔腻，脉弦细数均为阴虚风动之象。患者以肝肾阴虚为本，肝阳上亢，阳亢化风，气血逆乱为标，发病突然，本缓标急，急治其标，故以镇肝息风为主，佐以滋养肝肾。镇肝熄风汤出自《医学衷中参西录》，有镇肝息风、滋阴潜阳之功，方中有滋补肝肾之怀牛膝；镇肝降逆之代赭石；另用龙骨、牡蛎、龟板、白芍以益阴潜阳，镇肝息风；玄参、麦冬滋阴清热以达壮水涵木之功；茵陈、川楝子疏肝理气以防重镇之品影响肝脏疏泄条达之性；甘草调和诸药，以防质重药物碍胃之弊；另用白僵蚕、三七活血行血以化瘀；石菖蒲开窍豁痰。诸药合用以达其效。

【案3】赵某，女，62岁。初诊：2018年6月20日。主诉：言语不清伴右侧肢体活动不利半年。现病史：患者半年前无明显诱因突然出现右侧肢体活动不利，右上肢可抬举，右下肢不能行走，言语不清，口角流涎，头痛、头晕，恶心，呕吐1次，呕吐物为胃内容物，测血压示190/125 mmHg，无视物晃动，无胸闷、心慌，急至当地县医院按"脑出血"收住院治疗，具体用药不详，病情好转后出院。其间病情稳定，今日为求进一步治疗，前来我院就诊。症见：神志清，精神一般，言语欠流利，吐字欠清晰，右下肢活动不利，行走缓慢，无口角流涎，纳眠可，二便调，舌质暗，苔白，脉弦。辨证：气血亏虚，脉络瘀阻证。治法：益气养血，化瘀通络。方选补阳还五汤加减。

处方：黄芪15 g，当归10 g，川芎9 g，赤芍15 g，地龙9 g，桃仁9 g，红花9 g，鸡血藤25 g，路路通10 g，太子参15 g。14剂，水煎服。

二诊：2018年7月5日，患者言语较前流利，右侧肢体活动较前有力，拄杖可行走。效不更方，守初诊方继服1个月以巩固疗效。

随访：患者自行守方服药2个月，随访半年患者生活已能自理，言语尚不流利。

按语：患者久病，中风之后，正气亏虚，不能行血，以致脉络瘀阻，筋脉肌肉失其濡养，故见半身不遂。《景岳全书》言："虚邪偏客于身半，其入深，内居营卫，营卫稍衰，则真气去，邪气独留，发为偏枯。"气虚血瘀，舌本失养，故语言不清，舌质暗，苔白，脉弦为气虚血瘀之象。重用黄芪、太子参补益元气，意为气旺则血行，瘀去络通；当归活血通络而不伤血；赤芍、川芎、桃仁、红花协同当归活血祛瘀；地龙、鸡血藤通经活络，力善专走，周行全身，以行药力；路路通能通行十二经脉，常用于祛风活络，通利经脉。全方重点重用补气药与少量活血药相伍，使气旺血行以治本，祛瘀通络以治标。标本兼顾，且补气而不壅滞，活血又不伤正。合而用之，则气旺，瘀消，络通，诸症向愈。

【案4】张某，男，75岁。初诊：2019年3月4日。主诉：头痛4个月，加重1周。现病史：4个月前无明显诱因出现剧烈头痛，后晕倒在地，急诊至医院行头颅 CT 示：右侧枕叶脑出血。住院治疗后好转出院。症见：头痛，伴视物模糊，左手不自觉发抖僵硬，双下肢乏力，纳眠可，二便调，舌质暗，苔薄腻，脉弦。辨证：肝阳上亢证。治法：平肝潜阳，息风通络。方选天麻钩藤饮加减。

处方：天麻 15 g，钩藤 30 g，夏枯草 30 g，石决明 20 g，蔓荆子 20 g，葛根 15 g，羌活 10 g，川芎 15 g，菊花 15 g，僵蚕 10 g，白芍 20 g，白芷 15 g，黄芩 10 g，赤芍 15 g，木瓜 15 g，甘草 6 g。14 剂，水煎服。

按语：脑出血即出血型中风，临床症状多较缺血性中风重，多见于头痛如裂，旋即昏不知人，晕倒在地，多属于中脏腑范畴。《素问·调经论》曰："血之与气，并走于上，则为大厥，厥则暴死。气复反则生，不反则死。"另有《素问·生气通天论》云："阳气者，大怒则形气绝而血菀于上，使人薄厥。有伤于筋，纵，其若不容。"提出暴怒伤肝，肝失条达而致肝气上逆，血随气逆于上，气血上郁，以致脏腑经络之气阻绝不通，清窍不利而发生薄厥。回顾历代医家关于出血型中风经验，总结出其主要病机为肝风内动，气血逆乱，不能正常循环于脉络之中，脑络破裂而致血溢脉外，故治疗时需把握病机之本，重在治肝。唐容川言"肝属木，木气冲和发达，不致遏郁，则血脉得畅"，即肝气升发条达，主疏泄全身气机，若肝脏受损，疏泄失司，导致肝气升发太过，上扰脑窍，发为头痛。《灵枢·大惑论》有云："五脏六腑之精气，皆上注于目而为之精。"即眼睛可反映人体五脏六腑精气的盛衰。精气旺盛，则可视物清晰，神光充沛；精气不足，则脏腑失调，气虚肾亏，无法贯气至眼睛，故视物模糊。肝开窍于目，人体能否保持充沛的精气，与肝脏密切相关。"诸风掉眩，皆属于肝"，"掉"，即肢体、头部震摇不定之义。肝为风木之脏，风气通于肝，然风为百病之长，善行而数变，风胜则动，肝在体合筋，肝病易致风动，则肢体筋脉屈伸不利，手足震颤等。本方以天麻钩藤饮为基础方，天麻、钩藤、石决明平肝息风；黄芩清泻肝火；夏枯草、蔓荆子、菊花清肝明目；葛根辛甘和散，使气血活，诸痹自愈，另可生津，缓解经脉之拘急；羌活微温，祛风除湿，缓解头身疼痛；川芎主治中风入脑之疼痛、筋挛缓急，入肝经，上行头角，引清阳之气而止痛；僵蚕、木瓜通经活络；白芍柔肝缓急；白芷芳香上达，祛风止痛；赤芍可清肝凉血，缓解瘀滞之疼痛；甘草乃国老，调和诸药。全方以平肝、清肝为主，外加活血、通络、止痛之药，共奏奇效。

【案5】李某，男，61岁。初诊：2019年1月15日。主诉：右侧肢体无自主活动5年余。有高血压病史10余年。现病史：5年前大量饮酒后，突发头痛，后神志不清，晕倒在地，急诊至某医院测得血压为190/123 mmHg，头颅CT提示脑出血。遂行开颅手术，术后规律治疗，遗留右侧肢体不能活动后遗症。现：神志清，精神差，右侧肢体无自主活动，言语不利，咳吐痰涎，饮水呛咳，急躁易怒，纳眠可，二便调，舌质暗红，苔腻，脉弦。辨证：气虚血瘀证。治法：益气活血，化瘀开窍。方选补阳还五汤加减。

处方：黄芪30 g，当归15 g，地龙20 g，白芍20 g，川芎10 g，红花10 g，伸筋草30 g，远志10 g，石菖蒲12 g，僵蚕10 g，巴戟天12 g，白芥子10 g，橘红15 g，桂枝10 g，白术30 g，杜仲20 g，木瓜15 g，甘草6 g。14剂，水煎服。

二诊：2019年1月29日，精神逐渐转佳，饮水呛咳症状较前好转，喉间仍觉有痰，质黏难以咳出，余症同前，舌质暗红，苔腻，脉沉弦。守初诊方加猪牙皂3 g。14剂，水煎服。

三诊：2019年2月14日，服上方后，痰量减少，言语不利，急躁易怒较前减轻，舌质暗红，苔薄腻，脉沉。守二诊方继服14剂。

按语：陈无择在《黄帝内经》和《金匮要略》基础上认为"医事之要，无出三因"。"内因"，即内伤于七情；"外因"，外感于六淫；"不内外因"，如饮食饥饱，叫呼伤气……乃至虎狼毒虫、金疮蹉折等。而中风之因不外乎忧思恼怒，饮食不节，劳倦内伤，正气不足。患者有高血压病史10余年，机体正气虚损已久，后因饮酒过度而发病。酒食之毒易生痰饮邪气，闭阻脉络，而致脑窍闭阻，神机不用，血溢脑外，故患者突发晕厥，属中风急症之中脏腑。中风恢复期，气血耗伤大半，血行不畅，导致脉络瘀阻，表现出典型的气虚血瘀之症，临床多选"补阳还五汤"加减。方中黄芪、白术、当归、白芍益气补血；川芎、红花活血以祛除瘀痹；地龙、僵蚕平肝息风，化痰通络；伸筋草、木瓜柔筋舒络，通利关节；远志配石菖蒲可使气顺而壅自开，气血和畅不复上逆，痰浊消散不蒙清窍，神志自可清明；巴戟天、杜仲温补肾阳，扶正以祛邪；白芥子、橘红祛痰利气；桂枝可舒筋脉之挛急，利关节之壅阻；甘草味甘而平，有调摄之功，缓和药性。诸药直达病所，使气血通畅，痰瘀之邪自除。二诊时患者仍觉痰量较多，故加猪牙皂祛痰，其味辛、苦、涩，可降逆气而开壅塞，收痰涎而涤垢浊。三诊时诸症转佳，证明方症合一，效果明显，故守二诊之方不变，继服。

【案6】 李某，男，66岁。初诊：2018年9月1日。主诉：左上肢无力伴言语不清1个月。现病史：1个月前突发左上肢无力，持物易掉落，言语不清，后急诊至医院，诊断为脑梗死，住院治疗后好转出院。症见：言语不清，左手乏力，持物不稳，头昏沉不清，眠差，偶有入睡困难，舌质暗红，苔薄腻，脉弦。辨证：气虚血瘀证。治法：益气活血，化瘀通络。方选补阳还五汤加减。

处方： 黄芪60g，白术20g，当归15g，赤芍20g，地龙20g，桃仁10g，红花10g，川芎15g，丹参30g，桂枝10g，茯苓20g，僵蚕10g，天仙藤15g，鸡血藤30g，威灵仙20g。7剂，水煎服。

二诊： 2019年9月8日，肢体乏力、言语不清状态好转，中指、食指远端发凉，偶有头蒙，纳眠可，二便调，舌质暗红，苔薄腻，脉弦。守初诊方加胆南星10g、淡附片6g。7剂，水煎服。

三诊： 2019年9月15日，服上方后诸症明显好转，纳眠可，二便调，舌质暗淡，苔薄腻，脉弦。守二诊方加杜仲12g、牛膝12g。14剂，水煎服。

按语： 清代王清任在《医林改错》中提出了"气虚血瘀"学说，认为"元气既虚，必不能达于血管，血管无气，必停留而瘀"，常用补阳还五汤加减来治疗中风恢复期，临床疗效显著。中风后正气不足，导致气不能行血，血液瘀滞脉道，脉络不通，四肢肌肉筋脉失其濡养，故见半身不遂，肢体乏力，舌体肌肉营养失司，则言语不利。方中重用黄芪为君药，其气味甘温，温之以气，补形之不足，补之以味，益精之不足，峻补气分，气旺则血行；当归、赤芍、桃仁、红花、川芎则行活血之效，为臣药；地龙行走流窜于经脉之间，以起通络之力；僵蚕、天仙藤、鸡血藤效同地龙，以通络为主；威灵仙可升可降，为阴中之阳，故于经络无所不入；白术、茯苓补气健脾利水；桂枝温经通阳。诸药配伍，直达病所，共奏活血化瘀通络之效。二诊时患者诸症已转佳，然中风日久易致脑窍失养，胆南星可治中风痰迷。患者指尖发凉，头蒙，考虑气虚日久伤及阳气，阳虚生寒，考虑患者年过六十，《黄帝内经》云"年四十，而阴气自半也，起居衰矣"，既肾精不足，加用少量淡附片可助阳散寒。三诊时患者症状明显好转，久病伤肾，故加杜仲、牛膝补益肝肾，强筋壮骨，固本培元，补肾阳之不足，提高机体正气，达扶正祛邪之效。

【案7】李某，男，48。初诊：2018年12月28日。主诉：间断头蒙，伴口角流涎4年。现病史：4年前无明显诱因出现头蒙，伴口角流涎，双下肢乏力，就诊于某医院，诊断为脑梗死，治疗后好转出院。症见：头蒙，口角流涎，记忆力稍差，双下肢乏力，纳可，眠安，二便调，舌质暗红，苔薄腻，脉弦。辨证：风痰上扰证。治法：化痰息风通络，健脾除湿。方选半夏白术天麻汤加减。

处方：茯苓20g，白术20g，半夏10g，天麻15g，陈皮12g，僵蚕10g，制白附子10g，泽泻20g，杜仲20g，牛膝20g，赤芍20g，胆南星10g，泽兰10g，钩藤20g，夏枯草20g，甘草6g。14剂，水煎服。

二诊：2019年1月13日，诉流涎稍有改善，仍有下肢乏力、头蒙症状，余无不适，舌质暗红，苔黄腻，脉滑。守初诊方去夏枯草、牛膝、甘草、泽兰，加黄芩10g、川芎12g、菖蒲10g、远志15g。14剂，水煎服。

三诊：2019年1月27日，诉头蒙减轻，流涎有所改善，下肢较前有力，自觉反应变慢，纳眠可，二便调。守二诊方去泽泻、远志，加防风10g、桂枝10g。14剂，水煎服。

四诊：2019年2月11日，诸症渐好转，纳眠可，二便调。守三诊方加白芍15g，14剂，水煎服。

按语：从风痰上扰证的形成机理来看，主要是脾湿生痰。脾乃后天之本，气血生化之源，主运化水湿，调节人体水液代谢，即《素问·经脉别论》中说的"饮入于胃，游溢精气，上输于脾。脾气散精，上归于肺，通调水道，下输膀胱。水精四布，五经并行"。脾气亏虚则运化失司，气血化生无源，水湿内停，聚而生痰。湿痰气血上逆易致肝风内动，上扰清空，脑窍受扰则失其清明，造成头蒙、头昏沉不清等症状。脾在液为涎，脾经连舌本散舌下，涎乃津液上溢于口所化生，赖脾之阴气以补充滋养，受脾之阳气以调节控制。《诸病源候论·滞颐候》曰："脾之液为涎，脾气冷，不能收制其津液，故令涎流出，滞渍于颐也。"即脾土可摄涎，使之不溢于口外，正常情况下，脾气有固摄和推动作用，脾气虚则气化失职，津液不能上承于口，固摄无力则唾涎增多或溢于口外。脾主肌肉，《素问·太阴阳明论》中"脾病……筋骨肌肉皆无气以生"，即脾病则无力运化水谷精微，营养肌肉筋脉，故双下肢乏力。痰易阻滞气机，使中焦气机升降失常，故可见舌苔偏腻，脉弦。气机不畅，无力推动血行，血液瘀滞脉络形成瘀血，可见舌暗红之征象。方中半夏擅长燥湿化痰，天麻平肝息风，二者合用可起到化痰息风之效，为治标；白术健脾燥湿，茯苓健脾渗湿，二者起健脾除湿之效，即治病除本；陈皮、半夏相配体现了"治痰先治气，气顺痰自消"；中医强调"久病入络"，风痰上扰清空，走窜于经络，不利于气血运行，易形成瘀血，故加用僵蚕、赤芍活血化瘀通络；制白附子、胆南星擅于祛痰，解痉止痛；泽泻、泽兰利水渗湿，与茯苓配伍可增强利湿之效；杜仲、牛膝补益肝肾，强壮筋骨；钩藤、夏枯草清热平肝泻火；甘草一可补益脾胃之气，二可调和诸药。诸药配伍，总体乃风痰并治，标本兼顾之方。二诊时加黄芩以增强清热燥湿之效；川芎有升散之性，可上行头目，乃治疗头窍不利之要药，且入肝而辛温，可活血舒筋；菖蒲、远志可开髓窍瘀阻，除神志之迷塞。三诊时患者症状明显转佳，此时加防风增强祛风通络之效；桂枝入肝经而行血分，走经络而达营郁，擅解风邪，调木气。四诊时患者头蒙症状已消失，以流涎为主要表现，乃脾胃之病也，肝属木，喜扬而不喜抑，肝不舒必克脾土，此时加白芍可柔肝敛阴，防肝伤脾。

【案8】徐某，女，66岁。初诊：2019年4月1日。主诉：言语不利5天。现病史：5天前无明显诱因出现言语不利，吐字不清，就诊于某医院，查头颅MRI示右侧基底节区急性梗死。住院系统治疗后转佳。症见：言语不利，舌根僵硬，饮水呛咳，舌部无力，伴头蒙，全身乏力，不欲饮食，恶心，痰多难以咳出，眠可，二便调。舌质暗红，苔薄腻，脉细。辨证：痰湿阻络证。治法：健脾化湿，豁痰开窍。方选涤痰汤加减。

处方：陈皮12 g，半夏10 g，茯苓20 g，天麻15 g，石菖蒲10 g，郁金12 g，白术20 g，橘红15 g，白芥子10 g，僵蚕10 g，川芎15 g，黄芪30 g，杜仲20 g，柴胡10 g，远志12 g，炙甘草6 g。14剂，水煎服。

按语：此患者病机为肺脾肾功能失调，津液疏泄失常，聚湿成痰，阻滞脑窍。肺为"华盖"，外邪侵犯机体，首当犯肺，肺脏主行水，通过宣发和肃降作用调理全身的津液代谢，肺脏受损，则津液代谢障碍，滋生痰饮之邪；脾主运化水液，乃人体气机升降之枢纽，若脾运化水湿功能健旺，则机体各组织可充分受到滋养，脾脏运化失司，则水液滞留体内，产生水湿痰饮等病理产物；且脾乃生痰之源，肺为储痰之器，说明肺、脾与痰关系密切；肾主水液，为"水脏"，肾阳乃一身阳气之本，通过蒸腾气化水液调节全身水液代谢，肾阳不足则开阖不利，致使水湿上犯聚而成痰；痰邪扰乱心神，闭阻脑窍，变生为"中风"。患者以言语障碍为主要症状，舌体失灵，吞咽呛咳。《灵枢·忧恚无言》中说："舌者，声音之机也。"语言流利，依赖舌体柔和，舌体柔和，依赖气以煦之，血以荣之，津以满之。另外"唇舌者，肌肉之本也"，脾主肌肉，如果情志失调，饮食不节，劳倦过度，素体亏虚，则损伤脾胃，则可见舌体僵硬；脾胃生化不足，腠理空疏，液聚为痰，痰随气升，阻于心窍，舌失和柔，言语失其流利；痰浊阻滞气机，侵犯脾胃，阻碍运化，则出现乏力、恶心；痰涎壅盛，黏滞于肺络，则咳出困难；舌质暗红、苔薄腻提示机体有瘀；脉细乃为虚象，是气血亏虚，不能充盈脉道，即《脉经》所言"细为血少气衰"。针对病机，方选涤痰汤加减，主治中风痰迷心窍，舌强不能言之症。陈皮、橘红、半夏均可化痰，三者相互促进，散降有序，使脾气运而痰自化，胃和降而呕自止；茯苓、白术健脾利湿，顾护正气；石菖蒲配郁金可疏郁滞化痰瘀，宣肺利窍，二者相得益彰，增强开窍之力；白芥子祛经络之痰，利气散结；僵蚕配天麻息风止痉，祛痰通络；川芎辛散温通，上行头目，祛风活血，配合柴胡，增强升清之效，缓解头窍不利；黄芪入肺脾二经，重在补气固表；杜仲补肝肾，强壮筋骨；远志宁心安神，祛痰开窍；炙甘草为国老之药，调和药性。诸药配伍，共奏祛痰通络之效。

【案9】杨某，男，77岁。初诊：2019年6月14日。主诉：左侧肢体活动不利8月余。现病史：8个月前夜间无明显诱因突发左侧肢体不遂，急诊至某医院，行相关检查后诊断为脑梗死。住院治疗后好转，遗留左侧肢体活动不遂，伴抽搐、疼痛，肢体僵硬，持续数分钟后缓解，现上述症状加重，多于夜间频繁发作，按揉后缓解，伴夜间烦躁汗出，平素情绪不佳，焦虑易怒，纳眠可，二便调，舌质暗红，苔薄腻，脉缓。高血压病史20年。辨证：风湿阻络证。治法：祛风除湿，平肝舒络。方选自拟方祛风通络方加减。

处方：白芍30 g，当归20 g，钩藤30 g，地龙20 g，天麻15 g，伸筋草30 g，鸡血藤30 g，僵蚕10 g，木瓜20 g，茯苓20 g，煅瓦楞子30 g，黄连6 g，

海螵蛸30g，半夏10g，甘草10g。7剂，水煎服。

二诊：2019年6月21日，诸症较前改善，昨夜左下肢频繁抽搐，每次持续1~2分钟，下午面部发红，纳眠可，二便调，舌质稍暗，苔薄腻，脉细缓。守初诊方去半夏、海螵蛸，加淡附片6g、牛膝20g。7剂，水煎服。

三诊：2019年6月27日，左侧肢体抽搐症状明显减少，活动较前灵活，余无明显不适，舌质淡，苔薄白，脉细，效不更方。守二诊方，7剂，水煎服。

按语：中风之证，发病急骤，变化迅速，因风性善行数变之故。邪气侵袭脏腑，多夹痰、夹瘀、夹湿，致脏腑虚损，功能失调，临床需辨证施治。本病病机之本在于风邪夹湿，引动肝风，致气血运行不畅，肢体经络闭阻。故治疗以平肝、疏风、通络、柔筋为准则。外有风湿之邪侵犯肝脏，肝失柔藏，内风自生，经络阻滞，故半身不遂；肢体震颤之症，病位在肝，即《内经》所言"诸风掉眩，皆属于肝"，风邪夹湿，上扰清窍，走窜经络，故可见肢体抽搐、僵硬之症；邪气阻碍气血运行，脉络不通，不通则痛，故见肢体疼痛；患者夜间易烦躁出汗，乃中医"盗汗"之症，多为阴虚、血虚之故，且过汗易伤正，临床需顾护正气；肝在志为怒，《素问·举痛论》云"怒则气逆，甚则呕血及飧泄，故气上矣"，即大怒伤肝，易致气血上逆，阳气升泄，唯有平肝，乃可治怒。"治风先治血，血行风自灭"乃前哲治风之名训，此风有"内风""外风"之意，而血亦有"阴液"之说，方中白芍、当归有活血补血之效，正合此意；钩藤、地龙、天麻、僵蚕平肝息风；伸筋草、鸡血藤、木瓜祛风湿，通经络；煅瓦楞子、半夏防治痰邪壅结，阻滞经络；黄连清热燥湿，防热邪偏盛；茯苓健脾益气除湿，海螵蛸入肝肾二经，补肾固精，二者顾护先后天之本，使正气自足；甘草调和药性，兼补益脾胃。诸药共奏祛风除湿、通络、平肝舒络之效。二诊时患者抽搐症状改善，此时重在调补阳气，《医学启源》中谈到附子时说"《主治秘要》云，去脏腑沉寒一也；补助阳气不足二也；温热脾胃三也"，故可温脾阳以建运，补肾阳以益火。牛膝擅活血调经，引血下行，配合钩藤，二者清上引下，平肝清热。三诊时患者诸症明显缓解，疗效显著，故方药不变，继服、续观。

【案10】陈某，男，56岁。初诊：2019年3月10日。主诉：右侧肢体乏力半年，头痛2周。现病史：半年前无明显诱因出现右侧肢体乏力，伴口眼歪斜，言语不利，遂就诊于当地医院，诊断为脑梗死。住院规律治疗后症状缓解，遗留右侧肢体乏力，言语不清。2 周前大怒后出现头疼，呈间断性跳动，双侧颞部为甚，平素烦躁易怒，伴耳鸣，纳可，眠差，入睡困难，二便调，舌质红，少苔，脉弦数。辨证：肝阳上亢证。治法：镇肝息风，滋阴潜阳。方选镇肝熄风汤加减。

处方：怀牛膝 20 g，代赭石 20 g，生龙骨 30 g，生牡蛎 30 g，生龟板 30 g，生白芍 20 g，玄参 20 g，天冬 20 g，川楝子 12 g，茵陈 12 g，麦芽 12 g，远志 10 g，石菖蒲 12 g，熟地 20 g，甘草 6 g。7 剂，水煎服。

二诊：2019 年 3 月 17 日，右侧肢体乏力症状较前好转，头痛次数明显减少，余症同前，舌质暗，少苔，脉细，重按尺脉较弱。守初诊方加杜仲 12 g、淡附片 6 g。7 剂，水煎服。

三诊：2019 年 3 月 24 日，自觉精神较前转佳，乏力感缓解，头痛明显缓解，平素情绪尚可，纳眠可，二便调，舌质暗，苔稍腻，脉弦。效不更方，守二诊方，7 剂，水煎服。

按语：风为内中，言风自内生，非自外来也。肝乃木脏，木火炽盛，亦自有风。《临证指南医案·中风》华云岫按："今叶氏发明内风，乃身中阳气之变动，肝为风脏，因精血衰耗，水不涵木，木少滋荣，故肝阳偏亢，内风时起，治以滋液息风，濡养营络，补阴潜阳。"此病之本在于水不涵木，肝肾阴亏，加上患者平素情志易怒，怒则生热，兼耗肝血，长此以往，肝伤过重，导致阳亢于上，扰乱神窍。本方出自张锡纯的《医学衷中参西录》，乃治疗肝阳上亢证之主方。怀牛膝在此处作用有三：其一性平，归肝肾二经，偏于补益肝肾；其二可活血通脉，祛除瘀血；其三重在引血下行，《素问·调经论》曰"血之与气，并走于上，此为大厥，厥则暴死。气复反则生，不反则死"，即气帅血行，肝阳行于上，则气血逆行而上，需牛膝引气血下行，故为君药。代赭石重在镇肝，引肝阳下降，配合生龙骨、生牡蛎增强平肝之效，为辅药；生龟板滋阴潜阳，使阴阳调和；生白芍养血柔肝；玄参、天冬二者重在养阴，制约阳光；肝气重在调畅，川楝子、茵陈、麦芽清肝热，配合主药清泻肝阳之有余，调达肝气之郁滞，主药及辅药药性过于沉重，此时需要轻清之品上行，以调达肝木；此外麦芽加甘草还可护胃，防止重镇之品损伤胃气；远志、石菖蒲配伍可安神定志开窍；熟地活血气，滋肾水，补益真阴。诸药合用，共奏奇效。二诊时根据患者尺脉弱之征象，可判断患者肾阳偏衰，故加用杜仲、淡附片补益肾阳之品，益精气，坚筋骨，补命门衰败之火。三诊时患者诸症明显好转，方获奇效，故守原方不动，继服以巩固疗效。

第五节　中风后遗症

一、痉病

【案1】杨某，男，77岁。初诊：2019年6月14日。主诉：左侧肢体活动不利8月余。现病史：8个月前夜间突发左侧肢体不遂，急拨120至当地医院，查头颅MRI提示脑梗死，予抗血小板聚集、改善微循环治疗后好转出院，遗留左侧肢体不遂，肢体僵硬，偶伴有肢体抽搐，持续数分钟缓解，多在夜间发作，按揉后缓解，夜间烦躁汗出，平素焦虑，纳眠可，二便调，舌质暗红，苔薄腻，脉缓。高血压病史20余年，脑梗死病史8月余。辨证：营阴不足，郁热生风证。治法：养营清热，舒络柔筋，息风止痉。方选当归芍药散加减。

处方：当归20g，白芍30g，鸡血藤30g，伸筋草30g，木瓜20g，天麻15g，钩藤30g，炒僵蚕10g，地龙20g，半夏10g，茯苓20g，黄连6g，甘草10g。14剂，水煎服。

二诊：2019年6月28日，服药后抽搐发作次数有所减少，余症同前，患者出行不便且为外地人，不便来诊，故守初诊方继服30剂以巩固疗效。

按语：《景岳全书·痉证》云："痉之为病，强直反张病也。其病在筋脉，筋脉拘急，所以反张。其病在血液，血液枯燥，所以筋挛。"患者中风后出现肢体活动不利，肢体僵硬，筋脉挛急，肌张力增高，辨病当属"痉病"。中风之有此者，必以年力衰残，阴之败也，阴津不足，筋脉失濡，虚热内生，火动则风生而筋挛脉急，故烦躁汗出，偶有抽搐；夜间阳入于阴，阴阳合会，阴精不足，湿热之邪留滞于络，阳胜于阴，气属阳，肝气过盛则夜间易抽搐；肝气不舒，失其条达，则平素焦虑；病久入络，络血不畅，新血不生，进而闭阻脉络，血不养筋而发痉病，舌暗红，苔薄腻，是痰湿之象。清代黄元御《四圣心源》曰：

"四肢者，诸阳之本，营卫之所起止……血藏于肝，气统于肺，而行于经络，则曰营卫。"方中当归、白芍、鸡血藤、甘草酸甘化阴，"甘苦化合，微近人参"，益于脾胃，兼能滋补阴分，养营活血，柔筋缓挛；伸筋草、木瓜化湿祛浊，舒筋活络；天麻、钩藤、炒僵蚕、地龙息风止痉通络；半夏、茯苓相配乃治疗痰湿诸证；黄连可清郁热。补虚与祛邪相结合，以缓解局部张力。

【案2】李某，男，71岁。初诊：2019年7月29日。主诉：左侧肢体活动不利半年余。现病史：半年前无诱因出现左侧肢体活动不利，伴头蒙，急查颅脑CT提示脑梗死，住院治疗好转后出院，遗留左侧肢体活动不利、肢体僵硬。症见：左侧肢体活动不利、肢体僵硬，左下肢偶有发麻，长时间行走后发软，走路不稳，神疲乏力，夜间口干，纳眠可，二便调，舌质暗红，苔薄腻，脉弦。辨证：气虚血瘀，久瘀化热证。治法：益气活血，化瘀除热。方选补阳还五汤加减。

处方：黄芪30g，白术20g，赤芍20g，当归15g，川芎12g，丹参20g，土鳖虫20g，陈皮12g，茯苓20g，杜仲20g，牛膝20g，菟丝子20g，枸杞子12g，甘草6g。30剂，水煎服。

二诊：2019年8月29日，服药1个月后，患者双下肢无力、肢体僵硬症状较前改善，依上方制丸剂，每次5g，分早、晚服，继续巩固治疗。

按语：患者中风日久，久病入络，络脉以通为用，经络之络运行经气，脉络之络运行血液，发挥着"气主煦之，血主濡之"的生理功能，正如高士宗在《医学真传》所云："通之法各有不同，调气以和血，调血以和气，通也。"《难经·二十二难》曰："气留而不行者，为气先病也；血壅而不濡者，为血后病也。"气为血之帅，血为气之母，由于在中之元气受损，气化不足，无力推动血液运行，出现血液运行迟缓，血液停滞成瘀，最终导致脑部的气血停滞，脑络失养，故肢体活动不利；恶血不除，新血难生，筋脉失养，则麻木；夜间口干为久瘀必化热，阴津受损；神疲乏力，长时间行走后左下肢发软均为气虚之象；舌暗红为血瘀之征。有形之血生于无形之气，无形之气应当急补。方中重用黄芪，补益元气，意在气旺则血行，瘀去络通；白术补益脾气，协黄芪以助气生，当归活血通络而不伤血；赤芍、川芎、丹参协同当归以活血祛瘀，同时除郁热；土鳖虫灵动迅速，可追拔深混气血之邪；陈皮、茯苓协白术健脾祛湿；杜仲、牛膝补肝肾，壮腰膝，强筋骨；菟丝子、枸杞子滋水涵木，补益肝肾；甘草调和诸药。服药数月以减缓下肢无力感。

【案3】李某，男，56岁。初诊：2015年7月10日。主诉：右侧肢体活动不遂伴口角歪斜2年余。现病史：2年前患有脑出血，现遗留右侧肢体运动不遂，口角向左歪，肢体僵硬挛缩，右脚抽筋，活动及晚上睡眠时尤甚，舌质红，苔黄稍燥，脉弦数。辨证：肝阳上亢，阴血不足证。治法：平肝潜阳，养血通络。方选天麻钩藤饮加减。

处方：钩藤30 g，生石决明20 g，全蝎10 g，白芍30 g，当归20 g，伸筋草30 g，川木瓜30 g，鸡血藤30 g，川牛膝30 g，丹参20 g，川芎15 g，僵蚕10 g，络石藤30 g，红花10 g，甘草6 g。7剂，水煎服。配合龟羚熄风胶囊口服。

二诊：2015年7月17日，患者服上药后症状好转。症见：右侧肢体运动不遂，肢体僵硬症状较前好转，口角歪斜，肢体冰凉，余症如前。守初诊方加制附子6 g、干姜3 g。7剂，水煎服。

三诊：2015年7月25日，诸症渐好转，患者扶拐杖可自行走。症见：嘴角歪斜，肢体运动不遂，僵硬症状好转右脚抽筋，活动及晚上睡眠时尤甚，舌质红，苔黄燥，脉沉。

处方：胆南星6 g，半夏10 g，桂枝10 g，白芍30 g，淫羊藿30 g，巴戟天12 g，当归15 g，威灵仙30 g，伸筋草20 g，川木瓜30 g，僵蚕10 g，甘草6 g。7剂，水煎服。

按语：根据患者临床表现，可辨为肝阴不足、肝阳上亢证。王宝亮教授认为中风的发生多以内伤积损为内因，且发病多为年老之人，久病多虚，故患者多表现为肝阴肝血之不足，肝主筋，阴血不足，不能濡养筋脉，可见肢体僵硬，运动不遂，血可生气，阴血不足亦可导致气虚，气虚血运无力可致络脉阻滞，经脉不通，表现为肢体屈伸不利、肢体无力，治疗以平肝潜阳，养血通络。方以白芍、当归、甘草补血柔肝通络为主；钩藤、生石决明平肝潜阳；伸筋草、鸡血藤、川木瓜、络石藤舒筋活络；久病多瘀，故以丹参、红花、川芎、僵蚕、全蝎活血行气搜风通络治疗。并配合成药中风龟羚熄风胶囊口服。二诊患者有手脚冰凉症状，故中药守初诊方加少量干姜、附子温阳散寒通络治疗。三诊患者症状好转，中药仍以柔肝通经活络治疗为主。

【案4】刘某，男，52岁。初诊：2017年3月10日。主诉：左侧肢体活动不遂10余年。现病史：10余年前患有脑梗死，遗留左侧肢体运动不遂，肢体僵硬后遗症，平素喜食油腻，时有头昏沉不清，纳可，眠安，舌质暗红，苔白腻，脉弦滑。辨证：肝阳上亢、风痰上扰证。治法：潜阳息风化痰。方选定痫丸合天麻钩藤饮加减。

处方：钩藤30g，生石决明20g，僵蚕10g，胆南星10g，全蝎10g，地龙30g，当归15g，川木瓜30g，威灵仙30g，丹参20g，川芎15g，白芍20g，半夏10g，泽泻20g，伸筋草30g，鸡血藤30g，红花12g。7剂，水煎服。配合中风皂贝化痰胶囊口服。

二诊：2017年3月17日，症状好转。症见：左侧肢体运动不遂，可自行走，肢体僵硬症状好转，伸舌左歪，纳眠二便正常，舌质暗红，苔白腻，脉弦滑。守初诊方去泽泻、半夏，加赤芍15g，生龙牡各10g，白术30g。7剂，水煎服。

随访：后守二诊方制水丸，因丸则缓之，正符合了中风硬瘫恢复较慢的病情特点，随诊患者病情恢复较好，肢体僵硬症状缓解，半年后患者能独自行走。

按语：根据患者的临床表现，可辨证为肝阳上亢、风痰上扰证。王宝亮教授认为，嗜食膏粱厚味之人，易于生痰化湿，伤及脾胃，脾虚易被肝乘，引起肝阳上亢，肝风挟痰上扰清窍，脑脉闭阻，可致患者肢体运动不遂，脾虚气血生化乏源，不能濡养筋脉及四肢，气虚致血运不畅，脉络阻滞，均可见肢体僵硬，治疗以潜阳息风、化痰通络为主。方以钩藤、生石决明平肝潜阳；当归、白芍、丹参补血活血柔肝缓急止痛；胆南星、半夏、泽泻祛风燥湿化痰；僵蚕、全蝎、地龙搜风通络止痉；威灵仙、伸筋草、鸡血藤舒筋活络治疗，以及川芎、红花活血行气治疗为主，配以中风皂贝化痰胶囊化痰活瘀。二诊患者症状好转，治疗继续以潜阳息风、化痰通络为主。

另外，对于入院患者，王宝亮教授常配以针灸、按摩等康复治疗，所取的穴位是根据经脉循行的原理采用循经近刺与循经远刺相结合的方法。在临床中还要根据疾患部位经脉循行分野的不同情况随症加减，因阳明经为多气多血之经，选穴多以阳明经上的穴位为主，结合近部取穴等原则选穴，常选肩髃、手三里、手五里、尺泽、曲池、外关、合谷、八邪、风市、血海、阳陵泉、阴陵泉、下巨虚、悬钟、三阴交、太冲等穴治疗。肩髃、手三里、手五里可活血通络，主治上肢瘫痪，手臂挛急，除肩臂痛；曲池主治上肢不遂，《医宗金鉴》说其"主治中风，手挛筋急"，配合尺泽、外关、手三里，共治手臂麻木，肘挛不伸，上肢疼痛之症。下肢选穴取患侧足三里，其为治疗肢体不利之要穴，调理脾胃，阴气不足，阳气有余皆调于此穴；阳陵泉，主治偏风半身不遂，下肢痿痹，膝不得伸；阴陵泉利消肿，除膝痛等。诸穴合伍，从阴引阳，从阳引阴，调和气血，助脾胃，达到疏通经络、疏解筋脉拘急、通利关节的目的；针药结合，收到较好效果，充分发挥了中医药治疗该病的优势。

王宝亮教授另指出：中风后痉病是中风发生后最严重的后遗症之一，表现为肌张力升高、腱反射亢进、抽搐性痉挛、随意运动功能障碍等，伴中风而生，故风动掺杂其中，病机变化为正虚邪留，虚实夹杂。由于气血亏虚所致的痉证，来势一般不似实证之迅捷，可缓调治本，当辨证本虚是以气虚还是血虚为主，痰湿、瘀血、郁热往往均伴有，同时还应注意息风止痉药物的应用。

二、小便失禁

【案】卢某，女，79岁。初诊：2019年8月5日。主诉：小便失禁7月余。现病史：7个月前生气后突发右侧肢体不利，言语不清，急查颅脑CT示左侧脑梗死，住院治疗后语言、肢体活动恢复，唯有小便失禁不见好转。症见：右侧肢体活动尚可，较左侧稍差，腰膝酸软，神疲倦怠，纳眠可，小便失禁，大便溏，舌淡，苔腻，脉沉缓。辨证：肾气不足，兼脾虚证。治法：健脾补肾，固涩止遗。方选肾气丸合缩泉丸加减。

处方：黄芪30g，菟丝子20g，山药20g，山萸肉12g，茯苓20g，党参20g，白术20g，肉桂10g，附子10g，巴戟天12g，淫羊藿12g，覆盆子30g，桑螵蛸30g，益智仁20g，乌药10g，黄柏10g，炙甘草6g。14剂，水煎服。

二诊：2019年8月19日，服药后患者可自觉尿意，但仍不能自控排尿，守上方继服30剂，小便失禁较前好转，嘱其做好会阴部护理。

按语：中风后期风象渐平，风静而寒化，寒则伤阳，肾阳渐衰，蒸腾不足，膀胱虚冷，不能约束水液，津液代谢失常则小便失禁。腰膝酸软为肾气不足之证；脾乃后天之本，为气血生化之源，补益后天有助于滋养先天，主运化水液，若脾气亏虚，约束水道不能，膀胱失约，亦可导致尿失禁，神疲乏力亦为此征象。方中黄芪、菟丝子、山药补益肺脾肾三脏之气，黄芪补益脾肺之气，益气行水；菟丝子主阴阳之气不足，固精缩尿；山药色白入肺，味甘归脾，液浓益肾，固涩气化之力尤佳。少佐附子、肉桂微微生火，鼓舞肾气，即取"少火生气"之义，同时肉桂可温下元，助气化；巴戟天、淫羊藿以温补肾阳；山萸肉归肝肾经，补益肝肾且酸涩止遗，对于肾虚不固者尤为适宜；桑螵蛸补涩兼施，一药多功，既补肾又涩遗，效力较强；覆盆子、益智仁、乌药固肾缩小便，与肉桂合用直入膀胱，有助于气化；党参、白术、茯苓以助黄芪健运脾气，升提固脱；少加黄柏可清热除湿，通利小便。肾阳得温，温煦膀胱，小便得固。

三、假性球麻痹

【案】张某，女，62岁。初诊：2007年4月7日。主诉：言语障碍、吞咽困难伴左侧肢体不遂20余天。现病史：20天前吃饭时出现言语不能，吞咽困难，饮水呛咳，伴左侧肢体活动不利，急诊至当地医院，诊断为脑梗死，行溶栓及相关治疗20天好转后出院。患者不满于现状，遂来我院进一步中医药治疗。症见：精神差，情绪激动，喉中可闻及痰鸣音，左侧肢体活动不遂，吞咽困难，饮水呛咳，只能简单发出咿呀之声，面红，口唇紫暗，大便正常，小便量少色黄，舌质紫暗，舌体胖大，苔水滑腻，脉弦滑。查体：左下肢肌力0级，左上肢肌力0级，左上、下肢肌张力增高，腱反射亢进。高血压病史30年，糖尿病史10余年。辨证：中风恢复期痰瘀互结、痰浊蒙蔽清窍证。治法：化痰活瘀，醒脑利窍。

处方：陈皮10 g，半夏10 g，白芥子10 g，白僵蚕10 g，胆南星5 g，海浮石15 g，郁金10 g，菖蒲10 g，远志10 g，水蛭9 g，川芎10 g，丹参15 g，桃仁10 g，广木香6 g，黄芪12 g，竹茹9 g，党参12 g，泽泻12 g。14剂，水煎服。

针灸：金津，玉（三棱针刺络放血），廉泉，双侧合谷，内关，风池，三阴交，丰隆，按"醒脑开窍"针法要求施治，日1次，10天为1个疗程。

二诊：2007年4月25日，患者说话成句但表达不全，能够与家人进行简单的语言交流；进食各种食物稍有困难，饮水偶有呛咳；左侧肢体肌力恢复至

Ⅱ级，右侧肢体肌力恢复至Ⅳ级，二便正常，舌暗红，苔微腻稍黄，脉弦滑。中药守初诊方继服14剂以巩固疗效；针刺选穴及手法如初诊，再行1个疗程。并嘱加强语言功能锻炼，积极调控血压及血糖以善后。

按语： 王宝亮教授认为假性球麻痹属中风范畴，主要病机不离风、火、痰、瘀、虚诸端，但就临床所见，痰和瘀在发病中起着关键作用，二者无论为致病因素，还是病理产物，往往贯穿于本病之始末，并且可互为因果，互相影响；既可由痰致瘀，又可因瘀致痰，以致痰瘀交结，阻窍滞络，气血逆乱，机窍失灵，咽喉失用，此乃发病之关键。本症患者喉中痰鸣音，口唇紫暗，舌紫暗，苔水滑腻，脉弦滑等均为痰瘀之象，当以化痰活瘀，醒脑利窍为根本治疗大法。王宝亮教授所采用的中药汤剂即由此而立。故方中胆南星、白僵蚕、陈皮、半夏、白芥子、海浮石、竹茹等清热燥湿化痰，通络散结；郁金、菖蒲、远志、广木香以化痰浊，补五脏，通九窍，开舌机；水蛭、川芎、丹参、桃仁活血破瘀；黄芪、党参、泽泻益气健脾祛湿，绝生痰之源。针灸治疗该病疗效确切，王宝亮教授选金津、玉液刺络放血以清散瘀血，疏通穴络。风池主"气塞涎上，不语"（《针灸大成》），廉泉主"言语謇涩"（《针灸十四经穴治疗诀》），可通关利窍，疏利舌机；伍以合谷、内关、三阴交以醒脑开窍；刺丰隆以化痰湿。诸穴合刺，可达散瘀化痰、启闭开窍、疏通络道之目的。内服中药与针灸方法不同，途径各异，但作用相互吻合，相辅相成，相得益彰，故能获良效。

第六节　运动神经元病

【案1】陈某，女，57岁。初诊：2019年3月4日。主诉：言语不利5年余。现病史：5年前无明显诱因出现言语不利，查头颅MRI无明显异常，未重视，后言语不利呈进行性加重，伴饮水呛咳、流涎、肢体乏力等症，遂至河南省人民医院就诊，查肌电图示广泛神经源性损害，病变范围为颅、颈、胸、腰、骶，活动性尺神经损害及再支配改变，诊断为肌萎缩侧索硬化症。医生予利鲁唑片口服。今为求中医诊疗前来王宝亮教授门诊。症见：言语不利，声音嘶哑，饮水呛咳，咀嚼无力，食饭易漏，偶有流涎，伴四肢乏力，双上肢为著，握物不紧，眠可，二便调，舌质暗红，舌肌萎缩，苔薄白，脉细数。糖尿病史 10 余年。辨证：痿证阴阳两虚证。治法：滋肾阴，补肾阳，开窍化痰。方选地黄饮子加减。

处方： 麦冬 15 g，远志 12 g，石菖蒲 10 g，薄荷 10 g，肉桂 9 g，淡附片 6 g，熟地 20 g，茯苓 20 g，巴戟天 12 g，黄芪 30 g，白术 20 g，僵蚕 10 g，桔梗 20 g，橘红 15 g，枸杞子 12 g，当归 15 g。30 剂，浓煎服，并予通络解语丸配合使用以涤痰开窍。

按语： 该患者以言语不利起病，病程较长，来诊时已有四肢乏力症状，与喑痱证所表现出的舌强不能语、足废不能走的症状相吻合。《素问·脉解》云："内夺而厥，则为喑痱，此肾虚也，少阴不至者，厥也。"足少阴肾经循喉咙夹舌本，肾气内夺不能上至舌本则言语不利，不能濡养肢体筋脉则四肢痿软无力。《素问·逆调论》曰："肾者水脏，主津液。"肾气虚则水液失于蒸化，肾阴肾阳失于推动调控，水液凝聚不行而为痰为饮，闭阻清窍，故言语不利进行性加重。方选地黄饮子加减以滋肾阴补肾阳，开窍化痰。方中熟地、枸杞子滋补肝肾之阴；巴戟天温补肾阳；肉桂、淡附片引火归元；麦冬养阴润肺，寓金水相生之意；石菖蒲、远志、茯苓开窍化痰，交通心肾，配伍薄荷、僵蚕、桔梗、橘红，共奏利咽祛痰之效；肝藏血主筋，肝血虚筋脉失濡而屈伸不利，脾在体合肉主四肢，在液为涎，脾虚则四肢不用，失于固摄则口涎自出，故配伍当归入肝经滋阴血；配伍黄芪、白术益气健脾。全方阴阳并补，标本同治。患者饮水易呛咳，嘱浓煎取汁便于服用。服药期间电话随访，家属诉精神较前焕发，流涎减少，无明显不适。

【案 2】朱某，男，44 岁。初诊：2019 年 4 月 24 日。主诉：进行性四肢无力 10 月余。现病史：10 个月前无明显诱因出现右下肢乏力，伴肢体稍僵硬，未重视。后右下肢乏力呈进行性加重，并逐渐出现右上肢、左下肢乏力，伴肢体僵硬拘急，至当地医院给予营养神经等治疗，效不佳，遂求治于北京某医院，查肌电图示神经源性损害（颈胸腰段），完善相关检查后诊断为运动神经元病，口服利鲁唑，症状未见改善，遂来王宝亮教授门诊。症见：四肢乏力，肢体僵硬，屈伸不利，右侧为重，偶有肌肉跳动，无吞咽及饮水呛咳，无言语不利，纳眠可，二便调，舌质淡红，苔薄腻，脉细。查体：四肢肌力Ⅳ级，肌张力增高，肌容积正常，未见明显肌肉萎缩。糖尿病史5个月。辨证：气血亏虚证。治法：补气养血，舒筋通络。方选四君子汤加减。

处方：茯苓20g，白术20g，党参20g，陈皮12g，当归15g，全蝎10g，蜈蚣2条，牛膝20g，木瓜20g，白芍20g，僵蚕10g，酒萸肉12g，杜仲20g，黄芪30g，甘草6g，地龙30g，鸡血藤30g，伸筋草30g。14剂，水煎服。

按语：患者为中年男性，以肢体无力僵硬起病，查体肌张力显著增高。《温病条辨·痉病瘈疭总论》云"痉者，强直之谓"，该患者虽总属痿证，但仍可参考痉证进行辨治。《临证指南医案》曰："倘精液有亏，肝阴不足，血燥生热，热则风阳内动……甚则瘈疭痉厥矣。"肝为风木之脏，体阴而用阳，主藏血，主筋脉。患者素体阴虚血少，筋脉失养而僵硬拘急，虚风内动则肌肉跳动。方中酒萸肉滋肝阴；当归、白芍补肝血，合甘草为芍药甘草汤以柔肝舒筋；经云"诸痉项强，皆属于湿"，以木瓜、伸筋草祛湿通经络；牛膝、鸡血藤活血通经络，则肝血得补，经络得通，筋脉得荣，僵直得除；全蝎、蜈蚣、地龙常相须为用，既可息风止痉以缓肌肉跳动，亦可搜风增强通络之功；《素问·太阴阳明论》曰："脾病不能为胃行其津液，四肢不得禀水谷气，气日以衰，脉道不利，筋骨肌肉，皆无气以生，故不用焉。"脾胃居于中焦，主水谷运化，为气血生化之源，脾虚则四肢不用，方中以党参、茯苓、白术、甘草寓四君子汤以健脾益气，补益后天，合陈皮理气为异功散使补而不滞；用黄芪一则加强补中益气，二则合当归为当归补血汤使补气生血，五脏气血充盈，则身体健壮，疾病向愈。

【案3】李某，男，70岁。初诊：2018年12月19日。主诉：双上肢乏力2年。现病史：2年前无明显诱因出现双上肢乏力，呈进行性加重，右侧为著，伴肌肉萎缩，至当地医院诊为运动神经元病，接受常规治疗，效差。今为寻求中医诊疗遂至王宝亮教授门诊。症见：双上肢乏力，抬举无力，颈项部肌肉无力，抬头困难，平素觉腰酸，易出汗，纳眠可，二便调，舌质暗红，苔薄腻，脉滑。辨证：脾肾亏虚证。治法：健脾益肾。方选补中益气汤加减。

处方：黄芪60g，党参20g，白术20g，陈皮12g，茯苓20g，升麻10g，柴胡10g，淡附片10g，巴戟天15g，淫羊藿15g，当归15g，葛根20g，肉苁蓉 20 g，枸杞子 15 g，熟地 30 g，菟丝子 20 g，桔梗 20 g，炙甘草 6 g。14 剂，水煎服。

二诊： 2019 年 1 月 2 日，双上肢及颈项部无力稍有改善，偶有肌肉跳动，纳眠可，二便调，舌质暗红，苔薄黄，脉滑。守初诊方去柴胡，加桂枝 10 g、牛膝 20 g。14 剂，水煎服。

三诊： 2019 年 1 月 16 日，肢体无力症状较前无明显变化，觉胃部胀满不适，眠可，二便调，舌质暗红，苔腻稍黄，脉滑。守二诊方去熟地、桔梗、肉苁蓉、葛根、升麻，加威灵仙 30 g、枳壳 15 g、木香 10 g、五加皮 20 g，黄芪减至 30 g。14 剂，水煎服。

四诊： 2019 年 2 月 15 日，患者诉肢体无力较前加重，伴肌肉跳动，右上肢抬举时伴肌肉疼痛，近日觉双下肢乏力，右侧较重，纳一般，胃胀较前缓解，排便无力，矢气多，小便正常，舌质暗红，苔薄腻，脉沉弦。重新调整方药如下：黄芪 30 g，白术 20 g，茯苓 20 g，僵蚕 10 g，淡附片 6 g，山萸肉 15 g，龙眼肉 20 g，熟地 20 g，巴戟天 12 g，杜仲 20 g，牛膝 20 g，陈皮 15 g，肉苁蓉 20 g，党参 20 g，当归 15 g，五加皮 20 g，桔梗 10 g，桂枝 6 g，甘草 6 g。14 剂，水煎服。

五诊： 2019 年 3 月 6 日，患者诉肢体乏力明显改善，肌肉跳动明显，胃部不适减轻，二便调，舌质暗红，苔薄腻，脉弦。守四诊方去龙眼肉、桂枝，加黄柏 10 g、薏苡仁 30 g、威灵仙 20 g。14 剂，水煎服。

随访： 后患者一直随诊于王宝亮教授门诊，坚持服用中药汤剂，病情稳定，未见明显进展。

按语：《素问·痿论》云："阳明者，五脏六腑之海，主润宗筋，宗筋主束骨而利机关也……故阳明虚，则宗筋纵，带脉不引，故足痿不用也。"指出脾胃亏虚是痿证的重要病机，并提出了"治痿独取阳明"的治疗大法。"脾胃者，仓廪之官，五味出焉"，脾主运化水谷精微，脾虚则肌肉失于营养濡润而无力瘦削。王宝亮教授临证时见脾胃气虚患者，多选用补中益气汤加减，常获良效。该方出自《脾胃论》，功用健脾益气，升阳举陷。《素问·阴阳应象大论》云："清阳实四肢，浊阴归六腑。"饮食物化生的精微须通过脾的运化转输才能充养于四肢，使肢体维持正常的形态及功能。方中黄芪、党参、白术、炙甘草甘温益气健脾；陈皮理气健脾使补而不滞；当归和血养阴为佐；柴胡、升麻升少阳及阳明清气，阳升则万物升，清升则浊阴降；加茯苓寓四君子汤增强补中益气之功。患者为老年男性，肾气虚衰，腰为肾之府，肾虚故素觉腰酸，患者病程已久，气损及阳，阴阳失调故汗出，予巴戟天、淫羊藿、肉苁蓉、菟丝子补肾阳益精血，其中肉苁蓉、菟丝子补而不峻，温而不燥，为王宝亮教授常用温阳补肾组合；加淡附片补火助阳；张景岳谓"善补阳者，必于阴中求阳，则阳得阴助而生化无穷"，于方中酌加枸杞子、熟地以达阴中求阳，使阴平阳秘；桔梗性主上行，为舟楫之剂，可载诸药上行，葛根尤善通利项背部经气，该患者头项部无力，抬头困难，二者相伍使力专而效强。二诊患者肢体无力有所改善，说明药证相符，可继守原有治疗原则，对症进行药物加减。患者觉偶有肌肉跳动，加桂枝、牛膝以通经活血。《临证指南医案》有"柴胡劫肝阴"之说，故去辛散之柴胡以免风动之虞，加重肌肉跳动症状。三诊患者肢体症状基本同前，但觉胃中胀满不适，影响进食，查患者舌苔由初诊之薄腻转变为薄黄、腻，考虑患者虚不受补，用药偏于滋腻碍胃。故黄芪剂量减半，去熟地、肉苁蓉滋腻之品，加枳壳、木香以行脾胃之气滞，宽中除胀。患者觉身体困重，结合脉滑，舌苔腻而偏润，湿邪较著，予五加皮、威灵仙祛风湿强筋骨通络。四诊患者觉双上肢及颈项部无力稍有加重，且出现双下肢乏力，排便无力，脾主运化，肾主二阴司二便，脾肾虚衰，运化推动无力，则大便难排。患者病情较上次来诊有所加重，观患者舌脉实邪不显，当以补虚为要，故重新调整方药以健脾益气，补肾填精为主。嘱家属服药期间密切关注病情变化，不适随诊。五诊患者14剂尽服，觉肢体无力较前明显改善，大便正常，肌肉跳动明显。方药收效良好，继服前方加黄柏、薏苡仁、威灵仙以清热祛湿，防止久服甘温之药蕴湿生热。王宝亮教授临床上常提到，该病为慢性虚损性疾病。《素问·阴阳应象大论》云："形不足者，温之以气；精不足者，补之以味。"治疗该病多选用甘温补益之品，且黄芪可用60～120g，但临证时应根据患者体质等情况因人制宜，若药契病机，则宜固守，效不更方。若遇患者年老体虚，虚不受补，则宜选用温和平补之品，徐徐图之。此外，甘温药物久服有蕴湿生热之虞，可稍佐清热祛湿之品，以收到更好的治疗效果。

【案4】侯某，男，46岁。初诊：2018年5月6日。主诉：右下肢无力半年余。现病史：半年前无明显诱因出现右下肢乏力，伴酸痛感，未重视，后症状逐渐加重，至某省级医院诊断为运动神经元病，接受药物及康复治疗，效一般。今为求中医诊疗慕名前来王宝亮教授门诊。症见：双下肢无力，右侧较重，伴酸痛沉困感，双下肢肌肉萎缩，伴肌肉跳动，纳眠可，二便调，舌质暗，苔薄腻，脉微涩。辨证：脾肾阳虚证。治法：健脾益肾。方选清燥汤加减。

处方：黄芪30 g，党参20 g，白术20 g，当归15 g，陈皮10 g，杜仲20 g，牛膝20 g，酒萸肉15 g，桑寄生20 g，巴戟天10 g，麦冬20 g，五加皮20 g，菟丝子15 g，红花10 g，熟地20 g，黄精20 g，甘草6 g。10剂，水煎服。

二诊：2018年5月16日，右下肢无力伴沉困感减轻，肢体稍僵硬，纳眠可，大便溏。守初诊方去菟丝子、黄精，加木瓜15 g、伸筋草30 g。28剂，水煎服。

按语：患者为中年男性，素喜肥甘辛辣之品，致脾胃受损，阴精暗耗。《素问·太阴阳明论》说："四肢皆禀气于胃，而不得至经，必因于脾，乃得禀也。今脾病不能为胃行其津液，四肢不得禀水谷气，气日以衰，脉道不利，筋骨肌肉，皆无气以生，故不用焉。"脾胃不运，传输无力，四肢失于营养则痿废不用，瘦削不实。《景岳全书》云"元气败伤，则精虚不能灌溉，血虚不能营养"，故肌肉痿软无力，肾为先天之本，主骨生髓，肾精亏虚，骨枯髓减而发为痿证。肾阳为一身阳气之根本，肾阳充盛，脏腑形体官窍得以温煦才能发挥正常功能。故方中加熟地、黄精补肾益精填髓；予巴戟天、菟丝子、酒萸肉温肾助阳，补益肾精；患者无力以下肢为主，且伴随疼痛，结合舌质暗，脉微涩，恐有瘀血阻滞，不通则痛，予红花辛散温通，活血止痛，配伍牛膝引药下行，既增活血之功，又能补益肝肾，强筋壮骨；患者肢体沉困，予桑寄生、五加皮祛风湿，合牛膝、杜仲补肝肾强筋骨。全方脾肾同补，阴阳并调，标本兼治。二诊患者症状较前改善，诉肢体僵硬，效不更方，在上方基础上稍作加减。木瓜味酸入肝，善益筋活血；伸筋草祛风湿，舒筋活络。二者相伍是王宝亮教授常用祛风湿通络组合。

【案5】栗某，男，56岁。初诊：2019年3月15日。主诉：左侧肢体无力3个月。现病史：3个月前无明显诱因出现左手无名指及小指僵硬无力，随后蔓延至左侧肢体，至某省级医院被诊断为运动神经元病，口服利鲁唑后病情仍呈进行性发展，今为求中医诊疗前来门诊。症见：左侧肢体无力，左手大鱼际肌肉萎缩，手指僵硬无力，吞咽困难，偶有饮水呛咳，喉中有痰，无力咳出，纳一般，眠可，二便调，舌体僵硬，舌质暗红，苔薄腻，脉细。辨证：肝肾阴虚证。治法：补益肝肾。方选异功散加减。

处方： 黄芪 30 g，党参 30 g，茯苓 20 g，陈皮 12 g，僵蚕 10 g，牛膝 20 g，杜仲 20 g，白术 20 g，淡附片 6 g，巴戟天 12 g，熟地 20 g，当归 15 g，远志 15 g，麦冬 20 g，白芍 15 g，酒萸肉 15 g。14 剂，浓煎，不拘时服。

二诊： 2019 年 4 月 8 日，症状基本同前，偶有肌肉跳动，腰以下时有抽筋，纳一般，眠可，二便调，舌质暗红，苔薄腻，脉细。守初诊方去杜仲、白术，加全蝎 10 g、伸筋草 20 g、砂仁 10 g。14 剂，水煎服。

按语： 患者为中老年男性，疾病进展迅速，发病至今 3 个月时间已累及延髓支配区域。肾藏先天之精，为人体生命之本原，主生长壮老已的生命过程。经云肾"其充在骨""肾生骨髓""髓海不足，则脑转耳鸣，胫酸眩冒"，患者先天不足，加之平素劳逸失度，肾精亏虚，致筋骨痿软无力。《素问·上古天真论》曰："七八，肝气衰，筋不能动。"肝藏血主筋，肝血充足则筋力强劲，活动灵活，肝血亏虚，筋脉失濡则肢体僵硬，屈伸不利。肝肾同源，肾阴亏虚可累及肝阴，肝血亏虚无以充养肾精，终致才肝肾阴虚而肢体无力、僵硬。故以熟地、酒萸肉滋肝肾之阴，杜仲、牛膝补肝肾强筋骨，当归、白芍养血柔筋；王冰注"无阴则阳无以生，无阳则阴无以化"，阴阳相互资生、相互为用，故予巴戟天补肾阳益精血；附子善补火助阳，力挽散失之元阳，该病进展至后期，往往出现阴阳俱损的征象，阳虚痰湿不化，则见痰多、流涎、渴不欲饮等症，王宝亮教授此时常小剂量（6 g）应用其炮制品淡附片，以减毒温和药效，并防其辛甘大热之性煎耗阴精。李杲《脾胃论》说："百病皆由脾胃衰而生也。"脾胃为后天之本，五脏六腑之海，脾胃运化功能正常，五脏六腑、四肢百骸得以滋养而保持正常机能。若脾胃之气虚衰，则脏腑、四肢不得禀水谷气而日以益衰，致脏腑虚弱，四肢不用。故临证应时时顾护脾胃之气，以异功散加黄芪健脾益气，补养后天；加麦冬益胃生津，以资生化之源；患者口窍不利，喉间痰多，配伍远志以祛痰开窍；患者有饮水呛咳症状，嘱药物浓煎，且不拘时服，可少量频服。二诊患者病情基本稳定，偶有肉跳、抽筋等虚风内动之象，加全蝎伍以僵蚕共奏息风止痉之功，合伸筋草舒筋通络。患者方药大多补益之品，为防久服壅滞胃气，加砂仁醒脾和胃，调畅气机。

【案6】李某，男，54岁。初诊：2017年12月8日。主诉：全身关节无力，言语不清5年余，加重1个月。现病史：5年前无明显诱因出现四肢关节无力，言语欠清，继而腰椎关节无力，间断服用中药汤剂，治疗效果尚可，可独立行走。1个月前因情绪波动，自觉全身关节无力症状加重，不能长时间行走，肢体易酸困麻木，纳一般，眠差，二便调，舌质暗红，苔薄腻，脉沉细。辨证：脾胃虚弱证。治法：益气健脾。方选补中益气汤加减。

处方：黄芪30 g，白术20 g，陈皮10 g，升麻10 g，柴胡10 g，远志20 g，枣仁20 g，龙眼肉15 g，夜交藤30 g，当归15 g，杜仲20 g，牛膝20 g，菖蒲12 g，桔梗12 g，黄芩10 g，麦冬20 g。10剂，水煎服。配合中成药通络解语丸以涤痰开窍。

二诊：2017年12月18日，肢体无力稍有好转，酸困麻木同前，纳可，眠差，二便调，舌质暗红，苔薄腻，脉沉略弦。守初诊方去龙眼肉、升麻、桔梗，加生龙牡各30 g、白芍20 g、伸筋草30 g、僵蚕10 g、木瓜20 g。7剂，水煎服。

三诊：2017年12月25日，眠差症状反复，余无变化，舌质暗红，苔薄腻，脉弦。调整处方以疏肝解郁安神为主，具体药物如下：柴胡12 g，茯苓20 g，白术20 g，陈皮12 g，黄芩10 g，枣仁20 g，远志15 g，夜交藤30 g，合欢皮20 g，栀子10 g，茯神30 g，生地20 g，麦冬20 g，黄连20 g，炙甘草10 g。7剂，水煎服。配合中成药解郁丸疏肝解郁，养心安神。

四诊：2018年1月5日，睡眠较前有所改善，觉四肢关节僵硬，困乏拘紧，动作迟缓，言语不利，纳一般，二便调，舌质暗红，苔薄少津，脉弦。调整方药以滋肝补肾为主，具体药物如下：山萸肉20 g，熟地20 g，当归20 g，白芍30 g，麦冬20 g，菖蒲12 g，石斛30 g，肉苁蓉20 g，巴戟天12 g，淫羊藿12 g，薄荷10 g，牛膝20 g，僵蚕10 g，木瓜20 g，鸡血藤30 g，生地20 g。10剂，水煎服。

按语：患者以无力为主要临床表现，望患者面色萎黄，神疲倦怠，闻语声低微，语速缓慢，《医方考》曰："夫面色萎白，则望之而知其气虚矣；言语轻微，则闻之而知其气虚矣；四肢无力，则问之而知其气虚矣；脉来虚弱，则切之而知其气虚矣。"辨证为脾胃虚弱证。脾胃为后天之本，脾胃亏虚，受纳运化乏力，纳食欠佳，气血生化不足，肢体筋脉失于濡养而无力不用；不能上荣于面，则面色萎黄；脾为肺之母，脾虚肺气先绝，故见语声低微。患者病程较长，必有他脏受累，然目前观患者脾胃亏虚症状显为主，况《金匮要略直解》云："五脏皆虚，而土为万物之母，故先建其脾土……使荣卫流行，则五脏不失权衡而中气斯建矣。"遂予补中益气汤加减以健脾补中，加杜仲、牛膝补肝肾而强筋骨。患者病程已久，平素情绪焦虑，此次复因情绪波动而症状加重，肝郁而土衰，黄芩配伍柴胡以疏肝解郁，和解枢机；黄芩配伍麦冬一来清中焦郁热、益胃生津，二来清热养阴安神；远志、枣仁、龙眼肉、夜交藤养心安神；菖蒲、远志化痰开窍攻语言不利；全方以补益脾胃为主，疏肝解郁，养心安神为辅，标本同治。二诊患者眠差未见明显改善，减上方中养心安神之龙眼肉，加生龙牡与柴胡、黄芩寓柴胡加龙骨牡蛎汤之意，养心安神与重镇安神并用；同时予白芍养肝柔筋，伸筋草、木瓜祛风湿通络；僵蚕入肝经，祛风通络，改善肢体酸困麻木。三诊患者基本病情较稳定，唯眠差苦不堪言，《素问·标本病传论》曰："凡刺之方，必别阴阳，前后相应，逆从得施，标本相移。"急则治标，缓则治本，故暂治以疏肝解郁安神为主。四诊眠差较前有所改善，关节僵硬，拘急症状突出，可继治其本。然细查现症与初诊之症已有变化，《素问·五脏生成》曰"诸筋者，皆属于节"，肝在体合筋，肝血充足则筋力强劲，关节活动灵活，肝血不足，筋脉失濡则关节僵硬拘急。肝肾同源，肝阴不足可累及肾阴，肾阴充盛亦可资助肝阴。苔薄少津亦佐证肝肾阴虚之证，故治以滋补肝肾为主，化痰开窍为辅。《友渔斋医话》云："医之用药，如将之用兵……兵无常势，医无常形。能因敌变化而取胜者，谓之神明；能因病变化而取效者，谓之神医。"王宝亮教授临床上审症仔细，辨证准确，思维灵活，因本病为慢性虚损性疾病，注重效不更方。然本病病程较长，变相丛生，更要明确标本缓急，抓住病机变化，调整治疗思路，才能用药如神，效如桴鼓。

第七节　多系统萎缩

【案】李某，女，51岁。初诊：2019年4月22日。主诉：右下肢不利6

个月，言语不清伴右手抖动5个月。现病史：6个月前无诱因出现头晕，恶心，呕吐，伴入睡困难，未予重视，后出现右下肢行走拖曳，自觉右下肢僵硬沉重，双侧膝关节无力，未治疗。5个月前无诱因出现舌体硬感，言语不清，饮水呛咳，双手持物抖动，纳眠可，二便调，舌质暗淡，苔薄，脉数。辨证：气血亏虚证。治法：益气养血，健脾益肾，化痰息风。方选半夏白术天麻汤合独活寄生汤加减。

处方： 半夏10g，白术20g，陈皮12g，天麻15g，茯苓20g，僵蚕10g，当归15g，石菖蒲10g，远志10g，黄芪30g，杜仲20g，牛膝20g，山萸肉20g，巴戟天12g，寄生20g，独活12g，全虫10g。14剂，水煎服。维生素E软胶囊1粒，日2次，口服；艾地苯醌片1片，日2次，口服。

按语： 患者为中老年女性，久病渐重，脾胃渐损，肝肾亏虚，脏腑功能紊乱，痰浊瘀血自生，不能濡养筋脉，故而肢体无力，持物颤抖，结合舌脉，辨证属气血亏虚证，给予半夏白术天麻汤合独活寄生汤加减以健脾燥湿化痰，补肝肾以息风定颤。方中天麻、半夏合用，可化痰止眩，《本草纲目》云："天麻入厥阴之经而治诸病。"罗天益云："眼黑头旋，风虚内作，非天麻不能治。"张景岳曾说："半夏性燥湿化痰，半夏之燥使痰浊排解消散。"以白术为臣，健脾燥湿；与半夏、天麻配伍，祛湿化痰止眩之功益佳；以茯苓健脾渗湿；陈皮、石菖蒲理气化痰，与白术相合，尤能治痰治本；肝肾不足，气血亏虚，筋骨失养，故肢体活动不利，当归补血活血以养筋通络；独活善治伏风；寄生、杜仲、牛膝、山萸肉、巴戟天填精补髓，壮筋骨；患者睡眠欠佳，加远志养心阴而安神。患者头晕，恶心，呕吐，因脾胃亏虚，中气不足，清阳不升，重用黄芪以升阳益气，叶天士言"久病邪正混处其间，草木不能见效，当以虫蚁疏通逐邪"，故加全虫、僵蚕不但能息风定颤，亦有搜风通络之功，诸药合用，而有此效。维生素E不但可以维持毛细血管通透性，增加血流量，也有抑制血小板聚集、防止血栓形成的作用；艾地苯醌片可改善脑缺血的脑能量代谢，改善脑内葡萄糖利用率，从而改善患者症状，王宝亮教授经常中西医结合治疗多系统萎缩，疗效显著。

第八节　多发性硬化

【案1】鲍某，女，52岁。初诊：2018年10月26日。主诉：左下肢不遂1年余，言语不利半年余。现病史：1年前无诱因出现腹泻、头晕、全身乏力，逐渐出现双下肢乏力并进行性加重，站立不能，被郑州某医院诊断为多发性硬化，治疗后好转，遗留有久行左下肢不遂后遗症，院外遵医嘱西药治疗。半年前受凉后出现左下肢不遂加重，伴左下肢酸沉感，头蒙，说话偶有舌体发硬、言语表达障碍、一天发作数次，右手发术，视物昏渺，纳眠可，大便黏腻，小便正常，舌质暗红，苔腻，脉弦。辨证：湿热壅肺，肝脾肾虚证。治法：清利湿热，健脾益肾。方选清燥汤加减。

处方：黄芪30g，党参20g，白术20g，陈皮20g，茯苓20g，泽泻15g，柴胡10g，黄连10g，黄柏12g，麦冬20g，生地20g，当归20g，杜仲30g，牛膝30g，石菖蒲10g，独活10g，白芍15g。14剂，水煎服。

二诊：2018年11月29日，诸症减轻，半个月内舌头发硬发作1次，持续数秒自行缓解，左腿乏力、酸沉感十去其六，仍有视物昏渺。纳眠可，服中药后腹泻，舌质暗红，苔薄腻，脉沉细。守初诊方去泽泻、白芍，加巴戟天10g、酒萸肉10g。14剂，水煎服。

三诊：2018年12月16日，近半个月言语流畅，左下肢轻快，视物清晰，久行左腿欠灵活。纳眠、二便正常，舌质红，苔薄白，脉细。守二诊方去独活，加伸筋草30g、续断20g。21剂，水煎服。

四诊：2019年1月28日，近1个月上症基本消失，偶有过度劳累后左下肢乏力。纳眠可，二便正常，舌苔脉象同前。效不更方，守三诊方继服28剂以巩固治疗。

按语：多发性硬化是以免疫介导的中枢神经系统脱髓鞘疾病，本病病位在肾及脑髓，累及肝、肺、脾，以肾虚为主，由于先天禀赋不足，后天失养，气血亏虚，加之外邪乘虚而入，内生痰湿，热阻经络，伏邪为患所致。清燥汤出自《脾胃论》，原方为"湿热成痿肺金受邪"而设，治"湿热相合而刑庚大肠，……腰以下痿软，瘫痪不能动，行走不正，两足欹侧"。结合该患者的临床症状可辨证为湿热壅肺、肝脾肾虚证。肺主宣降、通调水道，湿热壅肺而失其治节则精不上承，出现头蒙症状；脾主运化，充养四肢肌肉，脾受湿困、运化失常出现左下肢乏力症状；肝藏血、主筋、开窍于目，目得血而能视，肾主骨、生髓而注于脑，中年女性肝肾不足，则目不得血而视物昏渺，骨失所养而左侧肢体不遂，脑失髓充则头蒙。用清燥汤以清肺热，燥脾湿，补肝肾。方中用补中益气汤益气健脾、升清降浊以治本，黄连、黄柏清热燥湿，白术燥湿健脾，茯苓、泽泻淡渗利湿，麦冬、生地养阴益血滋源，当归活血补血，加杜仲、牛膝以补肝肾，加白芍以柔肝，加石菖蒲开脑窍。后加伸筋草以趋药力到达下肢，加巴戟天、续断以加强补肝肾、强筋骨之功。肺金之气得清，则周身之气翕然从之升降，脾无湿困则得以正常运化，肌肉得以充养，肝血得养而目能视，肾精充足而筋骨活动得利。

【案2】刘某，男，23岁。初诊：2019年2月11日。主诉：复视1年，再发2个月。现病史：1年前熬夜受凉后出现复视、怕冷、汗出、咳嗽、流清涕等，自行口服感冒药（具体不详），感冒症状好转，仍有复视，每天发作3~5次，每次持续数秒钟自行缓解，未予重视，后复视逐渐自行消失。2个月前受凉后再次出现复视，持续时间约2分钟，每天发作5~7次，仍可自行缓解，由四川某医院诊断为多发性硬化，住院治疗后复视消失。后复视仍间断不定时发作，今为求中医治疗遂来就诊。症见：间断复视，咳嗽，咳痰，痰色黄，质黏稠，动则汗出，纳眠正常，大便溏，稍食冷食即出现腹泻，小便正常，舌质红，苔白腻，脉滑。体格检查：左眼左上方向眼球震颤（＋）。中医辨病：①咳嗽；②视歧。辨证：痰湿壅肺，脾肾亏虚证。先服黄连温胆汤合止嗽散加减以清热化痰、宣肺止咳。

处方：茯苓20g，陈皮15g，半夏10g，白术20g，黄连10g，黄芩10g，黄芪30g，柴胡10g，百部20g，瓜蒌20g，桔梗15g，紫菀20g，甘草6g。7剂，水煎服。

感冒病愈后再服参苓白术散加减以健脾补肾宣肺。

处方：黄芪30g，党参30g，炒白术30g，白扁豆30g，陈皮12g，炒山药30g，莲子30g，砂仁10g，薏苡仁30g，淡附片6g，补骨脂20g，桔梗15g，干姜6g，茯苓20g，山萸肉12g，炙甘草6g。7剂，水煎服。

二诊：2019年2月25日，复视、咳嗽、咳痰消失，左眼左上方眼球震颤较前减轻，仍有自汗出，纳眠可，二便正常，舌质暗红，苔少，脉沉细。辨病：视歧。辨证：阴虚肺燥、脾肾亏虚证。治法：滋阴润燥，健脾补肾。方选清燥汤加减。

处方： 黄芪30g，茯苓20g，炒白术20g，陈皮15g，柴胡10g，生地10g，黄连9g，当归10g，炒山药30g，薏苡仁20g，酒萸肉15g，淡附片6g，杜仲20g，枸杞15g，菊花20g，甘草6g。14剂，水煎服。

三诊： 2019年3月9日，复视未再发作，自汗出、眼球震颤较前均有好转，余无不适，效不更方，守上方继服14剂。

四诊： 2019年3月31日，服上方自汗出、眼球震颤基本消失，患者及其家属欣喜，守上方继服28剂，并嘱患者若自汗出、眼球震颤消失并且复视不再复发即可停服中药，平素避免劳累、熬夜，生活作息要规律，切勿贪食冷饮，注意保暖避免感冒。至今未见患者再来就诊。

按语： 五脏六腑皆令人咳，非独肺也，《景岳全书》将咳嗽总结为外感咳及内伤咳。患者外感寒邪，寒邪犯肺，肺气壅遏不畅，日久邪未外达，寒邪郁而化热，肺热蒸液成痰，故表现出咳嗽、咳痰、痰色黄质黏稠等症状。肺合皮毛，肺卫之气受损，不能顾护津液，津液从毛窍外泄而表现出自汗出。《灵枢·大惑论》曰："五脏六腑之精气，皆上注于目而为之精……精散则视歧，视歧见两物。"眼通五脏，气贯五轮，若脏腑功能失常，五脏六腑之精气不能上注于目，则视歧等眼疾发生。患者久咳肺虚，肺失宣降，通调水道的功能失常，则水聚湿生，脾气受困，脾失健运，湿浊内聚，升清功能失常，肺亦虚损。后患者复视、咳嗽消失，仍有眼球震颤、自汗出，久病肺阴亏虚，虚热内生，蒸液外出，结合患者舌红、苔腻、脉滑，可见患者病机为脾肾亏虚为本，湿热痰风为标，有咳嗽、咳黄黏痰的表证入里化热，又有腹泻、汗出的脾虚生湿、肺卫不固，故治疗先用温胆汤合止嗽散加减以清热化痰、宣肺止咳。脾为生痰之源，方中用陈皮、茯苓、白术、半夏健脾理气、燥湿化痰以杜生痰之源；黄连、黄芩清热燥湿；黄芪益气固表止汗；柴胡升举阳气；桔梗为舟楫之剂，可载诸药入肺，有开宣肺气、祛痰排脓之功；百部润肺止咳，无论外感、内伤、新咳、久咳均可奏效；紫菀开宣肺气、化痰止咳。诸药相合，桔梗载药上行、宣发肺气，百部、紫菀降肺气以止咳，陈皮理气化痰，使肺的宣降功能恢复正常，咳嗽自止。

再以参苓白术散为基础加淡附片、补骨脂、山萸肉以健脾补肾宣肺。方中黄芪、党参、炒白术、茯苓以益气健脾；炒山药、白扁豆、莲子、薏苡仁以健脾渗湿；砂仁醒脾和胃；桔梗宣肺利气、通调水道、载药上行；炙甘草健脾和中。诸药合用湿浊去，脾健运，另加淡附片、补骨脂、山萸肉、干姜以补肾，健脾补肾宣肺并用，诸症皆消。后患者诸症基本消除，但湿邪有黏滞之性，难以祛除，且本病易于复发，主要病机为脾肾亏虚为本、湿热之邪为标，故为延长患者缓解期和防止复发，方选清燥汤加减以清肺润燥、健脾祛湿，加酒萸肉、淡附片、杜仲以补肾，加枸杞、菊花以养肝护眼名目，巩固治疗。

第九节 亨廷顿舞蹈病

【案】董某，女，60岁。初诊：2014年8月2日。主诉：头部及四肢不自主运动8年，加重2个月。现病史：8年前患者无明显诱因出现情绪不稳，易激惹，头部及四肢不自主运动，情绪激动时症状加重，夜间安静状态下症状减轻，未予注意。期间症状进行性加重，伴判断力、记忆力减退，言语不利，构音障碍，未予治疗。2个月前因右下肢无力，不慎摔倒后出现右下肢屈曲、伸展困难，头部及四肢不自主运动症状加重，余症状同前，在当地医院按亨廷顿舞蹈病诊疗，具体不详，效果一般，为求进一步治疗，患者及其家属前来我院门诊就诊，门诊以"亨廷顿舞蹈病"收住我科。症见：神志清，精神差，易激惹，头部、四肢不自主运动，言语不利，构音障碍，伸舌困难，吐舌，纳可，眠差，大小便正常。舌质暗红，苔薄白，脉沉细。父亲及1兄1弟患亨廷顿舞蹈病。辨证：风阳内动证。治法：镇肝息风，舒筋止颤。方选镇肝熄风汤加减。

处方：龟板30g，白芍20g，天冬20g，玄参20g，代赭石25g，生龙骨30g，生牡蛎30g，牛膝30g，僵蚕10g，地龙30g，升麻20g，白术20g，半夏10g，石决明30g，当归20g，胆南星10g，钩藤30g，山茱萸20g，防风10g。7剂，水煎服。

二诊：2014年8月13日，患者头部及四肢不自主运动次数较前减少，右下肢较前有力，仍有屈曲、伸展困难，在家人搀扶下可下床行走，舌脉同前。

效不更方，守初诊方继服 7 剂。

三诊： 2014 年 8 月 20 日，患者情绪较前平稳，头部、四肢不自主运动症状较前稍减轻，要求患者出院后定期于门诊开药，予以龟甲养阴片、氟哌啶醇片稳定病情。

按语： 王宝亮教授认为养肝健脾益肾是治本之法，本案患者年老体衰，肾虚致脑髓不充，下虚则高摇。以孙一奎的"清上补下"为法，选用镇肝熄风汤加减。牛膝为君补益肝肾。《本草纲目》言："牛膝乃足厥阴、少阴之药，大抵得酒则能补肝肾，生用则能去恶血。"配臣药代赭石镇肝降逆，两者可共奏引气血下行之效。生龙骨、生牡蛎、龟板、白芍滋阴摄纳浮阳；玄参、天冬、山茱萸滋阴清热；钩藤、石决明镇肝息风；防风、升麻祛内外风；半夏和胃以化中焦之湿痰；痰系水湿，以白术泄利之，亦可健脾；叶天士言"久病邪正混处其间，草木不能见效，当以虫蚁疏通逐邪"，加用地龙、僵蚕活血通络，息风止痉。患者久病，脏腑气血失调，病理变化复杂，往往难以迅速收效，只宜缓缓图之。诸药相互配伍，缓而收效，病症得以逐渐减轻。

第十节　癫　痫

【案 1】 彭某，女，7 岁。初诊：2019 年 7 月 8 日。主诉：发作性双目上视，意识丧失半年。现病史：半年前无明显诱因突然出现意识丧失，跌倒在地，双目上视，小便失禁，无口吐白沫，四肢抽搐，持续几十秒自行缓解，醒后如常人，查脑电图后，被诊为癫痫，口服拉莫三嗪，半年内上症反复发作，平均每半个月发作一次，为求中医药诊治遂来求医。症见：纳差，不欲饮食，腹胀恶心，眠可，大便干，小便正常。舌质红，苔薄腻，脉细数。辨证：风痰上扰，兼饮食积滞证。治法：健脾消积定痫。方选半夏白术天麻汤加减。

处方： 茯苓 20 g，陈皮 10 g，半夏 6 g，白术 10 g，枳实 6 g，天麻 10 g，山楂 12 g，鸡内金 12 g，槟榔 6 g，钩藤 15 g，龙骨 20 g，牡蛎 20 g，炒僵蚕 6 g，黄连 6 g，石决明 15 g，栀子 6 g，柴胡 6 g，甘草 6 g。14 剂，水煎服。

二诊： 2019 年 7 月 22 日，服药期间癫痫未再发作，纳差，腹胀恶心，大便干明显好转。效不更方，守初诊方继服 30 剂。

随访：跟随门诊调药半年，初诊方随症加减，未再复发，后停药。

按语：本案为肝风内动，挟痰上扰清窍，兼饮食积滞。小儿的脏腑娇嫩，形气未充，神气怯弱，或素蕴风痰，更易因惊恐而发生本证。因此《景岳全书·癫狂痴呆》指出：小儿痫病"有从胎气而得者，有从生后受惊而得者。盖小儿神气尚弱，惊则肝胆夺气而神不守舍，舍空则正气不能主而痰邪足以乱之"。其中以肺、脾、肾三脏不足更为突出，表现出肺脏娇嫩、脾常不足、肾常虚的特点，主要是由于小儿出生后肺脏、脾脏、肾脏皆成而未全，全而未壮所致。脾主运化，小儿脾常不足，脾禀未充，胃气未动，内易被饮食所伤，表现为运化力弱，饮食应有常有节，否则腐熟运化不及，日久形成食积，积而不化，气机不畅，水饮内停，郁而化热。《古今医鉴》曰："小儿脾胃，本自柔脆，食之过多，损伤脾胃。脾胃既伤，则不能消化水谷；水谷不化，则停滞而发热。"痰之为物，随气升降，无处不到。脾虚者，宜清中气以运痰降下，二陈汤加白术之类。饮食积滞，则纳差，腹胀；气机不畅，胃气上逆，则恶心呕吐；六腑以通为用，饮食停滞胃肠，腑气不通，则大便干。本方中茯苓、陈皮、半夏、白术以健脾理气化痰；山楂、鸡内金、槟榔、枳壳以消肉食、米面之积，理气行滞消积；天麻、钩藤、石决明平肝息风；龙骨、牡蛎滋肾阴，镇肝阳；柴胡、黄连、栀子疏理肝胆之郁，清少阳之火；炒僵蚕息风化痰。诸药合用，共奏息风定痫之效。此种证型主要与肝脾有关，病理因素为痰、火、食积。《素问·至真要大论》曰"诸风掉眩，皆属于肝""诸暴强直，皆属于风"，《素问·阴阳应象大论》曰"风胜则动"，肝失条达，疏泄太过或不及致虚风内动和阳升风动，风动则痰升，内闭神窍，发为癫痫。故治痫多从治痰入手，脾脏运化水谷精微而生气血，脾主运化功能失司，则生水饮痰浊，亦可导致食积，中焦气机升降失常，气机逆乱，挟痰上扰，则不省人事。本证虽有脾虚之证，但此时邪气盛，正气未虚仍以涤痰平肝息风为主，兼消食积，清胃火，畅达气机，则痰无源以生。

【案2】薛某，男，42岁。初诊：2019年7月8日。主诉：右侧肢体活动不利3年，发作性四肢抽搐2个月。现病史：2016年5月突发急性脑梗死后，遗留右侧肢体活动不利，2个月前无明显诱因突然出现癫痫大发作，意识丧失，四肢抽搐，牙关紧闭，口吐白沫，双目上视，持续1分钟后缓解，醒后如常，伴右脚麻木，右足屈曲，纳眠可，二便调，舌质暗，苔腻，脉缓。辨证：痰热扰神，肝风内动证。治法：平肝息风，清热化痰。方选天麻钩藤饮合柴胡加龙骨牡蛎汤加减。

处方：钩藤30g，石决明30g，天麻15g，炒僵蚕10g，龙骨30g，牡蛎30g，栀子10g，白芍20g，胆南星10g，黄连10g，远志12g，海浮石20g，茯苓20g，地龙20g，柴胡10g，黄芩10g，炒白术20g。21剂，水煎服。

二诊：2019年8月2日，患者近1个月内癫痫未再发作，右脚麻木有所缓解。守初诊方，继服60剂以巩固疗效。

随访：停药1年，癫痫未再发作。

按语：本案为肝风内动、痰热上扰证。患者脑梗死后出现症状性癫痫，病位在脑，脑为至清至粹至纯之府，为真气所聚，维系经络，协调内外，以主元神。脑清则神识清明，主持有度；脑为髓海，水谷精微及肾精所藏。清灵之脏腑喜静谧而恶动扰，易虚易实，是故神伤窍闭为其病理基础。清窍被扰，元神失控，神机散乱，则昏仆抽搐。肝气旺则化火生风，脾气虚则生痰，气机郁滞日久必化火，肝风内动，扰动神窍，发为痫病。《内经》曰："然所以令人仆地者，厥气并于上。"上实下虚，清浊倒置，故令人仆地。闷乱无知者，浊邪上干心主，而神明壅闭也，故意识丧失；舌者心之苗，而脾之经络连于舌本，阳明之经络入上下齿缝中，故风邪实于太阴，则舌自挺；风邪实于阳明，则口自噤；一挺一噤，故令嚼舌吐沫。风热盛于内也，足太阳之经，起于睛明，挟脊而下，风邪干之，则实而劲急，故双目上视；肝木主筋，风热盛于肝，则一身之筋牵挛，故手足搐搦也。本方中天麻、钩藤、石决明清肝平肝息风；胆南星、黄连、海浮石、炒僵蚕清化热痰，痰化热清则风息；柴胡、黄芩、龙骨、牡蛎取之柴胡加龙骨牡蛎汤，调畅气机，疏肝泻热，豁痰安神；栀子、白芍清肝热，养肝阴；茯苓、炒白术以助脾胃运化，杜生痰之源；地龙通经活络，改善麻木症状。此种证型为风、痰、热之邪夹杂，但其邪盛程度不同，应据其临床表现加以鉴别，再施以处方。《丹溪心法》指出，治疗痫病"大率行痰为主，用黄连、南星、瓜蒌、半夏，寻火寻痰，分多分少治之，无不愈者"，但贯穿于中的是少阳枢机不利，气机升降失常，气机逆乱，则神志失常，发为痫病。《素问·六微旨大论》曰："出入废则神机化灭，升降息则气立孤危。故，非出入则无以生长壮老已，非升降则无以生长化收藏。是以升降出入，无器不有。"

【案3】徐某，女，15岁。初诊：2019年9月23日。主诉：发作性四肢抽搐3月余。现病史：3个月前因祖父去世，夜间噩梦频繁，每于晨起时出现四肢抽搐，两目上视，口吐白沫，意识丧失，醒后如常人，持续3分钟左右，至当地医院就诊，脑电图示异常，诊断为癫痫，患者未接受药物治疗。近3个月内发作3次，发作间期不等，症状同前。现患者为求中医药治疗前来就诊。症见：神志清，精神一般，口苦，易怒，纳可，眠差，大便干，1周1次，小便可。舌质暗淡，苔薄腻，脉弦、细数。辨证：肝经郁热证。治法：清肝泻火，息风定痫。

处方：栀子10 g，柴胡10 g，黄连10 g，龙胆草15 g，枳实30 g，生地30 g，胆南星10 g，生龙骨30 g，生牡蛎30 g，僵蚕10 g，远志10 g，钩藤30 g，草决明30 g，茯苓20 g，酸枣仁15 g，首乌藤30 g，法半夏10 g，甘草6 g。14剂，水煎服。

二诊：2019年10月21日，服药期间患者未出现晨起四肢抽搐，双眼上视，口吐白沫，意识丧失的症状，纳可，自觉眠差，心烦易怒症状稍有改善但不明显，小便可，大便稍干，6日一次，月经期间小腹胀痛，手脚怕凉。守初诊方去甘草、半夏、首乌藤，加瓜蒌仁30 g、火麻仁30 g、麦冬20 g。14剂，水煎服。

随诊：患者未再有癫痫发作，余症十去其九，自行守二诊方服药1个月后停药，随访1年未再复发。

按语：根据疾病的病程为3个月，辨病期属于新病实证期，形成因素多与风、火相关。患者为青少年女性，性格内向，祖父去世后，情绪抑郁，肝郁化火，外受风邪侵袭，引动肝风，煽动肝火，肝经风火触动，邪伏于脑络，则发为痫病。出现四肢抽搐、两目上视、口吐白沫等症状，正如《素问·至真要大论》云："诸风掉眩，皆属于肝。"患者夜眠较差，追究其原因有二：其一，根据子午流注时间，夜间11时到翌日凌晨1时为胆经流注，胆与肝相为表里，肝火旺盛，热扰神明则出现失眠，甚则噩梦频繁；其二，肝为阳藏，肝火旺则阳不入阴，出现阴阳失调、入睡困难、噩梦的症状。正如许叔微的《普济本事方》所云："平人肝不受邪，故卧则魂归于肝，神静而得寐。"此方中运用龙胆草清泻肝胆之火；栀子、黄连能清热泻火；风、火侵袭，易伤阴损津，方中生地滋阴养血，使邪去而不伤阴；柴胡调畅肝经之气，引药归经；僵蚕、钩藤息风定痛，缓解痛证引起的抽搐；生龙骨、生牡蛎镇静安神，辅以酸枣仁、首乌藤改善睡眠质量；甘草调和诸药。二诊时患者大便干，考虑大便不通，腑热不除，热扰心神，加之肝火旺盛，则出现眠差、心烦易怒症状，故加瓜蒌仁、火麻仁润肠通便，配伍麦冬滋阴泻火。

第十一节　三叉神经痛

【案】周某，男，38岁。初诊：2004年8月21日。主诉：面部疼痛2个月。现病史：2个月前患者自觉左侧面颊部及下颌部疼痛，刀割样并烧灼感，疼痛剧烈，不能忍受，时发时止，外物触及病位，疼痛加剧并放射至同侧额部、头部。当地医院按"三叉神经痛"诊疗，给予卡马西平口服，并给予红外理疗等对症支持治疗，症状较前稍减轻，但仍间断发作，程度同前，为求中医药治疗，前来就诊。现症同前，纳眠可，二便调，舌质暗，苔厚腻，脉弦滑。辨证：面痛，脾失健运、痰浊中阻、上蒙清窍证。治法：健脾燥湿，化痰降逆。方选半夏白术天麻汤加减。

处方：柴胡12g，全蝎10g，半夏20g，白术15g，胆南星9g，川芎20g，防风12g，白芷25g，白附子12g，细辛6g，延胡索10g，茯苓30g，甘草6g。7剂，水煎服。

二诊：2004年8月29日，患者诉服用5剂后，面部疼痛较前明显减轻，发作次数较前减少，舌苔脉象同前。守初诊方，14剂，水煎服。嘱其停用卡马西平。

随访：半个月后电话随访，患者诉面部疼痛消失，病愈。随访1年未再发作。

按语：根据患者的症状、体征，辨病属于中医"面痛"范畴。辨证属"脾失健运，痰浊中阻，上蒙清窍证"，选用仲景经典方剂半夏白术天麻汤以燥湿化痰，平肝息风。方中半夏、白术、茯苓、白附子健脾化痰；川芎、白芷、柴胡、防风、细辛散头面之风，通鼻窍。李东垣谓"头痛须用川芎。如不愈，各加引经药"，故选用善治阳明经头痛之白芷、少阴经头痛之细辛、少阳经头痛之柴胡。患者头痛时间长，反复发作，舌质暗，为瘀血阻络之证，重用川芎，加用"活血行气止痛之主药"延胡索，配以全蝎，亦有活血化瘀之意。诸药合用，直达病所。

第十二节　面神经炎

【案】高某，女，29岁。初诊：2019年8月25日。主诉：口角歪斜2天。现病史：2天前因天气炎热，晚上睡觉时吹电扇，睡醒后发现口角微歪斜，未予重视，后渐出现闭目露睛，咀嚼时挟藏食物，迎风流泪，耳后疼痛，为求中医治疗前来就诊，诊时肢体活动自如，诉心烦乏力，纳眠差，二便调，苔薄白，脉浮数。辨证：脉络空虚，风邪初中经络之证。治法：祛风散邪，养血活血。方选大秦艽汤加减。

处方：秦艽12 g，羌活9 g，独活9 g，防风6 g，白芷6 g，细辛3 g，酒川芎6 g，白芍6 g，当归6 g，白术6 g，茯苓6 g，生地6 g，熟地6 g，石膏9 g，黄芩6 g，甘草3 g。3剂，水煎服。

二诊：2019年8月28日，迎风流泪、耳后疼痛症状消失，闭目露睛、心烦症状减轻，仍有口角歪斜，鼓腮漏气，藏饭，纳眠可，舌质淡，苔薄白，脉细数。守初诊方去石膏、细辛，加熟地至12 g、酒川芎至10 g、当归至15 g、白芍至9 g。3剂，水煎服。

三诊：2019年8月31日，口角歪斜明显改善，表情自然放松时已无口角歪斜症状，示齿可有轻微歪斜，闭目露睛、心烦症状已消失。守二诊方去黄芩，加用党参9 g。7剂，水煎服。

按语：《素问·生气通天论》载"风者，百病之始也"；《素问·风论》曰"故风者，百病之长也，至其变化，乃为他病也"；《脉因证治·劳》曰"喜怒不节，起居不时，有所劳倦，皆伤其气"；《景岳全书·杂证谟·诸气》曰"夫百病皆生于气，正以气之为用，无所不至，一有不调，则无所不病""血无气不行，气无血不存"；《灵枢·百病始生》亦有"此必因虚邪之风，与其身形，两虚相得，乃客其形"的记载。这些文献都指出面瘫是由于外感邪气，邪气停于经脉所致。《医林改错·口眼歪斜辨》曰"忽然口眼歪斜，乃受风邪阻滞经络之症"，《金匮翼·中风统论》曰"口眼歪斜，络病也"，《医宗金鉴·杂病心法要诀》曰"盖口眼㖞斜，肌肤不仁，邪在络也"。此证风邪初中经络之症，重在祛风活血。风邪散见，不拘于一经者，谓风性善行而数变，风邪初中经络，往往数经并发，病情变化多端，治宜祛风散邪为主，兼以养血活血，取其"祛风先活血，血行风自灭"之意，并制诸风药之温燥；脾为气血生化之源，故以白术、茯苓益气健脾以化生气血；祛风药物分经疏散太阳、阳明、少阳之风邪；风能生热，故用黄芩清上，石膏泻中，生地凉下，以共平逆上之火也。因此首诊清热活血药物并用，达祛风清热，养血活血之功。二诊方中加大当归、熟地、白芍、川芎用量，寓四物汤之意，补血而不滞血，行血而不破血，重在活血。三诊加用党参，增强健脾益气之功，以助生化之源。因此，风邪初中经络，施以大秦艽汤，使风邪散，经络通，病自安。

第十三节　面肌痉挛

【案1】王某，女，53岁。初诊：2018年3月5日。主诉：左侧口角跳动2个月。现病史：2个月前劳累受风后出现左侧口角跳动，阵发性，每次持续几分钟到十几分钟不等，至当地医院查颅脑MRI未见明显异常，口服卡马西平、维生素B_1、甲钴胺治疗，效果欠佳。为求中医治疗特来就诊。症见：双侧口唇阵发性跳动、麻木感，疲劳后加剧，平素易生气，心烦，纳眠可，二便调，舌质暗红，苔薄腻，脉滑。辨证：肝风内动，兼肝胃不和证。治法：息风定颤，疏肝和胃。方选天麻钩藤饮合柴胡加龙骨牡蛎汤加减。

处方：天麻12 g，钩藤30 g，石决明30 g，当归15 g，白芍20 g，防风10 g，炒僵蚕10 g，木贼15 g，柴胡12 g，半夏10 g，黄芩10 g，生龙骨30 g，生牡蛎30 g，胆南星10 g，炙甘草6 g。7剂，水煎服。

二诊：2018年3月21日，左侧口角症状减轻，右侧口角仍间断性跳动、发麻，近日大怒后突发左侧耳聋，5分钟后恢复如初，纳眠可，二便调。舌质暗红，苔薄腻，脉沉细。守初诊方去当归、黄芩、木贼，加制白附子10 g、地龙20 g、生地15 g、栀子10 g。14剂，水煎服。

按语：患者长期心情不佳，肝气疏泄不及，脾气亏虚，土虚木侮致肝阳上亢，阳亢化风，在此基础上，恰遇风寒之邪，引动内风，两风相协，客于肌肤腠理，导致面部肌肉经络瘀滞不通，发为"筋惕肉瞤"，风为阳邪，易袭阳位，出现口角抽动；脾胃虚弱则劳累后易发，结合舌脉辨证为肝风内动，兼肝胃不和证。方中天麻性味甘平，专于息风；钩藤性味甘凉以助天麻；石决明性味咸寒，取其寒以清热泻火，咸能入肾助阴制阳，质重能潜，增强平肝息风之功；木贼、防风祛外风，同时肝为刚脏，主疏泄，喜条达而恶抑郁，方中配伍了大量重镇潜降的药物，肝气受抑，少佐升散之品以疏肝气；"治风先治血，血行风自灭"，配伍当归、白芍养血活血，同时敛肝阴；柴胡入肝经，与黄芩合用共清肝胆郁热；龙骨、牡蛎滋肾阴，潜肝阳，与柴胡合用，一散一收，散收并济，气机调畅；半夏、胆南星合用除经络风痰。二诊时因大怒之后突发耳聋，结合舌脉，考虑为肝火循经上扰，同时肝藏血，故去木贼，加入生地、栀子清热凉血滋阴，制白附子以加强祛风痰之力，地龙疏通面部经络。诸药合用，药简力专，直达病所，面肌得阴血充养，口角抽动减轻。

【案2】范某，女，28岁。初诊：2018年4月24日。主诉：右侧眼睑跳动2个月，加重5天。现病史：2个月前由于长期熬夜后出现右侧眼睑跳动，间断性发作，偶有牵动口角，未治疗。5天前发现上述症状加重，发作频繁，不能自制，幅度增大，纳眠可，二便调。舌质暗，苔厚腻，脉滑。辨证：风痰上扰证。治法：祛风化痰，养血柔筋。方选牵正散合半夏白术天麻汤加减。

处方：制白附子10 g，炒僵蚕10 g，全蝎6 g，天麻12 g，胆南星10 g，半夏15 g，白术20 g，陈皮10 g，远志12 g，海浮石20 g，生龙骨30 g，生牡蛎30 g，当归15 g，白芍20 g，炙甘草10 g。14剂，水煎服。

二诊：2018年5月7日，眼睑跳动已明显减轻。守初诊方，继服14剂。

按语：患者由于长期熬夜，耗伤阴精，经脉失养，风痰乘虚阻络，故胞睑振跳，不能自控，辨病为"胞轮振跳"，中医古籍《审视瑶函》记载："此症谓目睥不待人之开合，而自牵掣振跳出。乃气分之病，属肝脾二经络之患。"胞睑内应于脾胃，故方中以制白附子入胃，胆南星入脾，善行头面，以祛脾胃之风痰；更以半夏入脾胃化痰散结；炒僵蚕、全蝎二者皆可息风止痉，全蝎长于通络，僵蚕并可化痰，天麻可息风，共助白附子祛风化痰止痉之力；白术、陈皮健脾理气化痰；海浮石化老痰；远志利九窍；生龙骨、生牡蛎摄纳飞越之阳气，戢敛簸摇之阴气，同时兼利痰；肝苦急，食甘以缓之，酸以泻之，当归、白芍取"当归芍药散"之意，白芍味甘性寒，养血敛阴，以和太阴之液，当归辛甘而温，有养血活血之效，助芍药补血以治疗肝血不足。

【案3】刘某，女，42岁。初诊：2018年3月9日。主诉：右侧下眼睑跳动3年，加重1个月。现病史：3年前生气后出现右侧下眼睑跳动，发作性，数天发作1次。1个月前无明显诱因出现右侧下眼睑跳动频繁，平素偶有头晕，焦虑，纳差，腹泻，眠可，便溏，小便正常。舌质暗红，苔薄白，脉沉细。辨证：肝郁脾虚，兼风动证。治法：疏肝泻热，健脾息风。方选逍遥散合天麻钩藤饮加减。

处方：柴胡10 g，炒白芍20 g，茯苓20 g，当归12 g，防风10 g，天麻12 g，钩藤20 g，石决明20 g，珍珠母30 g，生龙骨30 g，生牡蛎30 g，炒僵蚕10 g，炙甘草10 g。7剂，水煎服。

二诊：2018年3月16日，服上药，右侧下眼睑跳动较前减轻，纳可，二便调，舌红，苔薄腻，脉滑。守初诊方去柴胡，加制白附子10 g、远志12 g。14剂，水煎服。

按语：眼为肝窍，肝为风木之属，物从其类，故善病风；另一方面过劳内伤，脾气虚弱，清阳之气不升，筋肉失养，则眼睑跳动，头晕；肝气不舒，久郁化热，肝失柔顺之性，扰乱心神，则焦虑；横乘脾土，气机郁结，运化失常，故腹泻。《目经大成·目》曰"此症谓目睑不待人之开合，而自牵拽振跳也。盖足太阴、厥阴营卫不调，不调则郁，久郁生风"，故治疗当以疏肝泻热，健脾祛风。肝为藏血之脏，性喜条达而主疏泄，体阴用阳，疏肝解郁，固然是当务之急，而养血柔肝，亦是不可偏废之法。方中既有柴胡疏肝解郁，又有当归、炒白芍养血柔肝；当归芳香可行气，味甘可缓急，是肝郁血虚之要药。茯苓健脾祛湿，使运化有权，气血有源。用防风替代薄荷，防风具有升散之性，辛能散肝郁，香能舒脾气，一方面助柴胡疏肝郁而生之热；另一方面燥湿以助止泻，为脾经引经药。天麻、钩藤、石决明平肝潜阳息风。生龙骨、生牡蛎、珍珠母大量质重镇坠之品，敛阳安神。炒僵蚕以加强祛风之力。诸药合用，药效力专。二诊时患者眼睑抽动有所减轻，但热象较前加重，柴胡劫肝阴，故去柴胡，加制白附子、远志增强疏通经络的力度。辨证施治，顽疾痊愈。

第十四节　格林－巴利综合征

【案1】李某，女，15岁。初诊：2019年10月14日。主诉：渐进性四肢远端无力、麻木1周。现病史：患者10天前受凉后出现发热、腹泻，最高体温38.0 ℃，在当地诊所口服药物治疗，效差，3天后出现四肢远端麻木、无力，并呈渐进性加重、上升性进展趋势，遂至郑州某医院就诊，被诊断为"格林－巴利综合征"，接受激素冲击及对症治疗。症见：四肢肘膝关节以下麻木、疼痛，四肢远端无力，小腿外侧及脚趾为重，遇冷水或四肢远端活动后加重，写字、系扣不能，行走缓慢，纳差，眠可，腹泻，小便正常，舌质暗，苔薄腻，脉细数。辨证：气虚血痹，湿热困脾证。治法：益气温经，燥湿健脾。方选黄芪桂枝五物汤合二陈汤加减。

处方：黄芪30 g，桂枝10 g，炒白芍15 g，大枣15 g，生姜10 g，半夏10 g，陈皮10 g，茯苓15 g，炒白术15 g，炒薏苡仁30 g，黄连10 g，苍术15 g，当归12 g，红花10 g，鸡血藤30 g，甘草6 g。14剂，水煎服。

二诊：2019年10月28日，四肢疼痛、麻木感下降至腕踝关节以下，行走自如，系扣灵活，能短时间写字，行走自如，纳眠、二便正常，舌苔、脉象同前。效不更方，守初诊方继服14剂以巩固疗效。

按语：患者感受寒邪后出现发热、腹泻症状，此时处于该病早期，邪在卫表；寒为阴邪，易伤阳气，阳气虚弱，卫阳不固，寒邪未去，流注经络、肌肉、关节、气血运行不畅，肌肉筋脉失养，则出现四肢远端麻木、无力，经久诊治鲜效。寒邪入里伤中，脾失健运，湿热内生，出现纳差，苔腻，脉细数，属于疾病中期，病位在脾胃，证属"气虚血痹，湿热困脾"，治以"益气温经，燥湿健脾"为主。黄芪桂枝五物汤出自《金匮要略》，原文载："血痹，阴阳俱微，寸口关上微，尺中小紧，外证身体不仁，如风痹状，黄芪桂枝五物汤主之。"方中黄芪甘温益气，桂枝散风寒，温经通痹，两者相须为用，桂枝得黄芪益气而振奋卫阳，黄芪得桂枝，固表而不致留邪；炒白芍养血和营通痹，生姜、大枣合用以散风邪，养血益气；合用二陈汤以燥湿健脾，加黄连、炒白术、炒薏苡仁、苍术以清热健脾祛湿，加当归、红花、鸡血藤以养血活血。诸药合用，寒邪去，湿热清，气血畅，故可显效。

【案2】单某，女，28岁。初诊：2014年7月14日。主诉：双下肢无力2月余。现病史：2个月前无明显诱因患者自觉双下肢乏力，未重视，后上述症状进行性加重伴双手活动不利，遂到郑州某医院按"格林-巴利综合征"接受丙种球蛋白提高免疫力、激素冲击及其他对症治疗，具体不详，症状好转后出院。后双下肢乏力进行性加重，遂前来我院门诊就诊。症见：双下肢乏力，肌肉萎缩伴凹陷性水肿（轻度），足下垂，自觉四肢末端僵硬，不欲食，大便质黏，排出费力。舌质暗红，苔黄腻，脉滑细。辨证：湿热浸淫证。治法：益气燥湿，清热养阴。方选清燥汤加减。

处方：黄芪60g，党参30g，白术30g，牛膝30g，苍术30g，茯苓30g，猪苓30g，黄柏12g，黄连12g，陈皮12g，柴胡12g，泽泻20g，升麻25g，当归25g，生地25g，五味子15g，炒神曲15g，马钱子（制）1.5g（另包），甘草10g。10剂，水煎服。

二诊：2014年7月23日。诉双下肢乏力较前明显改善，大便排出较前顺畅，余症同前。舌质暗红，苔腻，脉细滑。守初诊方继服10剂，水煎服。

随访：间断门诊调药2个月，守初诊方随症加减，症渐好转。

按语：《张氏医通》曰："痿证，脏腑病因，虽曰不一，大都起于阳明湿热，内蕴不清，则肺受热乘而日槁，脾受湿淫而日溢，遂成上枯下湿之候。"患者病久，饮食减少，脾虚运化不利以致水湿停滞，湿性黏着，郁遏生热，湿热蒙蔽清阳不升，筋脉肌肉失去濡养，湿浊久蕴脾胃，伤及脾肾阳气，逐渐成痿，湿热煎耗气血则更为加重症状，故治宜健脾益气，清热化湿。清燥汤出自《脾胃论》，治"湿热相合而刑庚大肠，……腰以下痿软，瘫痪不能动，行走不正，两足欹侧"之证。本案病机与之相同，谓东垣治湿热独重脾胃之气，脾复健运，则湿自化。正切"治病求于本"之旨。久病体虚之人，必以扶正为先。方中重用黄芪益元气而实皮毛，故以为君。白术、苍术、党参、茯苓、甘草、陈皮、炒神曲健脾燥湿，理气化滞；五味子保肺以生津；生地、当归滋阴而养血；黄柏、黄连清热而燥湿；升麻、柴胡以升举清阳；猪苓、泽泻渗湿降浊；生地益血滋源，使湿热除而阴不伤。在提高疗效方面，辨证组方用药时可适当加用

"毒药猛剂，善起沉疴"之马钱子。张锡纯曾说："马钱子性虽有毒，若制至无毒，服之可使全身动，以治肢体麻痹；若少少服之，但令胃腑动有力，则胃中之食必速消。"但马钱子的治疗量与中毒量接近，应该炮制后入丸、散、汤剂。在实际应用中应因人而异，以能祛病的最小剂量为度。遵循从小剂量开始，逐步加量的原则。一般以服药后感觉瘫痪肢体肌力增加，或失语、麻木症状改善，精神转佳，而无舌体发麻、口唇发紧、抽搐等为最佳剂量。丸、散剂通常用量在 0.3~0.6 g，于汤剂中，马钱子宜先煎半小时，后下诸药，从小剂量开始，逐渐加大用量，以防蓄积性中毒。

第十五节 重症肌无力

【案1】赵某，女，29岁。初诊：2017年5月23日。主诉：双眼睑下垂7年。现病史：7年前无明显诱因出现双眼睑下垂，曾去过多家医院均被诊断为"重症肌无力"，服用溴吡斯的明药物治疗，病情时轻时重，终未痊愈。2年前行"胸腺肿瘤切除术"，因化疗反复出现感冒，肺部感染，以致发生重症肌无力危象，呼吸困难，行气管插管，辅助呼吸3月余，危象控制后仍间断低热，每于秋季肌无力症状加重。症见：低热，双眼睑抬举无力，眼裂变小，眼胀，全身乏力，动则气喘，呛咳少痰，声音嘶哑，咽干不利，小便黄，大便偏干，舌质红，苔黄，脉细数。辨证：肺热津伤证。治法：健脾益气，养阴清热。方选清燥汤加减。

处方：黄芪30 g，党参20 g，白术15 g，茯苓20 g，当归15 g，陈皮12 g，麦冬20 g，桔梗20 g，黄连3 g，柴胡10 g，升麻10 g，苍术15 g，生地10 g，黄柏10 g，炙甘草10 g。7剂，水煎服。

二诊：2017年6月3日，诉服上方后热退，口干渴缓解，仍觉乏力，膝胫酸困。守初诊方加酒萸肉20 g、枸杞子12 g、巴戟天10 g，以补肾填精。14剂，水煎服。

按语：本案患者每于秋季症状明显，古云："秋伤于湿，上逆而咳，发为痿厥。"此为肺燥伤津，五脏失润，筋脉失养所致，故以呛咳少痰、咽干不利、小便黄、大便偏干为主要表现。本方所治乃湿热之邪，伤及于肺，肺热叶焦，金不生水，肾阴亏虚之证，治宜养阴清热祛湿之法。气虚贯穿于本病的全过程，且脾为肺之母，健脾益气以培土生金。方中麦冬、当归滋阴养血，生津润燥；生地清热生津；陈皮理气健脾燥湿，并防以上滋阴益气之品壅滞气机，使之补而不滞；党参、黄芪、茯苓、白术、苍术、炙甘草益气健脾，培土生金；黄连、黄柏清热燥湿；升麻、柴胡以升清气；桔梗上浮保肺。全方诸药相合，邪正兼顾，气阴并补，肺中湿热得清，肺燥得润，金水相生，则痿躄喘促之症可除。此种证型病因病机虽为脾气亏虚，兼湿热毒邪侵袭，肺叶受热，灼伤津液，而成痿，但其本源在于阳气的生成不足，《类经》云"形不足者，阳之衰也，非气不足以达表而温之"，故方中加酒萸肉、枸杞子、巴戟天补肾填精。气能防御，阳能温煦，两者皆有推动机体运动的功能，所以本案方药在健脾补中基础上，加用清热燥湿、益气温阳之药，以达治病求本，标本兼治之效。

【案2】唐某，男，83岁。初诊：2019年4月8日。主诉：吞咽困难10年，伴双下肢乏力半年。现病史：10年前因过度劳累出现四肢痿软，吞咽困难，咀嚼不能，于某医院诊治，经查诊断为"重症肌无力"，口服溴吡斯的明治疗。半年前无诱因出现双下肢乏力，迎风流泪，动则气喘，纳差，大便溏，小便频，舌质暗淡，苔薄腻，脉弦。辨证：脾胃虚弱兼脾肾阳虚证。治法：补中益气，健脾升清，温肾助阳。方选补中益气汤加减。

处方：黄芪30g，党参30g，炒白术20g，陈皮15g，升麻10g，柴胡10g，巴戟天15g，淡附片10g，补骨脂20g，炒山药30g，桔梗20g，枸杞子15g，桑寄生20g，杜仲20g，炙甘草6g。28剂，水煎服。

按语：脾胃乃气血生化之源，居于中焦，脾气虚则气血生化不足，不能濡养四肢百骸，故见四肢痿软，双下肢乏力，咀嚼不能；咽喉者，阴阳升降之路，为一身气机之要道，脾胃为气机升降之枢纽，清阳升，浊阴降则咽喉通利。清阳不升，浊阴不降则咽喉壅塞不通，故吞咽困难；气不足则动而气喘，阳气不足不能腐熟运化食物，则大便溏、小便频，均为肾阳亏虚之象，治疗大法应为健脾益气温阳。方中黄芪入脾肺经，补中益气，升阳举陷，故为君药。党参、炒白术补气健脾为臣药。因兼有脾肾阳虚之证，故以淡附片、巴戟天、补骨脂温阳行气；炒山药温补肺脾肾三脏；桔梗上浮保肺；陈皮理气和胃，使诸药补而不滞，为佐药。桑寄生、杜仲补肝肾，强筋骨；少量升麻、柴胡协助君药升提下陷之中气，共为佐使。炙甘草调和诸药为使药。服药后患者下肢乏力症状得到改善，后继服60剂以巩固疗效。

【案3】李某，男，34岁。初诊：2019年7月15日。主诉：右眼睑下垂1年余。现病史：1年前出现右眼睑下垂，半年前明显加重，3个月前在郑州某医院查胸部CT，提示胸腺瘤，遂行胸腺瘤切除术。症见：右眼睑下垂，纳眠可，小便调，腹泻，舌体胖大，苔薄腻，脉滑。现口服溴吡斯的明。辨证：脾气亏虚，肾阳不足证。治法：健脾益气，温补肾阳。方选补中益气汤加减。

处方：黄芪60g，炒白术30g，党参30g，当归12g，茯苓20g，升麻10g，柴胡10g，淡附片9g，补骨脂20g，巴戟天12g，炒山药30g，桔梗15g，川芎12g，葛根20g，枸杞子10g，陈皮15g，炙甘草10g，生姜3片，大枣5枚。7剂，水煎服。

二诊：2019年7月22日，眼睑下垂好转，纳眠可，二便调，舌质暗淡，苔薄腻，脉细。守初诊方去当归，加酒萸肉20g以补肾精。7剂，水煎服。

三诊：2019年7月29日，诸症渐减轻，纳眠可，二便调，舌红，苔薄腻，脉滑。守二诊方加牛膝30g，五加皮20g，以强腰膝。14剂，水煎服。

四诊：2019年8月13日，复视明显改善，2天前出现腹泻，眼睑抬举无力稍有加重，伴四肢无力，偶有胸闷，夜间双眼酸困感明显，大便溏，舌红，花剥苔，脉滑。守三诊方去牛膝，加杜仲20g，黄芪加至90g。14剂，水煎服。

五诊：2019年8月27日，症状稍改善，自诉呼吸较前通畅，眼睑仍抬举无力，复视同前，每于下午劳累后出现，纳可，眠一般，二便调。守四诊方加玉竹20g。14剂，水煎服。

六诊：2019年9月11日，诸症状基本同前，2天前感冒，恶寒，发热，偶有咳嗽，稍有汗出，大便干。

处方：黄芪60g，炒白术20g，党参30g，茯苓20g，升麻10g，柴胡10g，淡附片6g，补骨脂20g，巴戟天10g，玉竹20g，黄芩10g，桑叶15g，葛根20g，五加皮20g，陈皮10g，黄精20g，炙甘草6g。14剂，水煎服。

七诊：2019年9月25日，感冒痊愈，复视几乎消失，眼睑抬举无力较前改善，自觉晚上双腿近端肌肉酸沉，纳眠可，大便干，2日1次，小便可，舌红，苔薄，脉滑。守六诊方去桑叶、黄芩，加桑寄生20g、杜仲20g、狗脊

30 g，以补肝肾，强筋骨。14 剂，水煎服。

八诊：患者现病情稳定，疲劳症状略有反复，舌脉同上。守七诊方加川芎6 g，以活血通络。14 剂，水煎服。

按语：此患者病机为脾气亏虚，兼肾阳不足。"元气根于肾"，元气不仅由肾的先天之精所化生，又赖后天水谷之精的培育和充养。元气发于肾，经三焦流行全身，内而脏腑，外而肌肤腠理，无处不至，推动调节了人体的生长、发育和生殖功能，同时推动和调控各脏腑经络形体官窍的生理活动。元气不足，则无力抬举，眼睑下垂，双下肢乏力；脾肾阳不足则便溏。对于脾气亏虚型，大多重用黄芪，由 30 g 开始缓慢加至 90 g。四诊时由于患者腹泻导致病情加重，故加用黄芪至 90 g，杜仲 20 g 以温补肾阳。六诊时患者出现恶寒、咳嗽等症状，故加桑叶、黄芩以散风热，清肺热。肺者，气之本，黄芪补肺益表为君；脾者，肺之本，炒白术、党参、炙甘草健脾益气和中；茯苓燥湿强脾；当归和血养阴；升麻以升阳明清气，柴胡以升少阳清气，阳升则万物升，清升则浊阴降；加淡附片、补骨脂、巴戟天以补肾阳；山药补肺脾肾三脏之气；葛根升阳止泻；川芎行气活血；枸杞子滋补肾精；生姜辛温，大枣甘温，用以调营卫，开腠理。

【案 4】赵某，男，47 岁。初诊：2018 年 2 月 26 日。主诉：右眼睑无力下垂 1 月余。现病史：1 个月前无诱因出现右眼睑肿胀，至门诊给予左氧氟沙星滴眼液治疗，未见明显缓解，至河南省人民医院眼科，行新斯的明试验阳性，至神经内科被确诊为"重症肌无力"，口服溴吡斯的明，未规律服用。症见：右眼睑无力，晨轻暮重，纳可，眠差，二便调，舌质暗淡，有齿痕，苔薄腻，脉沉细。辨证：脾胃虚弱证。治法：补中益气，养心安神。方选补中益气汤加减。

处方：黄芪 30 g，党参 30 g，升麻 10 g，柴胡 12 g，炒白术 20 g，陈皮15 g，当归 15 g，白芍 20 g，枸杞子 15 g，枳壳 10 g，首乌藤 40 g，远志 15 g，炒酸枣仁 20 g，川芎 15 g，炙甘草 10 g。10 剂，水煎服。

二诊：2018 年 3 月 6 日，症状未见明显好转，自觉眼睑无力加重。症见：右眼睑无力，视物重影，纳可，睡眠稍好转，二便调，舌质暗红，苔薄腻，脉沉细。守初诊方去当归，加淡附片 9 g、沙苑子 20 g，以温阳益气。21 剂，水煎服。建议行胸腺切除术。

三诊：2018 年 3 月 27 日，服上方配合溴吡斯的明片，症状控制可。现：

服溴吡斯的明 60 mg（日 2 次），纳可，眠差，二便调，舌质暗红，苔薄腻，脉细。守二诊方去炒酸枣仁，加柏子仁 20 g。21 剂，水煎服。

四诊：2018 年 6 月 19 日，自行从 5 月中旬起停止服用中药及溴吡斯的明，症状控制可，1 周前因感冒后出现右眼睑抬举无力，左眼疲劳，视物重影，纳少，眠差，入睡困难，易醒，二便调，舌质暗红，苔薄腻，脉缓。

处方：黄芪 30 g，党参 30 g，炒白术 30 g，茯苓 30 g，升麻 10 g，柴胡 10 g，陈皮 15 g，桔梗 20 g，龙眼肉 20 g，首乌藤 30 g，远志 15 g，淡附片 6 g，酒萸肉 20 g，百合 20 g，枸杞子 20 g，炙甘草 10 g。21 剂，水煎服。

五诊：2018 年 7 月 11 日，症状较前好转，疲劳时仍有眼睑抬举无力，视物重影较前好转，眠差，入睡困难，眠浅易醒，纳可，二便调，舌质暗红，苔黄腻，脉细。守四诊方去酒萸肉、桔梗，加黄芩 10 g、枳壳 10 g、竹茹 20 g，以降胃气，除湿热。21 剂，水煎服。

六诊：2018 年 7 月 31 日，诸症状渐减轻，疲劳时仍有视物重影，眠差，入睡困难，眠浅，纳食少，二便正常，舌质暗，苔薄腻，脉细。守五诊方去黄芩、竹茹，加川芎 15 g、当归 15 g，以活血通络。21 剂，水煎服。

七诊：2018 年 8 月 21 日，右眼睑下垂、疲劳时视物重影好转，纳可，眠安，二便调，舌质暗，苔薄腻，脉细。守六诊方加巴戟天 10 g。21 剂，水煎服。

按语：此病案为脾气亏虚兼心血不足证。肌肉、宗筋的正常约束功能的主要动力来自精气，眼睛是人体精气最为旺盛的组织之一，故精气不足是眼睑下垂的原因之一。脾的主要功能就是运化水谷，产生水谷精微物质来濡养周身，补充脏腑之精；脾主升清，就是将水谷精微物质和脏腑的精微物质，输送到眼睛以及全身各处。脾主肌肉，故眼睑的功能与脾密切相关。《素问·玉机真脏论》所载脾之"不及则令人九窍不通"，充分表明了眼睑下垂与脾的虚损密切相关。"脾胃虚损，大气下陷"，脾虚则眼睑下垂。眼球转动不灵，视一为二，则出现复视；因虚不运，则痰湿、瘀滞兼夹发生，故加当归、川芎养血活血，通利筋脉；心血不足，则难以安定魂魄，故患者眠差，入睡困难，眠浅易醒。正如《内经》所载"两精相搏谓之神，随神往来者谓之魂，并精而出入者谓之魄"，故加酸枣仁、远志、首乌藤、龙眼肉养心安神。

【案 5】邓某，女，50 岁。初诊：2018 年 8 月 7 日。主诉：四肢乏力，双眼睑抬举无力2年。现病史：2年前因过度劳累出现四肢痿软，双眼睑抬举无力，于某医院诊治，经查被诊断为"重症肌无力"，患者拒用西药，遂来诊。症见：精神差，双眼睑下垂，复视，少气懒言，四肢乏力，纳少，眠可，大便稀，4~5次/日，舌淡，苔薄白，脉细弱。辨证：脾胃虚弱、脾肾阳虚证。治法：健脾温阳。方选补中益气汤加减。

处方： 黄芪60g，党参20g，陈皮12g，白术20g，升麻9g，北柴胡9g，桔梗12g，砂仁9g，淡附片6g，盐巴戟天10g，炙甘草6g。14剂，水煎服。

二诊： 2018年8月21日，双眼睑可抬举，四肢力量改善，余诸症状均有缓解。守初诊方加减续服30余剂，以巩固疗效。

按语： 阳明虚，宗筋纵。阳明为水谷之海，"五脏六腑之海"，气血生化之源，《素问·经脉别论》曰："食气入胃，散精于肝，淫气于筋。"故筋脉肌肉，四肢百骸，皆赖胃之水谷精微以滋养。《素问·痿论》载，"阳明者……主润宗筋，宗筋主束骨而利机关也……阳明揔宗筋之会"，若阳明虚弱，气血化生不足，宗筋失养，弛纵不收，发生痿疾。脾虚则肾精生成乏源，肝窍失养，"精脱则视歧，视歧见两物"，故见复视；脾为气血生化之源，主肌肉，脾虚则气血生化乏源，不能润养宗筋，肌肉失养，表现为四肢乏力，晨轻暮重；脾胃为阳明多气多血之经，阳明虚则气血少，可见少气懒言，纳少；眼胞为肉轮，属脾，脾虚气陷，提睑无力，则见眼睑下垂，证属脾胃虚弱证，兼肾阳不足，故予补中益气汤加减。此种证型一般为疾病后期，病程日久，迁延不愈，常易反复，脏腑亏虚，脾肾为甚。脾为后天之本，生化之源；肾为先天之本，阳气之根，五脏之阳气非此不能发。故在健脾益气的基础上，加用淡附片、盐巴戟天以温补脾肾之阳，使脾肾之阳得以补充以推动脏气的运化，这也突出了阳气虚乏为重症肌无力的核心。《景岳全书·痿证》强调"非尽为火证……而败伤元气者亦有之"，并强调精血亏虚致痿，元气败伤，则精虚不能灌溉，血虚不能营养者亦不少。临床当中，需要辨证论治，不能拘泥于一证一型，一方一药，对于真阴假阳证，需要加温阳的药。对于真阳假阴证，需要在温阳的基础上加一些滋阴的药，以达到阴阳平衡。对于重症肌无力出现的危象，需要摄阴敛阳，调补阴阳，以达到"阴平阳秘，精神乃治"。

【案6】李某，男，56岁。初诊：2018年4月6日。主诉：左侧眼睑下垂

5年。现病史：5年前劳累后出现左侧眼睑下垂，在当地医院行相关检查后被诊断为"重症肌无力"。现症见：左侧眼睑下垂，劳累后明显加重，伴头晕耳鸣，口干欲饮，盗汗，纳眠可，二便调，舌红，少苔，脉细数。辨证：肝肾阴虚、虚火内生证。治法：补益肝肾，滋阴清热。方选虎潜丸加减。

处方：熟地20 g，黄柏10 g，知母10 g，黄精20 g，白芍20 g，桑葚15 g，当归15 g，鸡血藤15 g，山药10 g，锁阳10 g，龟甲30 g，陈皮15 g，全蝎10 g。14剂，水煎服。

按语：因肝肾精血不足，不独不能濡养筋脉，且阴虚则火旺，火旺则阴更亏，故滋阴可充养精血以润养筋骨，且滋阴有助降火，火清热去则不再灼阴耗精，有存阴保津之效，若属虚火当滋阴以降火。头晕耳鸣，口干盗汗，舌红少苔均为肝肾阴虚、虚火内生之象。方中锁阳温肾益精；当归、白芍、鸡血藤养血柔肝荣筋；黄柏、知母、熟地、龟甲滋阴补肾清热；少佐陈皮以利气；黄精、山药、桑葚补肾填精；全蝎通经活络，填精益髓，濡养眼睑，眼睑下垂缓解。依上方加减续服60剂，诸症缓解。

第十六节　低钾型周期性瘫痪

【案】王某，男，28岁。初诊：2015年9月26日。主诉：发作性双下肢无力半年，加重1周。现病史：半年前患者无明显诱因自觉双下肢无力，严重时累及双上肢，甚则难以翻身起坐，多于夜间发作，每日发作持续5~6小时，曾于多家医院就诊，行相关检查后被诊断为低钾型周期性瘫痪，给予静脉补钾治疗后双下肢无力症状较前明显好转，其间上述症状反复发作，频率较前缩短，发作持续时间逐渐延长。1周前上述症状再次发作加重，四肢无力，抬举不能，难以翻身转动，前来我院门诊就诊。症见：神志清，精神疲惫，四肢乏力，行走缓慢，下肢感觉异常，纳眠差，小便正常，大便溏，舌质淡，苔薄，脉细弱。辨证：脾胃虚弱证。治法：补中益气，健脾升清。方选补中益气汤加减。

处方：黄芪50 g，党参20 g，炒白术30 g，陈皮15 g，炒薏苡仁30 g，升麻10 g，柴胡10 g，砂仁10 g，茯苓20 g，巴戟天15 g，干姜10 g，炙甘草10 g。7剂，水煎服。

二诊：2015 年 10 月 8 日，患者诉仍自觉四肢轻度乏力，程度减轻，发作时间缩短，眠差，入睡困难，多梦，纳可，二便调，舌脉同上。守初诊方加夜交藤 20 g、酸枣仁 20 g，7 剂，水煎服。

随访：间断门诊调药 1 月有余，守初诊方随症加减，症渐好转。1 年内未再复发。

按语：本案病例中，结合患者的症状、体征、舌脉，考虑到患者既往饮食不节，从而中气受损，脾胃受纳、运化、输布水谷精微的功能失常，气血津液生化之源不足，无以濡养五脏，以致筋骨肌肉失养，脾胃虚弱，不能运化水湿，故而聚湿成痰，痰湿内停。方选补中益气汤加减。重用黄芪以补中益气，升阳固表；配伍炒白术、党参、炙甘草补气健脾；陈皮理气和胃，使补药补而不滞；柴胡、升麻升阳举陷；炒薏苡仁、茯苓健脾渗湿，使湿邪从小便出，利小便而实大便；砂仁温中止泻；巴戟天、干姜温肾助阳，祛风除湿。诸药合用，共奏益气健脾之效，药证合参，切中病机，故痿证得愈。

第十七节　不安腿综合征

【案】张某，女，50 岁。初诊：2019 年 2 月 26 日。主诉：双下肢不适 10 余年。现病史：患者 10 年前无明显诱因出现夜间双下肢不适，难以入睡，间断采用中西医治疗，效不佳，今为求进一步中医治疗遂来就诊。症见：夜间双下肢蠕动感、虫噬感，无处安放，痛苦难耐，常需按摩、捶打、热敷、外出游走方可稍缓解，伴心烦，急躁，夜不能寐，甚则彻夜难眠，长期服用加巴喷丁胶囊、普拉克索、氯硝西泮片，鲜奏效，查焦虑面容，舌红，苔黄，脉弦滑。辨证：肝胆郁热、少阳郁遏证。治法：疏泄肝胆，和解少阳。方选柴胡加龙骨牡蛎汤加减。

处方：柴胡 10 g，白芍 20 g，黄芩 10 g，栀子 15 g，龙骨 30 g，牡蛎 30 g，僵蚕 10 g，当归 10 g，茯苓 20 g，黄连 10 g，半夏 10 g，决明子 20 g，麦冬 20 g，酸枣仁 20 g，首乌藤 30 g，煅磁石 30 g，钩藤 30 g，牛膝 20 g，炙甘草 6 g。15 剂，水煎服。

二诊：2019 年 3 月 18 日，症状较前明显缓解，双肢不适感十去七八，心烦、急躁减轻，睡眠改善，时有口干咽燥，小便赤热，舌脉如上。守初诊方去煅磁石，加地黄 10 g、牛膝 20 g、知母 10 g。15 剂，水煎服。

随访： 以二诊方加减，先后服用 1 月余，双下肢异样感消失，夜寐香甜，患者欣喜。

按语： 不安腿综合征相当于中医之"颤证""痉证""痹证"范畴，或因风、寒、湿邪由足下入侵，或为痰、瘀内生，厥逆上行，阻滞经络，阳气不得布达通行；或肝肾虚衰，气血不足，筋肉失养而发，临床中多因肝气郁滞，肝血不足，邪入少阳，枢机不利，胆热内郁多见。《医学入门》曰"周身掣痛麻者，谓之周痹，乃肝气不行也"，《血证论》言"肝属木，木气冲和条达，不致遏郁，则血脉得畅"，认为肝气不疏则血不能行，肌肤筋脉失于濡养，"不通则痛"。该患者年至五旬，正值围绝经期之时，性情急躁，肝气郁滞，肝气不疏则出现双下肢蠕动感、虫噬感，无处安放，痛苦难耐，活动或热敷后气血运行得畅则症状减轻，日久肝郁化火，邪热内扰，热扰心神，心神不宁则出现心烦、急躁，夜不能寐，舌红苔黄，脉弦数均是肝胆郁热之象，故选柴胡加龙骨牡蛎汤以疏肝泻热；加酸枣仁、首乌藤养心安神；煅磁石镇心安神；合当归芍药散以舒筋、柔筋、养筋；加决明子、钩藤、僵蚕潜阳息风解痉；牛膝通利血脉并引血下行。四诊合参，统筹全局，不拘于某一特定证型，合疏肝、舒筋、柔筋、养筋于一体，兼养心镇心安神于一体，故见奇效。

第十八节 特发性震颤

【案 1】 李某，女，67 岁。初诊：2017 年 6 月 18 日。主诉：双上肢不自主颤动 20 余年，加重 1 周。现病史：20 年前不明原因出现双手颤抖，右手明显，双手拿物体时加重，后进展为静止时颤抖，至某医院被诊断为特发性震颤，未治疗。后上症逐渐加重，遂来就诊。症见：双上肢手部颤抖，右手明显，拿物体时加重，静止时也可见震颤，心烦急躁时亦加重，偶见头晕，腰膝酸软，失眠多梦，舌质淡，苔白，脉沉细。辨证：肝肾不足证。治法：滋补肝肾，益髓息风。方选左归饮加减。

处方： 杜仲 15 g，怀牛膝 20 g，山茱萸 25 g，枸杞子 15 g，益智仁 20 g，

枸杞子 15 g，全蝎 3 g，蜈蚣 3 条，地龙 15 g，桑寄生 30 g，黄精 30 g，天麻 15 g，钩藤 20 g，鸡血藤 30 g，红花 15 g，伸筋草 20 g，白芍 20 g，牡丹皮 15 g，夏枯草 20 g，龙骨 30 g，牡蛎 30 g。15 剂，水煎服。

二诊： 2017 年 7 月 1 日，上症皆有所好转，双手握勺、拿笔震颤明显好转，静止时双手不再颤动，舌苔、脉象同前。守初诊方，14 剂，水煎服。

随访： 后守初诊方随症加减门诊调药 1 月余，头晕消失，手颤、腰膝酸软症状十去其九，纳眠、二便正常。

按语： 该例患者症见腰膝酸软，失眠多梦，舌质淡，苔白，脉沉细，证属肝肾不足，精血亏虚。肾藏精，肾阴不足致髓海不生，骨骼失养，则见腰膝酸软。《素问·五脏生成》曰："故人卧血归于肝，肝受血而能视，足受血而能步，掌受血而能握。"肝藏血，肝血不足则血液亏虚，可见舌质淡，苔白，脉细。因此，给予天麻、钩藤、龙骨、牡蛎镇肝息风止颤；全蝎、蜈蚣、地龙通经活络止颤；白芍、伸筋草舒筋缓急；杜仲、枸杞子、桑寄生、山茱萸、益智仁、黄精滋补肝肾；牡丹皮清热凉血，活血散瘀；红花活血通经；夏枯草清泻肝火。

【案 2】朱某，女，48 岁。初诊：2018 年 3 月 20 日。主诉：头部不自主抖动半月余。现病史：患者半个月前头部不自主抖动，于多家医院就诊，行颅脑磁共振成像、脑电图等检查，提示均无异常，诊断为特发性震颤，患者为求助于中医治疗来诊。症见：患者头部不自主颤动，幅度较大，无手部颤动，面容憔悴，性情急躁，面红，头晕头胀，无头痛，恶心呕吐，纳可，眠差，梦多，大便干，3~4 天一次，小便正常，舌暗红，苔薄黄，脉弦细。辨证：肝肾阴虚、阳亢化风证。治法：镇肝息风，育阴潜阳，舒筋止颤。方选镇肝熄风汤合升降散加味。

处方： 牛膝 30 g，白芍 15 g，天冬 15 g，生麦芽 12 g，生龙骨 30 g，生牡蛎 30 g，代赭石 30 g，玄参 12 g，茵陈 6 g，炙甘草 9 g，龟板胶 12 g，川楝子 6 g，僵蚕 12 g，蝉蜕 12 g，姜黄 12 g，酒大黄 12 g，珍珠母 30 g。14 剂，水煎服。

二诊： 2018 年 4 月 1 日，面容不再憔悴，面红、头晕头胀消失，大便已不干，日一行，眠差、多梦改善，头部颤动几乎消失，仅在情绪激动时头部轻微抖动，幅度较小，性情波动也有所好转，舌苔、脉象同前。守初诊方，酒大黄减量为 9 g。14 剂，水煎服。

随访： 后守二诊方随症加减门诊调药治疗，1 月余后自行停药。随访半年，上症未再发作。

按语： 镇肝熄风汤出自清代张锡纯的《医学衷中参西录》，原用于肝肾阴虚、肝阳上亢所致的类中风，现可用于肝肾阴虚、肝阳上亢所致的脑卒中、短暂性脑缺血发作、高血压、头痛等。患者年过四十，阴气自半，肝肾阴虚，肝阳上亢，故面红、头晕头胀、性情急躁；肝肾阴亏，肾水不能上济于心，故眠差、梦多；阳亢化风，风阳上扰，故头部不自主抖动；肝肾阴虚，阴津不足化热，故便干，多日一行。本病为本虚标实，标实为主，故用镇肝熄风汤镇肝息风为主，辅以滋肝肾之阴，重用牛膝引血下行，并补益肝肾，《本草经疏》谓其"走而能补，性善下行"，用为君药引风阳下行。代赭石、生龙骨、生牡蛎、龟板胶、白芍镇肝益阴、潜阳息风，龙骨、牡蛎安神定惊，共为臣药。玄参、天冬滋阴清热，壮水涵木；肝喜条达恶抑郁，故少用茵陈、川楝子、生麦芽清泻肝热，疏肝理气，以利于肝阳的平降镇潜，均为佐药。炙甘草调和诸药，并合麦芽调胃和中，防止金石类药物碍胃之弊，为使药。另加珍珠母重镇潜阳安神定惊之功；升降散加强息风、升清阳降浊阴之效。

【案 3】 王某，女，70 岁。初诊：2015 年 6 月 8 日。主诉：右手不自主抖动 5 年余，头部不自主抖动 2 年余，加重半年。现病史：5 年前出现右手不自主抖动，于多家医院就诊，行颅脑磁共振成像、脑电图等检查，提示均无异常，被诊断为特发性震颤，未治疗，症状基本同前，2 年前逐渐加重并出现头部不自主抖动；近半年颤动更加严重，影响了日常生活，担心、紧张，右手有时持物会掉落，特别持筷子时更易掉落，故前来治疗。症见：头部不自主颤动，幅度较大，右手不自主抖动，左手小幅度不自主抖动，时有头晕，口苦口黏，腹胀，担心、紧张，纳可，眠差，有时做梦，二便调，舌暗红，苔黄厚腻，脉弦滑。既往有高血压病、2 型糖尿病、高脂血症病史。辨证：痰热内蕴，热极生风证。治法：化痰清热，清肝息风。方选羚角钩藤汤合黄连温胆汤加味。

处方： 羚羊角 5 g，钩藤 15 g，生地 15 g，茯神 30 g，川贝母 6 g，桑叶 12 g，菊花 12 g，白芍 15 g，生甘草 9 g，肉桂 10 g，珍珠母 30 g，生石决明 15 g，生僵蚕 12 g，琥珀粉 3 g，全蝎 9 g，法半夏 12 g，陈皮 12 g，茯苓 30 g，

枳实 15 g，竹茹 12 g，炙甘草 9 g，黄连 12 g，胆南星 12 g。14 剂，水煎服。

二诊： 2015 年 6 月 22 日，头晕消失，睡眠改善，梦减少，腹胀减轻，左手小幅度不自主抖动消失，头部、右手仍颤动，舌红，苔黄、厚腻，脉弦滑。守初诊方，黄连减为 9 g。28 剂，水煎服。

三诊： 2015 年 7 月 25 日，患者头部和右手不自主颤动有所减轻，幅度减小，未再腹胀，自述心情较前舒畅，睡眠基本正常，偶尔有梦，纳可，二便正常。舌暗红，苔薄黄，脉弦细。方选大定风珠合二陈汤、升降散加减。

处方： 白芍 18 g，阿胶 9 g，龟板胶 12 g，鳖甲 15 g，生牡蛎 30 g，熟地 15 g，麦冬 18 g，麻仁 6 g，五味子 6 g，鸡子黄 2 枚，珍珠母 30 g，法半夏 9 g，陈皮 2 g，茯苓 30 g，炙甘草 9 g，僵蚕 12 g，蝉蜕 12 g，生姜 3 片，大枣 5 枚。14 剂，水煎服。

四诊： 2015 年 8 月 10 日，诸症状逐渐减轻，但手指麻木，左手未再震颤，纳差，乏力，食之无味，二便调，可有意识地自我控制住。舌暗红，苔薄少，脉弦细。守三诊方加砂仁 6 g、党参 20 g、生白术 20 g、当归 15 g、赤芍 20 g、川芎 12 g。14 剂，水煎服。

五诊： 2015 年 8 月 24 日，头部和右手不自主震颤消失，除手麻外无特殊不适，纳眠可，二便调。守四诊方加水蛭 12 g、地龙 12 g。14 剂，水煎服。

六诊： 2015 年 9 月 10 日，诸症皆消，余正常。舌质暗红，苔薄白，脉弦细。患者诸症皆消，停服中药。随诊半年，未再复发。

按语：《素问·至真要大论》曰："诸风掉眩，皆属于肝。"明代楼英《医学纲目·颤振》云："颤，摇也；振，动也。风火相乘，动摇之象。"他还指出："风颤者，以风入于肝脏经络，上气不守正位，故使头招面摇，手足颤掉也。""此证多由风热相合……亦有风夹湿痰者，治各不相同也。"本案患者年老体衰，有高血压病、糖尿病、高脂血症病史，脾、胃、肝、胆、肾多脏器功能失调，痰热内蕴，热极生风，肝风内动，故用羚角钩藤汤合黄连温胆汤清肝息风，清热化痰。羚角钩藤汤出自清代名医俞根初所著的《通俗伤寒论》。原方为邪热传入厥阴，神昏瘛疭而设。现为清肝息风的代表方。羚羊角、钩藤、桑叶、菊花清热凉肝，息风止颤；热极动风，风火相煽，最易耗津劫液，故用生地、白芍、生甘草酸甘化阴以滋阴增液，柔肝舒筋，标本兼顾；邪热亢盛，每易灼津成痰，故用川贝母、竹茹清热化痰；茯神平肝，宁心安神；患者又失眠焦虑，故加肉桂与黄连配伍而成交泰丸交通心肾，清火安神，另加珍珠母、生石决明、生僵蚕、琥珀粉、全蝎不但加强息风止颤、镇静安眠之功，另动物类药又可搜风通络祛邪。黄连温胆汤由温胆汤加味而成，温胆汤首见于唐代《备急千金要方》，发展于宋代《三因极一病证方论》，主治"气郁生涎（痰）……变生诸证"，医家们根据胆喜温和而主升发，郁则生热，升发疏泄则郁热可解的特点，不仅用该方治疗"心胆虚怯，触事易惊"等证，且通过和解枢机，温通胆腑，化痰和胃而用于胆郁痰热上扰之证，使温胆汤又具有了"清胆"之功。但《千金方》之温胆汤清胆之力稍弱，痰热较甚者应加黄芩、黄连之属，其中单加清心泻火之黄连者名黄连温胆汤，首见于清陆廷珍的《六因条辨》一书。方中二陈汤用法半夏、茯苓、甘草、陈皮健脾行气化痰；法半夏配黄连辛开苦降，畅利中焦，清热化痰；枳实、竹茹、陈皮清热化痰降气；生姜、茯苓合半夏健脾化痰，培土治水，养心安神；生姜、大枣调理脾胃，脾胃为中焦枢纽，脾胃和则气机畅达。本方体现了"善治痰者不治痰而治气，气顺则一身之津液亦随气而顺矣"的思想，清热化痰降气而治痰蒙神窍。上方服用1月余，三诊时震颤明显减轻，幅度减小。痰热等标实明显减轻，本已显现，表现为阴津耗伤，阴虚风动，痰湿胶着，故用大定风珠合二陈汤、升降散加味滋阴息风，化痰祛湿。以味厚滋腻之药滋阴养液，填补欲竭之真阴，平息内动之虚风。鸡子黄、阿胶滋养阴液以息内风；白芍、熟地、麦冬以滋阴柔肝，壮水涵木；龟板胶、鳖甲滋阴潜阳；麻仁养阴润燥通便；生牡蛎、僵蚕、蝉蜕加强息风；五味子味酸又善收，与滋阴药相伍收敛真阴，与炙甘草配合，具酸甘化阴之功；牡蛎、五味子又安神助眠。另用陈皮、法半夏、茯苓、炙甘草即二陈汤健脾行气，化痰祛湿，并防止滋腻药碍胃。四诊时颤证进一步减轻，但由于疾病日久，气血不足，脾气虚运化无力，则纳差；气虚血行不畅，则瘀血、手指麻木、舌暗红。故在前方基础上加用八珍汤（即四君子汤加四物汤）补益气血，健脾活血，顾护后天之本。五诊、六诊时震颤消失，除手麻外无特殊不适，加用水蛭、地龙搜风通络，荡涤内风以巩固疗效。

【案4】朱某，女，68岁。初诊：2019年8月10日。主诉：四肢震颤半年余。现病史：半年前出现腿部及上肢震颤，双腿发沉发胀，腿部乏力，腰痛，无胸闷胸痛，双眼睑发沉，气短，怕冷，口干口苦，纳可，夜眠可，夜尿频，大便日行 1 次，黏腻不爽，舌暗红，苔白腻，脉弦滑。辨证：肾阳亏虚，水湿泛滥。治法：温阳利水。方选真武汤加减。

处方： 制附子 10 g，茯苓 20，麸炒白术 15 g，干姜 6 g，川牛膝 15 g，白芍 30 g，生甘草 6 g，盐杜仲 20 g，黄连 10 g，黄芩 12 g，柴胡 12 g，党参 30 g。7 剂，水煎服。

二诊： 2019 年 8 月 17 日，诸症较前减轻，口干不苦，牙疼，外感 3 日后咽痛，流黄涕，鼻塞，无咳嗽咳痰，纳眠可，仍有夜尿频，大便黏腻不爽，舌暗红，苔白腻，脉弦滑。守初诊方去党参，加桂枝 6 g。14 剂，水煎服。

按语： 该患者以"四肢不自主抽动"为主症，辨病为"颤证"范畴。西医诊断为特发性震颤。特发性震颤为老年人的常见病，表现为广泛粗大的肌肉束性颤动，所发生肌束颤动的肌肉并无萎缩乏力现象。该患者年老体弱，机体功能减退，以致肾精亏虚，不能化气利水，水湿内停为患。该患者腿部肌肉抽搐明显，腰痛，夜尿频而不利，肌肉𥆧动等辨为肾阳衰微，水湿内停，而主以真武汤。二诊时肌束颤动则加桂枝。桂枝，味辛、甘，性温，归心、肺、膀胱经。发汗解肌，温通经脉，助阳化气，平冲降气。

第十九节　股外侧皮神经炎

【案】 申某，男，54 岁。初诊：2013 年 11 月 14 日。主诉：右腿感觉异常半年。现病史：年前淋雨受凉后出现右侧股外侧感觉异常，如蚁行感，以股外侧上 2/3 为重，伴麻木不适，劳累后加重，休息后缓解，曾至多家医院就诊，查双下肢肌电图、股骨正侧位 X 线片未见明显异常，接受营养神经等治疗效果不佳，今为求中医诊治遂来诊。平素怕冷，自汗，全身乏力，纳眠可，二便调，舌质淡，舌苔白，脉细弱。辨证：痹证；肝肾气血不足证。治法：祛风散寒除湿，益气活血通络。方选独活寄生汤合玉屏风散加减。

处方： 秦艽 30 g，独活 20 g，防风 10 g，茯苓 30 g，威灵仙 30 g，川芎 20 g，桂枝 15 g，桑寄生 30 g，当归 15 g，川牛膝 30 g，黄芪 20 g，白术 30 g，半夏 10 g，鸡血藤 30 g，红花 15 g，甘草 6 g。7 剂，水煎服。

二诊：2013 年 11 月 21 日。患者诉服上药 3 剂后症状明显减轻，蚁行感基本消失，麻木感减轻，自汗、乏力、怕冷症状较前好转，现仍有右侧股外侧部麻木感，纳眠可，二便调。舌质淡，苔白，脉沉缓。守初诊方去半夏、防风，加地龙 10 g、乳香 10 g、肉桂 5 g、胆南星 10 g。7 剂，水煎服。

三诊：2013 年 11 月 28 日。患者诉服上药后股外侧部麻木感基本消失，自汗、怕冷、乏力等症状明显好转，舌质淡红，苔薄，脉沉缓。守二诊方去乳香，加伸筋草 30 g。7 剂，水煎服。

随访：3 个月后电话随访，诸症已除，嘱适量运动，注意防寒保暖。

按语：综合患者症状，舌苔、脉象，考虑本证是因为正虚卫外不固，复感风、寒、湿邪而致，日久不愈，累及肝肾，耗伤气血所致。《素问·逆调论》云："营气虚则不仁，卫气虚则不用，营卫俱虚则不仁且不用。"其证属正虚邪实，治宜扶正与祛邪兼顾，既应驱散风寒湿邪，又当补益肝肾气血，方选独活寄生汤合玉屏风散加减。秦艽、独活为君，善治伏风，除久痹，以祛下焦与筋骨间的风寒湿邪，疏筋络而利关节；臣以防风、桂枝、威灵仙祛风寒湿邪，红花、鸡血藤活血通络，半夏祛湿化痰；桑寄生、川牛膝以补益肝肾而强筋健骨；当归、川芎养血和血；黄芪补气养血；茯苓、白术、甘草健脾益气。诸药合用，具有补肝肾、益气血之效，虚实兼顾，扶正祛邪，祛邪不伤正，扶正不留邪。

第二十节　咳　嗽

【案】张某，男，67 岁。初诊：2019 年 5 月 6 日。主诉：咳嗽 1 月余。现病史：患者 1 个月前淋雨受凉后出现鼻塞、咽痛、咳嗽症状，自行口服抗病毒口服液等中成药，鼻塞、咽痛症状逐渐缓解，咳嗽未见好转，在当地诊所治疗，口服阿莫西林、甘草片等效果均欠佳，遂来就诊。症见：咳嗽咽痒，夜间为甚，以干咳为主，伴少量白痰，自觉乏力，舌红，苔白腻，脉滑。辨证：外感后痰热壅肺证。治法：清热祛邪，降气化痰。方选止嗽散加减。

处方：北沙参 30 g，白术 12 g，茯苓 20 g，甘草 10 g，川贝 6 g，蜜紫菀 15 g，蜜款冬花 15 g，清半夏 10 g，桑白皮 15 g，鱼腥草 15 g，板蓝根 15 g，木蝴蝶 15 g，葶苈子 12 g，苏子 15 g，诃子肉 15 g，乌梅 30 g。5 剂，水煎服。

二诊：2019 年 5 月 11 日，咳嗽、咳痰症状明显改善，乏力症状减轻，舌红，苔白腻，脉滑。守初诊方，5 剂，水煎服。

随访：1 周后电话随访，咳嗽、咳痰基本痊愈，乏力明显改善，可停药。

按语：该患者咳嗽日久，临床常见到久咳病例，有患者可久咳月余不愈，甚则数月之久，辗转多处就医无效，甚至为治疗咳嗽而滥用抗生素。久咳是中医药治疗的优势病种，王宝亮教授治疗久咳立足于"清降敛补"四点："清"者，为"清解余邪"，久咳不愈者，乃余邪未清之故也，故以鱼腥草、板蓝根清热祛邪；"降"者，为"降气化痰"，咳逆难忍者，乃痰气上逆之故也，故以桑白皮、清半夏、葶苈子、苏子、川贝降气化痰；"敛"者，为"敛肺止咳"，久咳不收者，乃肺气不敛之故也，故以蜜紫菀、蜜款冬花、木蝴蝶、诃子肉、乌梅敛肺止咳；"补"者，为"补气养阴"，虚咳无力者，乃肺脾两虚之故也，故以北沙参、白术、茯苓、甘草健脾补肺。王宝亮教授根据久咳的发病特点，将清热祛邪与补益肺脾兼顾，收涩敛肺与降气化痰同用，以此方治疗久咳，屡试屡验。但王宝亮教授强调，正虚久咳之治与上感初咳之治有根本不同，上感初咳者，因外邪正盛，应以祛邪清降为主，不宜收涩补益太早，以防"闭门留寇"之虞，犯虚虚实实之戒。

第二十一节　哮　病

【案】陈某，男，56 岁，2019 年 6 月 4 日初诊。主诉：间断咳嗽，咳痰，喘促 10 余年，加重伴呼吸困难 1 天。现病史：患者 10 余年前受凉后出现咳嗽，咳痰，伴喘促、呼吸困难，到当地医院检查，被诊断为支气管哮喘。1 天前上症再发加重，伴呼吸困难，全身乏力，气短，活动后加重，当地诊所对症处理后缓解，为求中医治疗，今来诊。症状基本同前，纳眠一般，二便正常，舌红，苔黄腻，脉浮细数。辨证：外寒内热、痰热壅肺证。治法：清热化痰，宣肺定喘。方选射干麻黄汤加减。

处方：炙麻黄 6 g，射干 12 g，鱼腥草 20 g，板蓝根 15 g，半夏 10 g，款冬花 15 g，紫菀 15 g，桑白皮 15 g，北沙参 30 g，山茱萸 25 g，炒山药 30 g，蜜枇杷叶 30 g，杏仁 12 g，生石膏 15 g，炒葶苈子 12 g，苏子 15 g。7 剂，水煎服。

二诊：2019 年 6 月 11 日，患者咳嗽、咳痰、喘促症状明显减轻，气短乏力情况好转，舌红苔黄腻，脉浮细数。守初诊方继续服用 7 剂。

三诊：2019 年 6 月 18 日，咳嗽、咳痰基本缓解，喘促明显改善，仅在长时间活动后有喘促发作，但程度较轻，休息后可缓解，气短乏力症状明显好转，整体精神面貌明显改善，食欲不佳，舌红，苔厚腻，脉浮细。守初诊方去鱼腥草、板蓝根，加炒白术 12 g、茯苓 15 g。继续服用 7 剂。

四诊：2019 年 6 月 25 日，患者咳嗽、咳痰、喘促症状基本缓解，适量运动后无发作，气短乏力症状明显改善，食欲可，精神佳。继续服用 7 剂巩固治疗。嘱患者可长期间断服用中药，预防发作，或减少发作次数，以避免长期应用激素类药物带来的副作用。

按语：本病的西医治疗多以控制哮喘症状为主，尤其是急性发作期，多给予激素与平喘吸入剂应用，可迅速缓解症状，避免病情恶化，这是西药优势所在。但长远来看，并不能减少复发，改善患者生活质量，且许多患者因副作用，不能坚持长期应用。中药治疗优势在于通过改善患者体质，以减少复发，提高患者生活质量。王宝亮教授将此疾的中医辨治总结为三个方面：一在肺肾之虚，肺主气而肾纳气，肺肾之虚为哮发之本，故以北沙参、山茱萸、炒山药，补肺肾而固本；二在"伏痰"内生，痰在内而犯于上，伏痰内生为病理产物，故以半夏、款冬花、蜜枇杷叶、紫菀化痰浊而止哮；三在外邪引发，外邪入而引伏痰，痰阻气道而痉挛为哮，故以炙麻黄、射干、鱼腥草、板蓝根祛除外邪，以苏子、炒葶苈子、桑白皮、生石膏、杏仁降气平喘。患者服用中药数周后，不仅临床症状缓解，且精神、体力均较前大有改观，遇冷遇劳而发的情况亦明显改善。此病治疗之关键，全在中西互补，巧妙结合：备吸入西药，防急性发作，平素以中药调理，改善体质，减少复发，可使患者生活质量大大提升，此为治疗之最终目标。

第二十二节　喘　证

【案 1】张某，男，64 岁。初诊：2019 年 6 月 21 日。主诉：反复咳嗽气喘 3 年。现病史：咳嗽，痰少，干咳无痰，咳嗽甚者喘息急促，胸闷汗出，腰膝酸软，夜间盗汗，形体消瘦，口干欲饮，咽痛，纳眠尚可，二便调，舌红，少苔，脉细数。辨证：肺肾阴虚证。治法：滋阴益肾，润肺止咳，纳气平喘。方选沙参麦冬汤加减。

处方：南沙参30 g，北沙参30 g，麦冬20 g，百合20 g，炙款冬花12 g，炙百部15 g，炙枇杷叶15 g，五味子10 g，熟地20 g，山萸肉12 g，枸杞子12 g，桔梗12 g，枳壳10 g，杏仁10 g，木蝴蝶20 g，桑白皮12 g，黄芩10 g，炙甘草6 g。15剂，水煎服。

二诊：2019年7月8日，咳嗽喘息有所缓解，劳累后仍感觉胸闷憋气，病情有所好转。守初诊方，继服30剂，水煎服。

随访：1个月后随访，患者喘息平止，发作减轻。

按语：患者久咳久喘后水亏，当属喘证的缓解期，辨证为肺肾阴虚证。患者上由肺阴不足，虚热上扰，清肃失职，故咳嗽痰少；下因肾阴亏虚，筋骨失于濡养而腰膝酸软；肺肾阴虚，津不上承故口干欲饮；虚火熏蒸咽喉而咽痛；肌肉失于濡养故形体日渐消瘦；阴液亏乏，虚火蒸腾，阴虚内热，相火上炎，内逼营阴为盗汗；舌红少苔，脉细数皆为阴虚内热之象。方中南北沙参、麦冬补肺阴，清肺火。百合、熟地滋养肺肾阴液。炙款冬花、炙百部、炙枇杷叶润肺化痰止咳。五味子上敛肺气，下滋肾阴，与山萸肉、熟地、枸杞子相配，皆黏腻濡润之品，用于滋阴，所谓阴不足者，补之以味。桔梗、枳壳一升一降，一宣一散，桔梗开肺气之郁，并可引苦泄降下之枳壳上行入肺；枳壳降肺气之逆，又能助桔梗利膈宽胸。杏仁辛散苦降，以降为主；桔梗辛散苦泄，以升为主。二者合用，宣通肺气。阴虚多兼有虚热之征象，木蝴蝶、黄芩清肺热，利咽喉。桑白皮泻肺平喘。炙甘草调和诸药。

对于肺肾阴虚证之喘证，王宝亮教授指出，喘证在长期的疾病发展过程中可分为稳定期和急性加重期。急性加重期以邪实为主，病位在肺，病情缓解进入危险窗后，邪实渐去，本虚渐显，表现为虚实兼半，病变脏腑在肺、肾；稳定期虚亦更虚，以气虚、气阴两虚为主，病变脏腑在肺、脾、肾三脏。本证属本虚之证，常见于喘证的缓解期，病位在肺肾，多见于久咳久喘或年老阴虚之人。正如《红炉点雪·卷一》中所阐述的"如始于风寒邪郁，久咳伤肺嗽血，渐至水亏，此金绝生化之源，母令子虚"，肺肾二脏在生理上相互资生，相互为用，在经脉上相互属络，五行中，肺属金，肾属水，金为水之母，金水互相滋生，有"金水相生"之称。《医贯》所谓母藏子宫，子隐母胎，故水虚则金受火刑。

【案2】周某，男，68岁。初诊：2019年4月13日。主诉：反复咳喘气促6年，加重伴腰酸2年。现病史：咳嗽，咳大量黏白色痰，易咳，稍动感喘促，呼吸浅表难续，胸部满闷不适，遇寒更甚，偶有心慌，语声较低，纳眠差，夜尿2~3次/夜，大便可，舌淡暗，苔白润，脉沉弱。辨证：脾肾阳虚，兼痰湿壅盛证。治法：温补脾肾，宣肺止咳，纳气平喘。方选助阳健脾汤加减。

处方：党参20 g，茯苓15 g，白术15 g，陈皮12 g，附子15 g，干姜10 g，淫羊藿15 g，巴戟天15 g，菟丝子20 g，杏仁10 g，桑白皮12 g，款冬花12 g，紫菀12 g，百部20 g，白芥子10 g，牙皂6 g，白矾3 g，苍术10 g，炙甘草10 g。30剂，水煎服。

随访：1个月后电话随访，患者呼吸顺畅，已能安稳入睡，继服30剂，祛除老痰，喘息平止。

按语：患者喘证久治不愈，遇寒遇劳即发者，正气必虚，脾失健运，肾失摄纳，肺失宣降，则可出现咳喘气促、气短难续、心慌胸闷、腰酸乏力等症，病位在肺、脾、肾三脏。三脏虚损，痰浊阻塞气道，肺气不畅，气还肺间，则肺胀。方中党参、茯苓、白术、陈皮健运脾气，理气化痰。干姜、附子合用取四逆汤之意，正气胜邪，阳气来复则病去。干姜温肺散寒化阴，暖胃温中助阳；附子补火助阳，上助心阳，中温脾阳，下补肾阳。淫羊藿、巴戟天温补肾阳。菟丝子补纳兼施，在补肾的同时纳气平喘。桑白皮、杏仁泻肺降气平喘。紫菀、款冬花、百部宣肺止咳。牙皂、白芥子、白矾、苍术涤风痰，散癥结，通关窍，利气道；同时白芥子可温肺寒。对于喘证之脾肾阳虚证，王宝亮教授从事临床工作多年，感悟颇深。喘证不独因肺肾，由脾胃病变而致者亦常有之，脾阳虚则运化失权，若大雨之后，阴雾连旬，遍地污淖，不能干渗变为饮邪，气血失其常度，亦可上逆迫肺而致喘。舌之有苔如地有青苔，凡青苔所生，皆阴暗潮湿之地，需离空当照，正所谓阳光一照，阴霾四散。青苔是舌面上出现的垢腻物质，犹雨后屋瓦上所生之青苔，因以得名。脾虚肺弱，肾之真元亏虚，不能助肺纳气；肾阳虚衰，水失所主，水邪上泛，凌心射肺，亦可作喘。《景岳全书·喘促》："虚喘者无邪，元气虚也。"

第二十三节 喉 痹

【案1】雷某，男，41岁。初诊：2010年3月10日。主诉：咽部咯吐黏痰10余年。现病史：患者平素嗜烟酒，日吸烟1~2盒，吸烟史20余年，4年前始觉咽中不适，灼热麻辣感，干痒，微痛，喉中如有异物，吭咯声频，咯吐胶黏痰块或痰丝，刷牙时多恶心、干呕，劳累时症状尤明显，伴见腰膝酸软，夜晚汗多。查咽部慢性充血，咽后壁大量滤泡增生，悬雍垂肥大，舌质暗红，苔薄黄，脉细数。西医诊断：慢性咽炎。中医辨病：喉痹。辨证：虚火上炎证。治法：初以宣郁清热，化痰活血治其标，继以滋阴降火治其本。方选：初选医乐汤原方，继以知柏地黄丸。

处方：（初方）全瓜蒌25g，苏子10g，海浮石15g，麦冬12g，败酱草30g，大黄3g，蝉蜕10g，桔梗10g，桃仁10g，甘草3g。7剂，水煎服。

（继方）知母10g，黄柏6g，熟地15g，山药15g，山萸肉10g，丹皮10g，泽泻6g，茯苓20g。7剂，水煎服。

按语：该病属中医"喉痹"范畴，王宝亮教授认为其病机多为外邪犯喉，或邪滞于咽日久，或脏腑虚损，致咽失濡养或虚火灼咽，咽部气血运行不畅，治疗上多运用我院首届国医大师李振华中医验方"医乐汤"为基础方，随症加减治疗慢性咽炎，临床取得满意疗效。根据患者症状、舌苔、脉象可辨证为虚火上炎证，初选医乐汤以宣郁清热，化痰活血治其标，7剂后患者痰去热清，后继以知柏地黄丸滋阴清热治其本。先后两方治疗，标本兼治，故可痊愈。另王宝亮教授将慢性咽炎分为肺热壅盛、肺脾气虚、虚火上炎、肝郁气滞、肾阳不足、痰瘀互阻六个证型。一是肺热壅盛型：慢性咽炎急性发作，症见咽痛，发热，口舌干燥，口气热臭，舌质红，苔黄腻，脉滑数。予医乐汤加金银花30g，板蓝根15g，薄荷6g。二是肺脾气虚型：咽部黏膜色淡无华或但肿不红，面色无华，倦怠乏力，纳差，舌淡苔白，脉缓弱。予医乐汤加四君子汤加减。三是虚火上炎型：咽干不适，痛势隐隐，痰少而黏伴午后烦热，腰膝酸软，舌红少津，脉细数。予医乐汤加知柏地黄丸。四是肝郁气滞型：咽部闷胀不舒如物梗阻，情绪不畅，急躁易怒，胸胁胀痛，舌红，苔黄，脉弦。予基础方加逍遥散，热势不显者加半夏厚朴汤加减。五是肾阳不足型：咽部紧闷不适，口淡不渴或咽干欲热饮，面白肢冷，腰膝酸软，小便清长，舌淡，苔白，脉沉。予基础方加肾气丸加减。六是痰瘀互阻型：咽干而涩，咽部刺痛，频频清嗓而恶心不适，舌红有瘀斑，苔黄腻，脉滑。予基础方加消瘰丸。

【案2】张某，女，30岁。初诊：2012年4月10日。主诉：咽部不适，咳吐黏痰2年余。现病史：患者平素体虚易感，2年前出现咽痛不适，咽痛为隐痛，伴咳吐白色黏痰，症状时轻时重，饮食辛辣或气候变化时尤明显。症见：咽部不适，咳吐白色黏痰，咳声低微，倦怠乏力，少气懒言，畏风自汗，纳差，舌暗红，苔黄稍腻，脉弱无力，查咽部黏膜色淡无华，咽后壁滤泡增生，颜色偏淡。辨证：脾胃气虚证。治法：健脾化痰，清热利咽。方选医乐汤合六君子汤。

处方：全瓜蒌25g，苏子10g，海浮石15g，麦冬12g，败酱草30g，大黄3g，蝉蜕10g，桔梗10g，桃仁10g，陈皮10g，半夏10g，白术15g，茯苓20g，党参15g，甘草3g。7剂，水煎服。

二诊：2012年4月17日，咽痛消失，咳痰减少，倦怠乏力诸症亦有减轻。守初诊方加黄芪20g。7剂，水煎服。

三诊：2012年4月24日，患者已无明显不适，以四君子汤加减，益气健脾，调养后天。

处方：陈皮10g，半夏10g，白术15g，茯苓20g，党参15g，甘草3g。10剂，水煎服。

随访：服药10余剂，诸症消失，随诊1年，未复发。

按语：慢性咽炎是临床常见疾病，病情反复，迁延难愈，常为多种因素所诱发，内科医家多认为"咽喉之病，成因虽多，总因热毒内蕴，复感风邪，或风邪兼夹热、寒、湿，或疫毒之气相兼为患，或因脏腑功能失调、气滞、血瘀、痰湿和阴阳气血偏虚等相因所致"，治疗上或养阴利咽或疏肝理气或燥湿化痰，利咽散结。王宝亮教授承先医诸家之验，提出慢性咽炎"喉毒火痹"理论。王宝亮教授认为无论外感风热火毒之邪，或诸邪郁滞日久，蕴而生火，又或脏腑虚损，咽失所养，咽燥而生火，终致火热之邪痹阻咽喉或夹气滞、血瘀、痰、湿为患，致咽部气血不畅，阴阳失衡，功能失调，火毒煎灼而出现咽干、咽痒、疼痛、异物感等慢性咽炎的一系列症状。治疗上王宝亮教授主张"二段分步法"辨证治疗慢性咽炎。王宝亮教授将慢性咽炎分为"荡火攻邪"阶段和"调腑固本"阶段。王宝亮教授认为"喉痹迁延，虚实火邪郁痹日久，痹火难息，非荡火攻邪不能息顽火，火邪既荡，又当调腑固本，脏腑通调，气血和谐，何患星火复燃"。依其治旨，王宝亮教授治疗慢性咽炎，首以医乐汤加减清荡痹毒火邪。医乐汤以全瓜蒌为君，清肺润肺，化痰利气开胸，辅以败酱草清热解毒，涤除瘀结。臣以海浮石清肺化痰，麦冬润肺养阴。佐蝉蜕、桔梗开宣肺气，苏子、桃仁止咳，少配大黄泻下攻积，导火热之邪由下解，为佐使之用。又用甘草清热解毒止咳，兼调和诸药。诸药相伍，共奏荡火攻邪，利气攻邪之效。痹火既荡，继之据中医辨证施治之法，辨证分型，各施治法，或益气健脾或滋阴清热或理气解郁或温肾壮阳，以"调腑固本"，恢复脏腑生理秩序，消除喉痹的病理基础。案1中，患者既无外感之邪，又无脾虚不濡、气不布津之证，舌暗红，苔薄黄，脉细数，腰膝酸软，夜汗多均为阴虚火旺、虚火灼喉之证。治疗上予以宣郁清热、化痰活血治其标，投以医乐汤原方，待虚火荡平，继以知柏地黄丸滋阴清热治其本，治疗1月余，预后良好，未再复发。案2中，患者咽部不适，咳以白色黏痰，痰声低微，倦怠乏力，少气懒言，畏风自汗，纳差，舌暗红，苔黄稍腻，脉弱无力。辨证为脾胃气虚，痰浊日久，郁而化热，火邪灼喉。"咽痛而饮食不利者，胃火也"，治疗上以医乐汤合六君子汤加减，清热利咽，健脾化痰。火邪已清，痰浊亦消，治以四君子汤加减以益气健脾，顾护后天。服药20余剂，诸症消失，苔退脉调，病已痊愈，随访未再复发。

第二十四节　急乳蛾

【案】刘某，女，24岁。初诊：2017年6月20日。主诉：咽喉红肿疼痛1周。现病史：1周前因讲话过多、劳累、情绪激动出现咽喉红肿疼痛，吞咽、说话时疼痛加重，至当地诊所接受抗生素及咽喉喷剂抗感染治疗（具体药物不详）；3天后咽喉疼痛症状较前加重，吞咽困难，咽部疼痛，以致害怕讲话，咽干、口苦，特至王宝亮教授门诊寻求中医药治疗。查体：形体偏瘦，精神差，面色暗，咽部黏膜充血，扁桃体肥大，可见黄白色脓点。舌质红，苔白，脉细数。西医诊断：急性化脓性扁桃体炎。中医辨病：急乳蛾。辨证：少阳郁热证。治法：和解少阳，清热解毒。方选小柴胡汤合银翘散加减。

处方：柴胡 20 g，黄芩 15 g，连翘 20 g，金银花 20 g，大青叶 30 g，丹皮 15 g，桔梗 20 g，玄参 15 g，射干 15 g，薄荷 9 g，麦冬 20 g，知母 10 g，生甘草 6 g。7 剂，水煎服。

二诊：2017 年 6 月 27 日，患者服初诊方 2 剂后咽痛、吞咽困难、口苦症状消失，服用 7 剂后余症、消失，嘱患者停服。

按语：《伤寒论》曰："少阳之为病，口苦，咽干，目眩也。"口苦是少阳病的特征，临床上遇到的口苦的患者肯定是柴胡证，方中以柴胡、黄芩和解少阳。"少阴病，二三日，咽痛者，可与甘草汤。不差，与桔梗汤。"咽痛者，指咽中疼痛，一般可以给予生甘草，清热，解毒，止痛。症状稍重，不好的，可以加桔梗，桔梗可以利咽、排脓。方中加入金银花、连翘增加清热解毒之力，另连翘有消肿散结之效。射干、薄荷清热解毒，利咽，缓解咽部疼痛症状。患者咽红、疼痛，已入血分，加入清热凉血之品大青叶、丹皮、玄参。又恐热毒伤阴，加入养阴之品麦冬、知母。诸药相伍，清热而不伤阴，凉血而不耗血，则诸症可除。临床上不乏遇到此类患者，出现这种情况大部分患者认为急性化脓性扁桃体炎西医治疗效速，殊不知有时不但不能缓解症状，而且可能造成抗生素滥用。中医药在此类疾病的治疗方面有其独特的优势，辨证论治，效如桴鼓。

第二十五节 心 悸

【案】 王某，女，16 岁。初诊：2013 年 5 月 6 日。主诉：胸闷、乏力 1 周。现病史：1 周前患者感冒后出现胸闷、乏力症状，在当地医院就诊，心肌酶学检查异常，被诊断为病毒性心肌炎，接受对症治疗，症状改善不明显，遂来就诊。症见：胸闷，乏力，心慌，活动行走时症状加重，夜眠差，食欲减退，偶有头晕，舌红，苔黄腻，脉细数。辨证：邪毒犯心，心虚正亏证。方选银翘散合四君子汤加减。

处方：板蓝根 20 g，金银花 12 g，玄参 9 g，当归 15 g，生地 15 g，桂

枝 10 g，太子参 30 g，麦冬 12 g，五味子 15 g，炙甘草 20 g，白术 15 g，黄芪 12 g，炒酸枣仁 25 g，丹参 15 g，枳壳 12 g。10 剂颗粒剂，冲服。多休息，暂停学。

二诊： 2013 年 5 月 16 日，患者胸闷、乏力、心慌等症状明显减轻，未再头晕，饮食、睡眠均有改善，舌红，苔黄腻，脉细数。守初诊方，10 剂，冲服。恢复上学，但嘱避免劳累、熬夜。

三诊： 2013 年 5 月 26 日，胸闷、乏力、心慌等症状基本缓解，未诉头晕，饮食、睡眠正常，舌红，苔黄腻，脉象较前有力。守二诊方去板蓝根、金银花、玄参。9 剂，冲服，后停药。

按语： 王宝亮教授将传统辨证与现代诊疗互补为用，总结其辨治有三：一是毒热犯心为因，以板蓝根、金银花、玄参为用，外散风热，内清毒热，抗治病毒，祛除病因。二是心虚正亏为本，以当归、生地滋养心血；桂枝温通心阳；太子参、麦冬、五味子气阴双补；炙甘草补益心气，用量独重，寓仲景"炙甘草汤"止"脉结代，心动悸"之用；白术、黄芪补益后天之本，助益气血化生；再加炒酸枣仁。诸药合用，可养心扶正以驱邪外出。三是伴生痰气瘀阻，毒热伤正，气血失调，必使痰气瘀血，内生互结，痹阻心脉，以丹参活血祛瘀，枳壳行气消痰。纵析此案，无非扶正、祛邪、通化三要点，可谓去冗就简，实用易通。王宝亮教授强调：急性发病阶段，毒热正盛，可增强祛邪之力；慢性恢复阶段，心虚较重，可加重扶正之用；病程持续愈长，痰气瘀血愈重。望医者能以病之阶段不同，区分三要点之侧重，用药如兵，贵在机动，守则活用，方见全功。

第二十六节　胸　痹

【案】 陈某，男，58 岁。初诊：2015 年 9 月 6 日。主诉：间断心前区闷痛 5 年，再发 1 周。现病史：患者 5 年前出现心前区闷痛不适，住院治疗，诊断为冠心病、心绞痛，后长期服用阿司匹林、瑞舒伐他汀治疗，心前区闷痛仍有间断发作，舌下含化消心痛或速效救心丸，持续数分钟左右可缓解，1 周前患者胸闷、胸痛症状再次发作，口服消心痛，持续 10 余分钟可缓解，但发作较频繁，患者拒绝手术，坚持中药治疗，故今来就诊。症见：胸闷胸痛，气短乏力，心下痞塞感，舌红，苔白腻，脉弦滑。辨证：心阳不足，瘀血阻滞证。治法：行气温阳，活血化瘀止痛。方选瓜蒌薤白汤加减。

处方： 党参15g，黄芪15g，麦冬10g，当归20g，桂枝10g，瓜蒌15g，薤白15g，半夏10g，枳实10g，丹参20g，川芎15g，红花12g，水蛭3g，醋三棱10g，红景天9g。7剂，水煎服。嘱在家休息，避免劳累，继续服用阿司匹林肠溶片、瑞舒伐他汀。

二诊： 2015年9月13日，患者仅偶有胸闷、胸痛发作，气短乏力，心下痞塞感明显改善，舌红，苔白腻，脉弦滑。守初诊方，7剂，水煎服。

三诊： 2015年9月20日，胸闷、胸痛未再发作，气短乏力，心下痞塞症状已经基本缓解，精神大为好转，夜间睡眠欠佳，舌红，苔白腻，脉弦滑。守二诊方加炒酸枣仁30g，7剂，水煎服。

四诊： 2015年9月27日，睡眠好转，胸闷、胸痛一直未再发作，余无不适，效果佳。守三诊方改颗粒剂，配合西药长期口服，预防心绞痛发作。

按语： 本案患者长期口服阿司匹林与他汀类药物，但胸闷、胸痛症状仍间断发作，原因在于：患者存在冠状动脉狭窄的基础病变，遇劳累、情绪等因素则诱发。联合中药应用，可有效减缓心绞痛再发，提高生活质量，降低心肌梗死发生率。本病属中医"胸痹心痛"范畴，张仲景将其病机归纳为"阳微阴弦"，《类证治裁》亦有述："胸痹，胸中阳微不运，久则阴乘阳位，而为痹结也。"王宝亮教授习悟先贤精论，结合现代诊疗，剖析临床验案，研究证候规律，拓展总结病机为：第一，心虚为本。易患此疾者，多为心之阳气不足或心血亏虚之人。第二，心脉不通。心之气血亏虚，温煦不足，推动无力，必使寒浊内生，气机阻滞，瘀血痹阻，致使心脉不通而发病。因此，本案立足心虚之本，以党参、黄芪益心气，麦冬滋心阴，当归养心血，桂枝温心阳，诸药合用，补益养心；瓜蒌宽胸化痰，薤白通阳行气，半夏化痰散结，枳实行气化痰，诸药与桂枝合用，寓仲景"瓜蒌薤白半夏汤""枳实薤白桂枝汤"之用意；再以丹参、川芎、红花、水蛭活血化瘀；醋三棱破血兼行气，增强止痛作用；红景天兼通补之功，既可补气养心，又能活血通脉，具有较好的抗心肌缺血、抗心律失常及改善心功能之效。王宝亮教授通过临床实践发现：临床中单纯寒浊、气滞、瘀血致病者较少，多是搏结交织，互为因果为患，加重病情，故遣方用药应布局周全，本案之方兼养心、温阳、豁痰、行气、化瘀之功，则使疗效大大提升。王宝亮教授着重强调：临证虽需兼顾全面，仍应细辨不同患者虚、寒、痰、气、瘀之不同，适时调整用药之侧重，以求精准，直达病所，不断提升辨证施治的实际运用能力。

第二十七节　痞　满

【案】谢某，男，62岁。初诊：2020年7月10日初诊。主诉：上腹部痞满不适1年。现病史：1年前无明显诱因出现上腹部痞满不适，伴腹胀、嗳气、吞酸、失眠、烦躁等症状，在当地医院被诊断为胃下垂，接受中药口服治疗，连服数月之久，疗效欠佳，为求治疗前来就诊，舌质暗红，苔薄腻，脉滑。辨证：脾胃气虚，肝胆湿热证。治法：益气温脾，清利湿热。方选香砂六君子汤合黄连温胆汤加减。

处方：茯苓20g，陈皮12g，生白术20g，竹茹30g，黄连10g，枳壳10g，煅瓦楞30g，柴胡12g，黄芩10g，栀子12g，砂仁6g，木香10g，白蔻仁15g，知母10g，甘草6g。7剂，水煎服。

二诊：2020年7月17日，患者上腹部痞满不适、腹胀、嗳气、吞酸等症状均明显改善，失眠、烦躁症状减轻，稍感乏力，舌质暗红，苔薄腻，脉滑。守初诊方加太子参15g，7剂，水煎服。

三诊：2020年7月24日，诸症皆有明显改善。守二诊方继续服用10剂后停药。

按语：此案患者曾久服中药无效，为何？前医因"胃下垂"之诊断而予补中益气汤治疗。须知中医贵在辨证，而非闻"下垂"即用补气升提之法。此案虽诊为"胃下垂"，但据其主要症状，当以"胃痞""吞酸"进行辨治。王宝亮教授经长期临床总结认为："胃痞"以虚实兼夹、寒热错杂较为多见，此案亦不例外。其虚在脾虚胃弱，其实在气郁痰浊，其寒在湿困脾阳，其热在湿蕴气郁化热；"吞酸"之辨，亦有寒热。如《证治汇补·吞酸》言："大凡积滞中焦，久郁成热，则木从火化，因而作酸者，酸之热也，若客寒犯胃，顷刻成酸，本无郁热，因寒所化者，酸之寒也。"此案之吞酸，亦是寒热兼具。综上为据，王宝亮教授改用香砂六君子汤合黄连温胆汤加减化裁：生白术、茯苓健脾补虚。木香、砂仁、枳壳行气化痰。白蔻仁、陈皮温化寒湿。黄连、竹茹清热化湿，可谓虚、实、寒、热兼顾。再如《血证论·脏腑病机论》所言："木之性主于疏泄，食气入胃，全赖肝木之气以疏泄之，而水谷乃化。设肝之清阳不升，则不能疏泄水谷，渗泻中满之证，在所不免。"以柴胡、黄芩疏肝气，泻郁热。以煅瓦楞消痰散结，制酸止痛。胃不和则卧不安，再佐栀子、知母滋阴清热，除烦安神。甘草调和诸药。则胃痞胀满、嗳气吞酸、心烦失眠之症可消。胃下垂的治疗，多可参照此案辨治，但应据寒热虚实比重之不同而酌情选药，以求中气之调顺，建中焦之平衡，病方可愈。对确有明显中气下陷，须用补中益气之辈者，亦应详参此案之理，以求全功。

第二十八节 腹 痛

【案】郎某，女，40 岁。初诊：2020 年 8 月 8 日。主诉：腹痛 1 天，加重伴腹泻 3 小时。现病史：患者 1 天前食用海鲜后自觉腹痛，呈阵发性，持续约数秒，可自行缓解，饮食乏味，食量减少约 1/3，无恶心、呕吐、腹泻、头晕、心慌、胸闷及其他不适，未予注意。3 小时前腹痛加重，绞痛，以脐周疼痛为甚，持续约数分钟，不能自行缓解，干呕，腹泻，呈稀水样便，色黄，4~5 次/日，泻后痛减，乏力，偶有胸闷、气短，睡眠可，小便正常。舌质暗红，苔黄厚腻，脉弦数。辨证：湿热壅滞证。证机：湿热壅滞，损伤脾胃，传化失常。治法：清热利湿。方选藿香正气散加减。

处方：藿香 12 g，白芷 10 g，苏梗 10 g，清半夏 12 g，陈皮 15 g，白术 15 g，大腹皮 15 g，厚朴 15 g，茯苓 30 g，三棱 12 g，莪术 12 g，香附 15 g，乌药 6 g，荷叶 15 g，绞股蓝 20 g，山楂 15 g，桔梗 12 g，郁金 15 g，金钱草 30 g。5 剂，水煎服。

按语：综合患者的症状、体征分析，此病属于急性胃肠炎范畴。病案中患者在 8 月发病，此时处于夏令暑湿多发时节，气候炎热，容易形成暑兼湿邪。患者饮食不节，过食海鲜，暑兼湿邪从口而入，困扰胃肠气机，酿生湿热，蕴蓄胃肠，损伤脾胃，腑气通降不利而发生腹痛，邪气犯胃，胃失和降，胃气上逆而致呕吐，脾运失职，升降失调，清浊不分，故而泄泻。结合舌脉，辨证属湿热壅滞证，方选藿香正气散加减。藿香为君，取其芳香之气而化在里之湿浊，且可辟秽和中而止呕。清半夏、陈皮理气燥湿，和胃降逆而止呕。白术、茯苓健脾运湿以止泻，共助藿香内化湿浊而止吐泻。湿浊中阻，气机不畅，故佐以大腹皮、厚朴行气化湿，畅中行滞，且寓意气行则湿化之。苏梗、白芷辛温发散，助藿香辟化浊；其中苏梗醒脾宽中、行气止呕、解鱼蟹之毒，白芷兼能燥湿化浊。桔梗宣肺利膈，既益解表，又助化湿。健脾利湿与理气和胃共施，使湿浊内化，气机通畅，脾胃调和，清升浊降。香附、乌药、郁金，疏肝解郁，理气宽中，行气止痛，同用可加强治疗胸腹胁肋闷痛的效果。荷叶清暑化湿，升发清阳，金钱草清利湿热，绞股蓝消炎解毒，同用可清化湿热，渗湿止泻。加用擅消肉食之山楂，可健运脾胃，脾胃运化则可加强发挥升清降浊之功效。患者舌质暗红，三棱、莪术破血消癥，血行则气行，气行则湿化，诸药合用，共奏此效。

第二十九节　泄　泻

【案】郭某，女，55岁。初诊：2016年9月10日。主诉：粪质稀溏3年余。现病史：3年前，患者无明显诱因出现腹泻，每日大便5~6次，便稀不成形，曾到多处治疗，效果欠佳，症状持续不能缓解，近3年体重下降10余斤，为求中医治疗，遂来诊。症见：神志清，精神欠佳，大便稀溏，日5~6次，疲乏无力，面色萎黄，怕冷，纳食差，寐可，小便正常，舌淡红，苔白腻，脉细弱。辨证：脾肾亏虚证。治法：健脾益肾。方选参苓白术散加减。

处方：党参15 g，白术15 g，茯苓30 g，炒山药30 g，广藿香20 g，炒薏苡仁30 g，黄芪12 g，柴胡10 g，葛根20 g，黄芩12 g，黄连5 g，木香10 g，补骨脂30 g，肉豆蔻15 g，五味子15 g，炙甘草6 g。7剂，水煎服。

二诊：2016年9月17日，患者每日大便次数减少至2~3次，大便稀溏也有改善，时有大便后有肛门坠胀感，舌淡红，苔白腻，脉细弱。守初诊方加升麻10 g，7剂，水煎服。

三诊：2016 年 9 月 24 日，大便次数每日基本 1~2 次，大便基本成形，在食用水果后偶有稀溏情况，坠胀明显改善，自觉时有腹胀，舌淡红，苔白，脉较前有力。守二诊方去五味子，加陈皮 10 g，10 剂，水煎服。

四诊：2016 年 10 月 7 日，大便稀溏、坠胀感基本缓解，大便次数每日 1 次，偶有 2 次。守三诊方去升麻，10 剂，水煎服。

按语：患者泄泻日久，久泻之病，缠绵反复，多方求医，亦常不效，患者困苦不已。若立方用药，须求全兼备，王宝亮教授将其总结为三点：补虚化湿为主，升提收涩兼顾，清热消导佐助。其发病之所，在脾肾二脏。《景岳全书·泄泻》曾言："泄泻之本，无不由于脾胃。""肾为胃关，开窍于二阴，所以二便之开闭，皆肾脏之所主，今肾中阳气不足，则命门火衰，而阴寒独盛，……即令人洞泄不止也。"故王宝亮教授常以参苓白术合四神加减，作为治疗根本。以党参、茯苓、白术、炒山药、补骨脂健脾温肾以补虚；以炒薏苡仁、广藿香淡渗芳香以化湿；以黄芪、葛根补中轻扬之性，升提久泻下陷之中气；以肉豆蔻、五味子酸温收敛之性，固涩久虚津脱之肠道。佐黄芩、黄连清热解毒兼燥化湿邪，与葛根配，有"葛根芩连"之用，亦可防温升之品助火；佐木香行气消导，与黄连伍，寓"香连丸"之意，又可防补涩之品壅滞；再以柴胡一药三用——调肝畅脾、疏肝解郁、升清升提；炙甘草补益中气，调和诸药。全方补、化、涩、升、清、通作用兼具，只要参习领悟得当，结合临床实际病例之偏重所在，灵活遣方，必可获效。《医学入门·泄泻》中之描述可谓精妙："又则升提，必滑脱不禁，然后用药涩之，其间有风胜兼以解表，寒胜兼以温中，滑脱涩住，虚弱补益，食积消导，湿则淡渗，陷则升举，随证变用，又不拘于次序，与痢大同。"我们应承古悟今，莫拘一格。

第三十节 便 秘

【案】方某，男，53 岁。初诊：2018 年 8 月 10 日。主诉：排便困难 2 年余。现病史：2 年前患者出现排便困难，大便 3~4 日一次，干结，饮食欠佳，腹胀不适，患者在多处治疗，效果欠佳，平素常用开塞露后方能排出大便，为求进一步治疗遂来就诊。症见：排便困难，大便干结如羊屎，3~4 日一次，烦躁不安，纳一般，寐可，小便正常，舌红，苔黄腻，脉滑数。辨证：阳明温病，热结阴亏证。方选增液承气汤加减。

处方： 火麻仁30g，党参12g，当归15g，生地15g，麦冬12g，白芍15g，玄参8g，焦神曲30g，焦麦芽30g，焦山楂15g，肉苁蓉15g，莱菔子12g，杏仁9g，枳实10g，厚朴10g，生大黄3g。7剂，水煎服。

二诊： 2018年8月17日，患者1~2日排便一次，偶有便干，但排便基本顺畅，腹胀、烦躁亦有减轻，食欲好转，舌红，苔黄腻，脉滑。守初诊方去大黄。7剂，水煎服。每日吃1个火龙果。

三诊： 2018年8月24日，患者每日均有排便，大便顺畅，腹胀、烦躁明显改善。守二诊方，10剂，水煎服。每日吃1个火龙果。

按语： 无论是在门诊还是在病房，长期便秘患者均较常见，详问其情，多有久服所谓清肠保健之品或泡服大黄、番泻叶等用药史，亦有在医师指导下靠长期口服乳果糖、果导片等药物维持者，导致患者呈现出便秘与腹泻交替往来，通便药与止泻药往返服用的现象。王宝亮教授极为赞同《景岳全书·秘结》中的论述："秘结证，凡属老人、虚人、阴脏人及产后、病后、多汗后，或小水过多，或亡血、失血、大吐、大泻之后，多有病为燥结者。盖此非气血之亏，即津液之耗。凡此之类，皆须详察虚实，不可轻用芒硝、大黄、巴豆、牵牛、芫花、大戟等药，及承气、神芎等剂。虽今日暂得痛快，而重虚其虚，以致根本日竭，则明日之结必将更甚，愈无可用之药矣。"将久秘治疗总结概括为：不重通泻肠腑，重在调胃肠功能，胃肠功能之调，重在气血阴津之养，一靠药物，二靠饮食，药食结合，方能持久。以本案为例，重用火麻仁甘平而润肠去燥，党参补气而助力胃肠，当归养血而荣肠通便，生地、麦冬、白芍、玄参养阴而"增液行舟"，重用焦三仙者，乃借其消食化积之功，与前述火麻仁、党参、当归补养诸药合用，达促进胃肠蠕动、调节胃肠功能之目的；肉苁蓉"温而不热，补而不峻，暖而不燥，滑而不泄"，温肾通便而无助热之虞，且以其甘温之性，还可防寒凉滋阴之品伤阳；莱菔子消食下气；用杏仁者，因肺与大肠相表里，宣肺气以畅腑气；枳实、厚朴行气消滞，仅少佐生大黄之用，意在清涤胃肠，而无致泻之忧。纵观全方，补气养血、滋阴润燥之力远胜泻下通腑之力，其目的在于调节恢复胃肠道正常功能，使大便通畅而无耗伤气血、损伤津液之虑。在此基础上，嘱患者每日进食火龙果，火龙果清凉甘润，富含多种微量元素，可促进胃肠道蠕动排便，如此能避免久服药物，经济实惠而有效，最终以食代药，此为长久之计也，亦为医者之最高境界，吾常感佩而效之。

第三十一节　水　肿

【案】豆某，女，65 岁。初诊：2020 年 2 月 4 日。主诉：间断胸闷 6 月余。现病史：6 个月前出现间断胸闷，未予重视，症状渐重，在当地医院查胸部 CT 及胸腔探查彩超，提示双侧大量胸腔积液，全身水肿，经胸腔闭式引流抗感染、强心、利尿、补充人血白蛋白、止咳平喘等对症治疗后，上述症状无明显缓解。为求中医诊治，遂来诊。症见：患者呈亢奋状态，食欲减退，饮食减少约 1/3，双下肢水肿，呈指凹性，小便欠利，量少次频，大便失调，舌苔黄厚，质暗红，脉沉。辨证：水瘀热互结证。治法：清利湿热，兼清郁热，活血化瘀。方选桃红四物汤合五苓散、苍柏煎加减。

处方：当归 12 g，赤芍 15 g，川芎 12 g，桃仁 12 g，红花 10 g，茯苓 30 g，猪苓 30 g，泽泻 15 g，大腹皮 30 g，茯苓皮 30 g，车前子 30 g，苍术 10 g，黄柏 15 g，生薏苡仁 30 g，芦根 30 g，大麻仁 30 g，黄芩 12 g。5 剂，水煎服。

二诊：2020 年 2 月 16 日，服药后病情好转，饮食量增加，双下肢水肿明显减轻，呼吸较顺畅，无胸闷、气短，小便利，量可，大便调。舌苔薄黄，质暗红，脉沉弦。辨证：热瘀血结证。治法：清热活血。方选丹红四物汤合小陷胸汤、四妙散加减。

处方：当归 12 g，赤芍 12 g，川芎 12 g，生地 18 g，瓜蒌 20 g，清半夏 9 g，黄芩 12 g，丹参 30 g，红花 10 g，茯苓皮 30 g，猪苓 20 g，泽泻 15 g，大腹皮 30 g，车前子 30 g，苍术 10 g，黄柏 12 g，陈皮 15 g，茯苓 20 g，生薏苡仁 30 g，川牛膝 20 g。7 剂，水煎服。

三诊：2020 年 3 月 18 日，患者服药后精神好转，胸闷缓解，全身肿胀减轻，仍感腹胀，双下肢肿胀，小便较前顺畅，大便尚正常，日 1 次，舌红少苔，脉细弱。辨证：余热伤阴证。治法：清热理气滋阴。方选生脉散合猪苓汤加减。

处方：西洋参 10 g，麦冬 10 g，五味子 10 g，茯苓 20 g，猪苓 20 g，土白

术 15 g，枳壳 5 g，陈皮 15 g，生姜 12 g，姜半夏 9 g，泽泻 12 g，阿胶 10 g，滑石 10 g，大腹皮 30 g，厚朴 15 g，葶苈子 20 g，大枣 10 g，通草 6 g，车前子 20 g。7 剂，水煎服。

四诊： 2020 年 3 月 24 日，患者再次来诊，神志清，精神好转，诉胸闷消失，全身轻度水肿，较前明显好转，略感腹胀，饮食增加，二便尚调，小便量尚可，舌苔薄黄，质淡红，脉沉细。守三诊方，7 剂，水煎服。

按语： 初诊时患者整体功能太过，下肢水肿，小便不利，脉沉，为有水饮；精神亢奋，舌苔黄厚，舌质暗红，为有瘀热之明证；虽纳差，食少，乃水饮阻滞三焦、机体气化不利所致，并非机体功能不足，清热利湿可矣，不可妄投补益药。故方选桃红四物汤合五苓散、苍柏煎加减以清热湿热、活血化瘀。二诊时患者病情好转，仍有瘀热之象，故选丹红四物汤合小陷胸汤、四妙散加减以清热活血。三诊时诸症渐轻，舌红少苔，脉象细弱为余热伤阴之候；然仍有水肿、腹胀，滋阴的同时，不可助水，不可碍胃，方选生脉散合猪苓汤加行气药，可获奇效。

第三十二节　发　热

【案】 黄某，男，72 岁。初诊：2019 年 12 月 13 日。主诉：高热神昏 2 天。现病史：2 天前患者于家中洗澡受凉后出现发热，体温 41 ℃，院外予退热消炎药物，汗出则热稍退，体温最低降至 39.3 ℃，但药效过后仍现高热，并逐渐出现神昏，伴咳嗽、咳痰、喘促，遂入院治疗。症见：呈神昏状，喉中痰鸣，呼吸费力，咳嗽乏力，咳痰多而黏稠，高热、寒战，体温 41 ℃，小便量少，大便 3 日未排，舌苔黄腻，脉弦滑。既往史：脑出血病史 20 余年。辨证：痰热瘀蕴肺证。治法：清肺泻热，化痰逐瘀。方选千金苇茎汤加减。

处方： 芦根 15 g，炒桃仁 10 g，薏苡仁 20 g，瓜蒌 30 g，柴胡 25 g，黄连 9 g，青蒿 15 g，生石膏粉 15 g，黄芩 9 g，葛根 15 g，知母 15 g，玄参 15 g，鱼腥草 20 g，川贝母 9 g，生地 15 g，甘草 3 g。3 剂，水煎服。

二诊： 2019 年 12 月 16 日，服初诊方 1 剂即见效，当日体温波动在 39 ℃左右，周身汗出，未再见寒战；服 2 剂体温最低已降至 38 ℃，神志逐渐转清，痰量多而稀，易咳出，小便量可，大便正常；3剂服完，患者仅低热，胸口汗出，体温37.5 ℃左右，神志如常，偶有咳痰，二便正常。守初诊方去柴胡、葛根，加用太子参15 g、五味子9 g、麦冬12 g、白术15 g。3剂，水煎服。并嘱其多食清淡，忌油腻温补之品。

三诊：2019年12月19日，患者家属代诉，服上方1剂后体温已降至正常，体温在36.3~36.8 ℃，未再发热，已恢复至本次发病前状态，未再施药。

按语：此方由千金苇茎汤加减而成。《素问·热论》："人之伤于寒也，则为病热。"《素问·阴阳应象大论》："其高者，因而越之。"《金匮要略论注》："苇茎之轻浮而甘寒者，解阳分之气热；桃仁泻血分之结热；薏苡下肺之湿热，瓜瓣清结热而吐其败浊，所谓在上者越之耳。"《成方便读》："桃仁……为润燥之品，一则行其瘀，一则化其浊；苇茎退热而清上，苡仁除湿而下行。方虽平淡，其散结通瘀、化痰除热之力实无所遗。以病在上焦，不欲以重浊之药重伤其下也。"患者沉疴多年，本次复感外邪，邪热入里袭于肺，邪热壅盛，蒸液成痰，症见身热转甚，时时振寒，继则壮热不寒，汗出烦躁，喘促气急；舌苔黄腻，脉弦滑，瘀热痰蕴肺。千金苇茎汤乃清肺化痰之要方，加之鱼腥草、川贝母化浊祛痰；柴胡解表退热，石膏清肺热之力强，借青蒿、黄芩、黄连清热之力，以达清泻肺热、化痰通瘀之功。然"存得一分津液，便得一分生机"。因此以知母、玄参、生地养阴生津，亦防热盛津伤。高热病后，扶阳不易，救阴犹难，阻气易复而津液难生，清热泻火意在护津，滋阴降火为了生津，亦因如此，二诊去柴胡、葛根以免发汗过甚，加用太子参益气养阴，五味子、麦冬益气生津。病邪虽衰，大热已去，然余热未除，又"热病已愈，时有所遗"，此时热邪未净，脾胃虚弱，因此加白术健脾顾护胃气，慎起居，节饮食，病可愈。本案以千金苇茎汤为主方，随症加减，用药平淡无奇，却出奇制胜，效如桴鼓，药到病除。

第二章
病因病机论治

第一节　出血性中风的病因病机

脑出血属中医学中风病范畴，《内经》谓之"大厥""薄厥"，后称"卒中""类中"。中风之因，汉唐遵《内经》主外风，金元争鸣倡内风。现代则归之于虚、火、风、痰、气、血六端，而病发多责于瘀血、痰浊。王宝亮教授认为，该病患者既有阴虚、气虚、痰瘀盛的病理体质，又有情志、劳倦的诱发因素，痰、火、瘀、水交结乃其病理特点。

一、阴虚、气虚、痰瘀的体质因素

50~60 岁是脑出血的高发年龄。机体日趋衰老、肝肾阴亏、肝阳亢盛是这个年龄段患者的显著特点。王宝亮教授分析，肝肾之阴俱损，阴虚则肝阳无制而偏亢，肝阳偏亢则致情志不和，肝气郁结，郁而化火，炼津为痰；同时肝阳偏亢则易乘脾土，致脾失健运，运化失司，水谷不化精微而转生痰浊，停滞中州；阴虚又易致血液瘀滞，阴精与血同类，能相互转化，阴虚则血液黏稠，运行不利，瘀滞成瘀。正如周学海所说："血犹舟也，津液水也，水津充沛，舟才能行。"王宝亮教授认为，气虚是本病不可忽视的又一体质特点。《医经溯洄集·中风辨》曰："中风者，非外来风邪，乃本气病也。凡人年逾四旬，气衰之际，或因忧喜忿怒伤其气者，多有此疾。"此即古人所谓"内虚邪中"。"气为血帅，气行则血行，气滞则血滞。"气虚一方面可致血液运行不畅，滞于脉中而为瘀；另一方面气虚则津不正常化生，转生痰水，造成痰湿内蕴。王宝亮教授指出，不同患者临床表现的气虚程度有异，而脑出血发作之时，因痰水壅盛，瘀血停着，标实症状尤为突出，故常掩盖气虚的一面，然气虚之甚者，若救治不力，则易向脱证转化，预后较差。

二、情志、烦劳是脑出血的主要诱发因素

脑出血的发生，多由情志、烦劳而诱发。素有肝肾阴亏，肝阳偏亢，加之突发暴怒，更易致肝失疏泄，气机不畅，正如《内经》所说的"大怒则形气绝，而血菀于上，使人薄厥"，从而发为中风；且"气有余便是火"，火热内炽，热极生风，肝风妄动，挟痰浊上冲，气机逆乱，血随气逆，不循脉道而外溢，同时，火热亢盛，灼伤血络，反致络破血溢。

由烦劳诱发者，或为操劳过度，或为用力过度。操劳过度则伤气阴，阴伤则肝火愈旺，"壮火食气"则气更伤，加之气虚之本，气衰则不摄血，外为火热所迫，终致络破血溢。若便燥急排或骤承重物而用力过度，不但大伤元气，更易致突然气机逆乱，血随气逆，"血之与气，并走于上，则为大厥"。

三、瘀火痰水上阻脑窍是脑出血的病理特点

肝阳化火，痰火上壅，迫血妄行，络破血溢，形成脑出血。血溢脉外，即为瘀血，瘀血凝滞积聚于脉外，造成局部血流障碍，压迫脉道，则致再出血。瘀血既是出血的病理产物，又是再出血的病因。瘀血喜与热合，形成热与血结，胶结不解。瘀血合痰浊阻滞，蒙蔽心神则发为神昏，停于经脉则肢体失用，阻于舌则或言謇或不语。瘀血还能促进痰水的产生。因痰水乃津液停聚而生，津血同源，二者生理上相互滋生，病理上相互影响。津液清稀，血液稠厚，虽血行脉中，津行脉外，若血行不畅，淤滞脉道或离经为瘀血，则津液停着，聚生痰水，血瘀越重，痰水越多。正如《赤水玄珠全集·卷一·中风》之论："津液者，血之余，行乎脉外，流通一身，如天之清露。若血浊气滞，则凝聚而为痰。痰乃津液之变，遍身上下，无处不利……"瘀血、痰水与肝阳之火相合，形成痰热胶结，痰热蒙蔽心神，则神志昏蒙或昏愦，造成气机骤然失调，津液代谢紊乱，体内痰浊速生，病情进一步加重。痰水内停，则使失调之气机更为逆乱，

经脉不利，血液运行失常，淤滞而成瘀血，引动再次出血。这样便形成热迫血出，出血致瘀，瘀生痰水，痰热相合，加重瘀血，瘀血引动再次出血的恶性循环，最终形成瘀热、痰水充斥于脑、蒙蔽心神的病理状态。

四、中焦燥结进一步加重病情恶化

脑出血的发生，或为肝火灼络、迫血妄行，或为过度用力致气机突然逆乱，血随气逆，均致瘀热痰水充斥于脑，蒙蔽心神，出现神昏。神昏则气机失调更甚，导致脾气不升，胃气不降，肠胃传化失司，水谷不能化为精微，糟粕不能排出体外，聚积于肠道，腑气不通。加之本病肝火炽盛，火灼津亏，肠中燥屎坚结，更易形成腑实。同时，随着病程发展，患者多有不同程度的发热、呕吐，加之脱水治疗，常使津伤更甚，终致腑实不通。腑实不通虽因火热为患，反之又助火热更炽。腑气不通，秽浊之气内扰，邪热没有出路，则热为燥结，热愈盛则结愈甚，结愈甚则火更炽。而火势助风，风借火威，致风火愈盛。火非徒与燥结，且与瘀结、与痰合，热不除则瘀难解、痰难化，最终形成上为瘀热、痰火，下为阳明燥结，上下合邪，病情恶化。

综上所述，王宝亮教授认为脑出血属于本虚标实，在未发时以阴虚、气虚为本，痰浊盛为标，阴虚是导致肝阳偏亢的根本原因，气虚是痰浊内蕴的主要病理。肝阳偏亢，易致性情急躁，故本病每以情志不遂而诱发。气虚则不帅血行，易致血瘀，血瘀更助痰生，形成痰瘀交互为患。在本病发作时，以标实为主，本虚为次。急则治标，标实为瘀热痰水交结于上，阳明燥热停滞于中，下结由瘀血引发，而燥结浊热上熏于肝，则肝火更旺，因总归于火，故其治当以泻火为急要。而火在上与瘀血、在下与燥屎结，不活血则火难平息，不清热则"蓄血"更甚。火在下者，附于燥屎，腑实除则火无所依，热邪孤立，故以通腑荡热，活血化瘀为要。王宝亮教授最后指出饮以利药，同使破血之品，极易伤及元气，故当少佐益气之品，此不但可使元气得助，更为预防虚脱而虑，体现中医"已病防变"的思想。

第二节　从痰瘀阻络论治中风后抑郁

一、中风后抑郁的认识

中风后抑郁症是发生在中风后的一种包括多种精神症状和躯体症状的复杂的情感性障碍性疾病。是脑血管意外后常见的并发症之一。临床表现除情绪低落、兴趣丧失、思维迟缓、自我评价过低、心神不宁、多疑易惊、悲伤善哭、喜怒无常等精神神经症状外，还包括躯体不适，如疲劳、失眠、头晕、头痛、咽部不适、心悸、胸闷、胃痛、腹胀、食欲减退、性欲减退、大便不调等。患者治疗和康复的积极性降低，部分患者甚至出现厌世和自杀等行为，严重影响患者的康复。中医学认为，该病属"郁证"范畴，为"郁证""中风"之合病。二者互为因果，故其病机较为复杂。王宝亮教授经过多年临床分析，从痰瘀立论，提出舒郁活血化痰通络法治疗中风后抑郁症，已经过30余年的临床应用，屡起沉疴。

二、验案举隅

【案】张某，男，56岁。初诊：2005年10月25日。主诉：右侧肢体活动不利3月余，伴情绪低落1月余。现病史：3个月前因中风致右半身不遂，医院保守治疗1个月好转后出院，后因不能面对现实，精神压力过大，1个月前出现情绪低落、郁郁寡欢、沉默少言、自责、失落、沮丧，有轻生之念。遂在家人陪同下来我院求治。症见：右侧肢体不遂，肌张力高，情绪低落，沉默寡言，胸闷不适，脘痞纳差，多寐，大便质稀难解，视其面色发暗，舌质暗、有瘀斑，舌体胖大，苔白腻，脉沉弦。辨证：肝气郁结，痰瘀阻络证。治法：疏肝解郁，化痰祛瘀通络，方选柴胡疏肝散合通窍活血汤加减。

处方：胆南星6 g，白附子6 g，僵蚕9 g，水蛭6 g，赤芍12 g，川芎6 g，远志10 g，石菖蒲9 g，郁金9 g，川贝母12 g，油当归20 g，柴胡10 g，白芍10 g，生白术10 g，茯苓10 g，枳壳10 g，甘草10 g。7剂，水煎服。

二诊：服完7剂汤药后诸症皆有好转，情绪转佳，面色泛红，舌质暗、有瘀斑，舌体胖，苔白稍腻，脉弦滑。守初诊方，加党参20 g、苍术12 g，改柴胡为 12 g，加香附 10 g，白术加至 20 g，14 剂，水煎服。

随访： 随王宝亮教授门诊调药，守二诊方临加减，服用两月有余，并辅以心理治疗，病愈，随访 1 年，未再复发。

按语： 本证患者因中风后情志不舒，肝失条达，气失疏泄，而致肝气郁结，肝郁气滞则血瘀；肝郁乘脾，使脾失健运，蕴湿生痰；痰瘀内结于诸脏，上痹于脑脉，清气不得宣泄，清窍不得濡养，神明失用，则情绪低落、郁郁寡欢、沉默少言，胸闷不适，脘痞纳差，面色发暗，多寐，大便质稀难解，诸症生焉。中风之瘀血阻滞脉络在先，内生痰瘀于后，故本病的基本病理基础不外痰、瘀，而情志不舒、气机郁滞为本病的根本诱因。舌质暗、有瘀斑，舌体胖大，苔白腻，脉沉弦亦为痰瘀之象，故治当以舒郁活血化痰通络法。方中胆南星为君药，取其辛而走散、清热涤痰、燥湿化痰之意；配以川贝母，制其温燥之性且可加强化痰之功；白附子、僵蚕燥湿化痰、解毒散结、祛风通络；水蛭、赤芍、川芎活血破瘀；远志、郁金、石菖蒲化痰浊、补五脏、通九窍、益心智、通神明，此处用之取其芳香开窍涤痰之意；枳壳、白芍、香附、柴胡等药疏肝气，去诱因；党参、白术、茯苓、苍术以健脾燥湿，绝生痰之源；油当归、生白术活血润肠使邪出有路；甘草调和诸药。全方共奏舒郁活血化痰通络之功。如头痛、眩晕重者，可加天麻、钩藤平肝潜阳；失眠者，可加夜交藤、酸枣仁、山茱萸养心安神；有热象者，可加牡丹皮、栀子凉血化瘀；气虚甚者，可加黄芪、人参以益气；阴虚火旺者，可加生地、知母养阴清火；肝肾亏虚者，可和左归丸共用。以此为基础，辨证论治中风后抑郁，莫不应手而愈。

第三节　从痰论治眩晕

一、眩晕的论述

眩晕是以目眩、头晕为主要特征的一类疾病。本病的病因有饮食不节、情志不遂、体虚年高、跌仆损伤等多种因素。眩晕病证，历代医籍记载颇多。《内经》对其脏腑、病性归属方面均有记述，如《素问·至真要大论》认为"诸风掉眩，皆属于肝"，指出眩晕与肝脏关系密切。《灵枢·卫气》认为"上虚则眩"，《灵枢·口问》也指出"上气不足，脑为之不满，耳为之苦鸣，头为之苦倾，目为之眩"，《灵枢·海论》认为"髓海不足，则脑转耳鸣"均属因虚致眩。总之，《内经》认为眩晕乃颠顶之疾，这些论述皆为后世论述眩晕的主要理论依据。汉代张仲景对眩晕的认识及辨证论治，在《内经》的基础上又有进一步的发展。《金匮要略·痰饮咳嗽病脉证并治》中有"心下有支饮，其人苦冒眩，泽泻汤主之"和"卒呕吐，心下痞，膈间有水，眩悸者，小半夏加茯苓汤主之"。这些关于痰饮致病的理论和治疗方法，为后世"无痰不作眩"的论述提供了理论依据，开辟了"因痰致眩"及其治疗的先河。朱丹溪则以痰饮立论，曰："无痰则不作眩。"明代张景岳则以虚立论，主张"无虚不作眩"，认为"眩晕一证，虚者居其八九，而兼火兼痰者不过十中一二耳"。尽管历代医家对眩晕有不同论述，但都认为其总的病机特点是"本虚标实"。虽有"风、火、痰、瘀"的不同，但王宝亮教授认为痰浊在眩晕病发生发展过程中占有重要的地位，用中医治疗有明显特色与优势。王宝亮教授认为随着社会发展和生活水平的提高，现代人多嗜食肥甘厚味，而且生活节奏紧张，劳倦太过，缺乏锻炼，损伤脾胃，一则气血无生化之源，导致眩晕；二则易湿困生痰，痰蒙清窍，清阳不升，浊阴不降，症见头晕目眩，头重如裹等症。临床常以痰热、痰火、风痰、痰郁、痰瘀、痰湿、痰虚为病，诚如《丹溪心法·头眩》所言之"无痰则不作眩"。在病机上抓住一个"痰"字，从"痰"论治眩晕证，并在治痰的基础上，根据兼夹虚实的不同而辨证论治，临床疗效颇著。

二、辨证施治

（1）平肝息风化痰法：适用于肝阳上亢或肝风夹痰者。由于肝风在眩晕病发病中的重要性和痰邪致病的普遍性，本法甚为常用。王宝亮教授认为，眩晕病涉及心、肝、肾诸多脏器，但其变动在肝，根源在肾，肝肾阴虚、肝阳偏亢是基本的发病机制。此证在年轻体壮的眩晕病患者中最为多见。《素问·至真要大论》云："诸风掉眩，皆属于肝。"一方面或升发太过，或郁极化火，造成火升阳亢风动；另一方面，疏泄失司，气不化津，津聚为痰。临床表现常见：眩晕，头痛，面部烘热，烦躁或情绪易激动，脉弦；或兼口干苦，耳鸣，肢麻，失眠，舌红或绛，苔黄或腻，脉细数有力；并见胸膈满闷，恶心呕吐，不思饮食，肢体沉重，或有嗜睡，舌苔白腻，脉象濡滑或弦滑。治疗当平肝息风、化痰祛湿。方选天麻钩藤饮合温胆汤或半夏白术天麻汤加减。药物：钩藤 30 g，天麻 10 g，石决明 20 g，黄芩 10 g，菊花 10 g，益母草 20 g，陈皮 12 g，半夏 10 g，茯苓 20 g，白术 25 g，竹茹 12 g，桑寄生 10 g。肝火偏旺者，去桑寄生，加龙胆草 20 g，栀子 10 g，以清肝泻火；属阴虚阳亢而偏阴虚者，加龟板 30 g，玄参 10 g，生地 10 g；大便燥结者，加大黄、枳实各 10 g；痰热者，加天竺黄 15 g，胆南星 6 g，竹沥汁 20 mL；心烦躁扰、夜不安卧者，加珍珠粉、朱砂适量冲服。

（2）活血化痰法：王宝亮教授认为痰瘀互结是眩晕证的常见始发和促进因素。在眩晕病的病程中，痰饮瘀血作为病理产物和致病因子，是本病迁延反复发生的重要病理物质基础。"诸痰者，此由血脉壅塞，饮水积聚而不消散，故成痰也。"津液停聚可以成痰，血行不畅可以成瘀。痰瘀两者同源而互衍，胶着互结，交互为患，痰阻则血难行，血瘀则痰难化，痰滞日久必致血瘀，血瘀内阻，久必生痰。一般年轻患者以痰浊、瘀血为主，如高脂血症、肥胖、烟酒过量等导致气血津液代谢紊乱，津停为痰，血留为瘀，痰瘀互结，损伤络脉，又进一步导致气血运行逆乱，痰迷瘀闭，最终导致眩晕。久则导致脏腑虚损，进一步加重痰瘀互结和对络脉的损伤。老年患者多以正虚为主，兼夹痰瘀，临床上常有眩晕、头重、胸闷、腰酸与舌质紫暗、瘀斑瘀点、舌苔腻并见。对于痰瘀同病，王宝亮教授采用化痰泄浊、活血化瘀的方法，可称之为痰瘀同治。方选通窍活血汤合温胆汤加减。药物：陈皮 12 g，半夏 10 g，炒白术 25 g，茯苓 20 g，川芎 12 g，赤芍 12 g，桃仁 12 g，红花 12 g，白芷 15 g，菖蒲 15 g，当归 12 g，地龙 15 g，全蝎 10 g，老葱 20 g。兼见神疲乏力，少气自汗者，加黄芪 25 g、党参 20 g 以益气行血；兼畏寒肢冷，感寒加重者，加制附子 10 g、桂枝 12 g 以温经活血。

（3）健脾利湿化痰法：适于气虚痰郁诸证，眩晕症虽以肝阳上亢、痰瘀互结及肝肾阴虚等证较常见，但王宝亮教授认为"无虚不作眩"，除肝肾阴虚外，其中脾虚生痰亦最为常见，王宝亮教授崇尚"脾旺不受邪""上气不足……目为之眩"的观点。劳倦过度或饮食不节，损伤脾胃，脾虚不能运化水湿，升清降浊失常，而致水湿内停，聚湿生痰，痰湿中阻，清阳不升，浊阴不降，发为眩晕。该症患者常见眩晕，恶心呕吐，头重如裹，脘腹胀满，倦怠食少，颈转不利，口渴不思饮或不渴，舌质淡，苔白腻，脉弦滑等主要症状。丹溪指出："内伤夹痰，必用参、芪、白术之属，多用姜汁传送，或加半夏，虚甚加竹沥"，内伤如夹痰者，"则以补中益气汤加半夏、竹沥，仍少入姜汁传送"。在治疗上，王宝亮教授对痰浊中阻型眩晕患者，常采用健脾化痰之法。方选四君子汤合半夏白术天麻汤加减。药物：法半夏 10 g，泽泻 25 g，陈皮 12 g，茯苓 25 g，白术 30 g，白芍 20 g，天麻 12 g，薏苡仁 25 g，黄芪 20 g，党参 25 g，菖蒲 10 g，枳实 10 g。若眩晕较甚，呕吐频作，可酌加代赭石、竹茹、生姜、旋覆花以镇逆止呕；若脘闷纳呆，加砂仁、白蔻仁等芳香和胃；若兼见耳鸣重听，可酌加郁金、葱白以通阳开窍；若痰郁化火，头疼头胀，心烦口苦，渴不欲饮，舌红苔黄腻，脉弦滑，可加黄连温胆汤清化痰热。

（4）行气解郁化痰法：关于气病生痰，隋巢元方即有述"痰饮者，由气脉闭塞，津液不通，水饮气停在胸腑，结而成痰"。王宝亮教授亦非常重视"痰气相因"的观点，认为治痰必先治气，气顺则痰消，津液的正常输布和运行依赖气的推动，气能行津，气行则水湿不停，痰无以由生，气滞则痰聚，气行则痰化，故理气化痰法是治痰最基本的方法。尤其是眩晕病，"气病"和"痰"作为两种基本病理因素，因而显得更为重要。若肝失疏泄，则气机郁结，而致津液代谢输布障碍，产生痰、水等病理产物。肝气不调，一方面或升发太过，或郁极化火，造成火升阳亢风动；另一方面，疏泄失司，气不化津，津聚为痰。《丹溪心法》在痰证论治中，反复强调"顺气为先"，制定了"善治痰者，不治痰而治气"的原则，认为"气顺则一身之津液亦随气而顺"。还明确指出，"初得之，即当顺气""治风者以理气为急，气顺则痰消""痰涎壅盛者，治之必先理气为急"，以达"顺气化痰"之效。使用本法的依据是肝气不调的表现和苔白腻或黄腻之象，总由肝气不调、气机郁滞而成，治疗当疏肝化痰，方选柴胡疏肝散或四逆散合二陈汤加减。药物：柴胡 12 g，当归 20 g，茯苓 20 g，白术 20 g，炒白芍 20 g，菊花 20 g，薄荷 20 g，陈皮 15 g，半夏 9 g，黄芩 10 g，蔓荆子 10 g，甘草 6 g。

（5）滋阴益肾化痰法：劳欲过度、年高体虚、久病及肾，均可损及肝肾，以阴虚为本，以痰为标，同时滋阴可助湿，而化痰可祛湿，故采用滋阴益肾化痰法，王宝亮教授根据中医"滋水涵木"的理论，滋补肝肾之阴，采用杞菊地黄汤为主剂，加橘红、半夏、白术、陈皮等治疗眩晕：枸杞子 12 g，菊花 20 g，熟地 20 g，山药 25 g，山萸肉 12 g，茯苓 20 g，泽泻 25 g，丹皮 12 g，白芍 30 g，当归 12 g，陈皮 12 g，半夏 10 g。虽不加"平肝""息风"药物，亦能改善症状。伴失眠者，可加酸枣仁、合欢皮、夜交藤等；咳嗽痰多者，加桔梗、杏仁、紫菀、款冬花等；有心悸怔忡、脉结代者，可合炙甘草汤；兼心律失常者，快速心律失常时合用生脉散，慢速心律失常时合炙甘草汤或生脉散或麻黄附子细辛汤；兼心衰者用葶苈大枣泻肺汤或五苓散、五皮饮化裁；兼肾功能不全者加六味地黄汤，伴水肿合五苓散、五皮饮化裁。

三、验案举隅

【案 1】张某，男，46 岁。初诊：2007 年 11 月 15 日。主诉：头晕伴恶心 7 年余。现病史：7 年前因工作压力过大，思虑过度，遂出现头晕，全身乏力，当地医院曾输盐酸氟桂利嗪及服用培他啶片，效欠佳，今为明确诊治，特来诊。症见：神清语利，精神差，头晕头痛，口干少饮，喜叹气，胸闷、时有恶心，平素性格急躁，易发脾气，纳食尚可，睡眠差，舌质紫暗、瘀斑瘀点、舌苔黄腻，脉弦滑。辨证：肝郁克脾，痰浊内阻，清窍失养证。治法：疏肝化痰。方选黄连温胆汤加减。

处方：茯苓 25 g，白术 20 g，陈皮 20 g，姜半夏 9 g，黄连 9 g，竹茹 15 g，柴胡 10 g，菊花 20 g，珍珠母 30 g，炒枣仁 20 g，合欢皮 20 g，白芍 15 g，川芎 12 g，甘草 6 g。7 剂，水煎服。

二诊：2007 年 11 月 22 日，头晕症状减轻，自觉全身较前轻松舒服，睡眠差亦明显改善，诉仍有头疼，舌质紫暗，舌苔黄腻，脉弦滑。守初诊方，去甘草，加枳壳 10 g、白芷 20 g、蔓荆子 20 g。7 剂，水煎服。

三诊：2007 年 11 月 29 日，头晕头疼症状几近消失，为巩固治疗特来诊。查体舌脉同前。

处方：柴胡 10 g，川芎 20 g，白芷 25 g，细辛 3 g，白芍 30 g，葛根 20 g，藁本 20 g，蔓荆子 20 g，延胡索 15 g，菊花 20 g，黄芩 10 g，姜半夏 9 g，甘草 6 g。14 剂，水煎服。

随访：患者三诊后未再来诊，间断电话随访 1 年，头晕未再发生。

按语：《素问·至真要大论》云："诸风掉眩，皆属于肝。"患者情志内伤，郁怒伤肝，肝失条达，怒则气上。肝气郁结，横乘脾胃，久则脾运化无权，聚湿为痰，痰郁化火，蒙蔽清窍，发为眩晕头痛。柴胡、白芍合用平肝柔肝，佐以合欢皮、川芎疏肝解郁，使肝气得疏，气顺则痰自消；姜半夏、陈皮、茯苓、甘草等健脾渗湿，醒脾化痰；黄连、竹茹等合用苦寒清热，佐以菊花平肝镇抑以治郁久化热，并走于上；同时给予珍珠母安神改善睡眠。诸药共奏平肝清热理气化痰之功效。

【案2】李某，女，31岁。初诊：2007年8月11日。主诉：头晕目眩10年，加重伴呕吐20天。现病史：10年来间断出现头晕目眩，间断中西医治疗，效不佳。为求进一步中医诊治，遂来诊，症见：头晕目眩，视物旋转，不能站立，呕吐白色泡沫样痰和清水，神疲乏力，懒言，口酸苦，二便调，舌质红，苔薄黄，脉滑。辨证：风痰上扰证。治法：燥湿化痰，平肝息风。方选半夏白术天麻汤加减。

处方：法半夏9g，白术12g，陈皮12g，茯苓15g，钩藤12g，天麻10g，竹茹10g，枳壳10g，泽泻25g，黄芪20g，党参25g，甘草6g。7剂，水煎服。

二诊：2007年8月18日，只间日一发，发作时间亦较前缩短。守初诊方，7剂，水煎服。

三诊：2007年8月25日，眩晕基本控制，偶有恶心，纳食呆滞。守二诊方，加焦三仙各20g。5剂，水煎服。

按语：脾为阴土，主运化，喜燥而恶湿。脾虚不运，水湿内停，聚湿生痰。痰湿中阻，清阳不能上升，浊阴不能下降，加之肝风内动，风痰上扰清空所致。《丹溪心法》云"无痰则不作眩"，指出病因在痰，究其生痰之源，则归咎于脾。《素问·至真要大论》曰："诸风掉眩，皆属于肝。"风性主动，肝风内动，则头晕目眩；复因湿痰上犯，故眩晕之甚，自觉天旋地转，遂作呕吐呃逆。治以化痰息风之法。《医方集解》云"治痰通用二陈"。方中二陈汤健脾燥湿化痰，理气和中，加白术增强健脾化湿之功，使湿去痰消，佐以枳壳理气化痰，气机通畅，脾运得健，脾胃健运，则水湿不生，何以生痰而蒙蔽清窍？又痰湿郁久化热，加用竹茹清热化痰。天麻与钩藤合用，加强平肝息风之力；加黄芪、党参补中益气；泽泻归肾、膀胱经，利小便，使湿有出处。诸药共奏化痰息风之功。

第四节　从痰湿瘀阻论治中风先兆

一、对中风先兆的认识

中风先兆，多见于现代医学之高脂血症、高黏血症、脑动脉硬化、高血压等所致的短暂性脑缺血发作，或由上述原因引起的持续性、渐进性中风前期症状，如不及时治疗，大部分病例可演变成完全性脑中风。中医学中，类似中风先兆证的病名记载较多，早在《素问·调经论》载："形有余则腹胀，泾溲不利，不足则四肢不用。血气未并，五脏安定，肌肉蠕动，命曰微风。"《证治汇补》云："平人手麻木，不时眩晕，乃中风之兆，须预防之。"《明医选要济世奇方》亦指出："其中风者，必有先兆之证，觉大拇指及次拇指麻木不仁，或手足少力，或肌肉微掣者，此先兆也，一二年内必有大风之至。"金代刘完素和清代李用粹均称之为"中风先兆"。其后文献中则有"小中风""中风先期""小卒中""中风先兆证"等称谓，皆从不同角度描述了中风病先兆证的证候特点。1993 年全国脑病协作组的专家们一致认为，"中风病先兆证"这一名称与当时公认的"中风病""中风后遗症"前后呼应，体现了中医病证命名的科学性和统一性。现代医学中，短暂性脑缺血发作属于此病范畴。

我们在临床中观察到，中风先兆常见有"阵发性"眩晕头昏，"发作性"偏身肢体麻木、瘫软乏力，"短暂性"言语謇涩、语无伦次，"一过性"晕厥、跌仆发作，"瞬时性"视物重影、昏蒙等症，对于这些特点，我们认为，中风先兆不仅具有因"风邪"致病的特点，也具有"因邪（痰、瘀等）致病"的性质。

二、中风先兆的病因病机

对于中风先兆证的病因病机，历代前贤论述颇多，因其比较复杂，缺乏统一认识，一般归纳为风、火、痰、气、虚、血六端，或上述因素相互夹杂为患。然而孰为中风先兆发病过程的关键环节，诸说莫衷一是。笔者在长期的临床中发现，痰瘀阻滞脑络、脑窍失养，在中风先兆的发生发展过程中起着至关重要的作用，采用祛湿化痰、活瘀通经法能明显改善患者的症状，减少或延缓中风病的发生。

（1）痰瘀是中风先兆的主要病理基础：中风先兆的发生与诸多因素有关，其中尤与年老体衰、体质阴虚阳盛、性情急躁易怒、烦劳过度、嗜食肥甘烟酒等关系最为密切。肥者令人内热，甘者令人中满。恣食膏粱厚味，或过食辛辣，则酿痰蓄热，痰热互结，痹阻脉络，上蒙清窍，以致偏瘫卒中，正如《素问·通评虚实论》所云："仆击、偏枯……肥贵人，则膏粱之疾也。"《顾氏医镜》云："烟为辛热之魁，酒为湿热之最。"故烟为耗灼津液之品，酒为助湿生痰生火之物，津液亏耗，痰火熬血成瘀，日久郁火热毒，痰瘀胶结，阻滞脑络，轻则出现先兆，重则可致卒中。"暴怒伤肝""怒则气上""怒则伤阴"，加之本病多为年老体衰之人，肝肾亏虚，火无所制，终致心肝火旺，火热内炽，火热煎熬熏蒸，与血相抟，结而留络为瘀。复因天癸衰退，精血不足，火热便可炼津为痰，灼血为瘀。或因气虚不能推动血液运行而致血瘀。又因中老年者长期或嗜食肥甘，或恣食烟酒，或养尊少动，致使脾虚失运，痰热内生，血脉不利。痰瘀交阻搏结，如此相互促进，恶性循环，痰浊疲血，上扰清窍，横窜四肢，风性时发时止。我们经过反复的临床观察与实践，深入剖析既往的中风病先兆证病机理论内涵，复习相关中医药文献，并结合现代医学的认识与研究成果，逐渐认识到痰、瘀在中风先兆发病中起着关键作用，无论为致病因素，还是病理产物，痰瘀之间容易相互化生，即痰可致瘀，瘀可致痰，互为因果，往往贯穿于本病之始末，故认为痰、瘀是发生中风先兆的主要病理因素。

（2）脑络阻滞为病机之标：脑络为气血津液濡养脑髓的通路，脑为髓海，贵在气血流畅。痰瘀内停，一方面压迫脑髓使脑髓肿胀，清气不能上承，七窍闭塞蒙蔽心神，而发为神昏；停于脉外则肢体不利，阻于舌则言謇不语。另一方面津血同源，瘀血阻滞，气血运行受阻，气机失常，不能正常输布津液，影响水液流畅，致水蓄脉外。水蓄既成，挤压脉道，又可使脉内血行不畅，既而水停、血瘀、水癖交加为患，此即《金匮要略》所谓"血不利则为水"。其中痰、瘀在中风病发生发展变化中是不可分割的矛盾统一体，相互依存、转化、影响。这种关系充分体现在整个疾病过程，不同程度地反映了中风病的病机及临床表现。

（3）痰瘀阻络之致病特点：痰湿为阴邪，其性黏滞、重浊，易阻滞气机，而产生痰瘀胶结，临床表现常见眩晕、头昏蒙如裹、胸闷脘痞、少食多寐、神情倦怠，或咳吐痰涎、肢体沉困麻木或水肿、舌质暗淡或有瘀斑、苔白厚腻，脉弦滑或沉涩等症。

三、中风先兆证的治疗原则

基于上述认识，我们认为中风先兆证的出现预示着中风的发生，具有高度危险性，此时痰瘀已成，脑络已存在不同程度的拘急、挛缩、瘀阻的病理状态，因而祛湿化痰以祛除损害因素，活瘀通经以畅通气血的渗灌是治疗中风先兆证的首要途径。综上可知，祛湿化痰、活瘀通经是治疗中风先兆证的基本原则。笔者经多年临床实践总结出治痰瘀经验方，经治疗百余例中风先兆患者，疗效明显优于传统治法。与西药抗凝、降纤、抗血小板药配合，有减毒增效的作用。常用药方：牙皂 10 g，川贝 6 g，天麻 10 g，水蛭 10 g，菖蒲 15 g，郁金 15 g，川芎 15 g，胆南星 9 g，苏合香 9 g，白附子 10 g，僵蚕 15 g，泽泻 15 g。

牙皂为祛痰圣药，既可消顽痰，又可开窍为君，能刺激胃黏膜而反射性地促进呼吸道黏液的分泌而产生祛痰作用。川贝、胆南星、白附子、天麻祛风为臣。川贝祛痰，小鼠酚红排泌法证明，灌服家种及野生川贝流浸膏、川贝生物碱及皂苷 I ~ III，均有不同程度的祛痰作用，其中以生物碱及皂苷 III 号的作用最强。胆南星能显著增加呼吸道黏液分泌，提示其有明显的祛痰作用，该作用可能与其所含皂苷有关；天麻具有平肝息风止痉之功效，对中枢神经系统有明显的镇静作用，研究报告指出，天麻有明显的抗惊厥作用。苏合香、郁金、菖蒲醒脑开窍，水蛭、川芎活血化瘀，泽泻入肾利水，使湿邪去之有路，共为佐。苏合香为刺激性祛痰药，并有较强的抗菌作用，可用于各种呼吸道感染。郁金具有行气解郁，清心开窍之功效。郁金对热病神昏失语有作用。水蛭素能阻止凝血酶对纤维蛋白的作用，阻碍血液凝固。川芎能显著减轻兔脑组织缺血性损害和神经功能障碍，显著增加兔脑血流量，川芎嗪可使麻醉犬脑血流量显著增加，血管阻力下降。泽泻有显著利尿作用，入肾利水，使湿邪去之有路。全方共奏祛湿化痰、醒脑开窍、活瘀通经之功。若气虚加黄芪，痰湿盛加半夏，痰热甚者加天竺黄、竹茹等。临床随症加减，方可奏效，不可拘泥不变。

四、验案举隅

【案】 闫某，男，62 岁。初诊：2007 年 9 月 22 日。主诉：间断左侧肢体麻木 3 月余。现病史：3 个月前始感左侧肢体麻木，伴紧皱感，脑 CT 检查未发现异常，口服维脑路通、盐酸氟桂利嗪等无效，每因情绪郁闷或寒冷刺激肢体麻木加重，担心中风瘫痪，特来诊。患者形体肥胖，嗜食肥甘厚味，常感头晕、头昏沉重、气短乏力、神疲肢倦、面色萎黄，记忆力减退，舌质暗淡、有瘀斑，苔厚腻，脉弦滑。辨证：痰湿内盛、瘀阻经络证。治法：祛湿化痰行瘀。方选自拟祛湿化痰行瘀方。

处方： 牙皂 10 g，川贝 6 g，天麻 10 g，水蛭 10 g，菖蒲 15 g，郁金 15 g，川芎 15 g，胆南星 9 g，苏合香 9 g，白附子 10 g，僵蚕 15 g，泽泻 15 g。7 剂，水煎服。

随访： 服药 1 周后，诸症皆有好转。门诊调药治疗，守初诊方随症加减，服用 50 余剂，症状消失。随访 3 年未再发。

按语： 结合患者临床表现及舌苔、脉象，可辨证患者属中风先兆之痰湿内盛、瘀阻经络证，故选王宝亮教授经验方之祛湿化痰行瘀方，以祛湿化痰行瘀，疗效显著。

五、体会与讨论

我们认为，中风先兆不仅包括现代医学所谓的短暂性脑缺血发作，还包括脑动脉硬化、高血压等引起的持续性头晕、头痛、一侧肢体麻木、舌根僵硬等而无偏瘫者。关于中风先兆的论述，中医学早就有详细的记载，如元代罗天益所著的《卫生宝鉴》中说："凡人初觉大指、次指麻木不仁或不用者，三年内必有中风之疾也。"《证治汇补》也说："平人手指麻木，不时眩晕，乃中风先兆，须预防之，宜慎起居，节饮食，远房帏，调情志。"《医学准绳六要·预防》中曰："中风证，必有先兆，中年人但觉大拇指时作麻木，或不仁，或手足少力，或肌肉微掣，三年内必有暴病。急摒除一切膏粱厚味、鹅、肉、面、酒、肥甘生痰动火之物，即以搜风顺气丸或滚痰丸、防风通圣散时服之。"另外，王清任在《医林改错》中记录了 34 种中风前驱症状，均与现今临床所见十分相符，中医学在当时历史条件下能如此详细地描述中风先兆的症状、病因病理、辨证施治和预防措施，是十分难能可贵的，对我们认识和防治中风先兆有很重要的参考价值。

中风先兆，临床表现类型多种多样，轻重程度不一。一些发作重者，尚能引起人们的重视，及时就诊治疗，而某些轻型或仅有一次发作者往往易被人们忽视，延误治疗时机。正如王清任在《医林改错》中告诫人们的那样"因不痛痒，无寒无热，无碍饮食起居，人最易于疏忽"。因此，对于出现中风先兆的中老年人，无论症状轻重，勿轻视、置之不理，一定要及时给予治疗，防止病势进一步演变为完全性脑中风。

目前，我国人口的老年化趋势日益明显，每年约有 1000 万人发生脑中风，死亡率占各种疾病的第一位，因此，要想降低脑中风的发病率，关键在于做好早期预防工作，尤其是对于已出现中风先兆者。实践证明，中风及先兆的预防，应从慎起居、节饮食、畅情志等方面着手：①所谓慎起居，不仅生活要有规律，注意劳逸适度，顺应季节变化，避免寒冷刺激，更重要的是还要根据体质情况选择力所能及的项目如太极拳、五禽戏、气功等进行锻炼，以收到强脏腑、助消化、行气血、调阴阳的功效。②节饮食：因老年人脏腑日衰，消耗亦少，故饮食应以清淡为主，若恣食肥甘厚味、酗酒嗜酒，则脏腑不耐、积聚成痰，因此前人有"因纵口味，五味之过，疾病蜂起"之诫，故善摄养者，常从"淡薄是谱""饮食有节"着手，方能做到"动作不衰，此身亦安"。③畅情志：要经常保持心情舒畅，情绪稳定，避免七情所伤，因此类患者，情志多有偏执，往往不能畅其情志，调其精神，以致脏腑功能失调，气血逆乱而发中风，故应遵明代汪绮石提出的"六节"，即"节嗜欲以养精""节烦恼以养神""节忿怒以养肝""节辛勤以养力""节思虑以养心""节悲哀以养肺"，如此，才能气机调畅，脏腑功能协调，身轻体健，从而杜绝脑中风的发生。

第三章

方药论治

第一节　柴胡加龙骨牡蛎汤的应用

一、柴胡加龙骨牡蛎汤的介绍

柴胡加龙骨牡蛎汤乃仲景经方，出自《伤寒论》第 107 条：伤寒八九日，下之，胸满烦惊，小便不利，谵语，一身尽重，不可转侧者，柴胡加龙骨牡蛎汤主之。从条文可知三端：一是病因为太阳病误治后的变证；二是病机为邪入少阳，胆气郁滞，热入血分之少阳证；三是病证为热入血室、谵语烦惊等精神症状。柴胡加龙骨牡蛎汤证由太阳病日久误用下法后邪入少阳，而足少阳胆经"循胸过季胁"，故胆经之气机阻滞，出现"胸满"一症；三焦者中渎之腑也，水道出焉，而三焦属于少阳之经，气机郁滞则出现"小便不利"一症；少阳又为三阳枢机，掌管人体气机出入之运转，邪入少阳，全身气机不得出入转运，则出现"一身尽重，不可转侧"一症；"胆者，中正之官，决断出焉"，胆之决断功能与精神心理活动有着密切的关系，心主血脉而藏神明；邪入少阳，胆气郁滞，日久邪入少阳血分，血分邪热最易扰动心神，故出现"谵语""烦惊"等精神症状，且为本证之主证。柴胡加龙骨牡蛎汤是由柴胡、龙骨、牡蛎、黄芩、生姜、铅丹、人参、桂枝、茯苓、半夏、大黄、大枣组成的，剖析该方可看出，方由小柴胡汤、桃核承气汤、抵当汤、桂枝加大黄汤加减而成。其中小柴胡汤和解少阳，另三方均为治疗血分之证，茯苓淡渗利水、宁心安神，龙骨、牡蛎、铅丹镇静安神，另桂枝配大黄疏通少阳血分。诸药合用，少阳枢机得利，血分之热可除，心神得安。

二、柴胡加龙骨牡蛎汤的经验总结

辨证论治是中医学的精髓，而异病同治则是辨证论治的具体体现。所谓"异病同治"是指不同的疾病在其发展过程中出现了大致相同的病机，或一人身兼数病，在疾病发展过程中共同表现出的最显著的证候（主证），就可以采用大致相同的治法和方药治疗。王宝亮教授临床工作数十年，在治疗疾病过程中善于抓主证，用经方，采取异病同治的方法治疗各类疾病，尤其善于用柴胡加龙骨牡蛎汤治疗少阳病症之"谵语""烦惊"等各种精神类疾病。

王宝亮教授临床应用柴胡加龙骨牡蛎汤，有如下特点。

首先，分辨少阳、阳明、太阳、太阴及水饮证候。辨识少阳，除依据"口苦，咽干，目眩"的提纲证之外，还要辅以排除法，"因为表里易知，阴阳易判，凡阳性证除外表里者，当属半表半里阳证"，即少阳病。阳明病系里阳证，一般依据"身热、自汗出、不恶寒反恶热、便秘"等判断。太阳病系表阳证，多凭借"脉浮，头痛，身体痛，恶寒，气上冲"等确定。太阴病系里阴证，常依据"纳差、腹满、腹痛、便溏、口不渴"等判定。水饮为患，见症颇多，往往不难分辨。其次，根据"小柴胡汤证兼见气冲心悸，二便不利，烦惊不安"，判断为柴胡加龙骨牡蛎汤证，有是证则用是方，进而予以柴胡加龙骨牡蛎汤治疗。不拘仲景原方，经方虽然选药精当，配伍严谨，用量有度，但并非不可化裁加减。各医家经过长期的临床实践，必然在经方的用药、剂量等方面形成自己的习惯和特色，与仲景的运用往往有一定差异。例如刘渡舟教授运用柴胡桂枝干姜汤，其药量配比与仲景原方不同。王宝亮教授运用柴胡加龙骨牡蛎汤，亦独具特色。王宝亮教授临证发现，柴胡加龙骨牡蛎汤证出现大便燥结者并不多见，故多加炙甘草，取小柴胡汤之意。

其次，常去铅丹，因其有毒，药房不备，同时，认为弃用铅丹不影响临床疗效，故不似其他医家那样以磁石、紫石英等药代替。其常用方药为：柴胡12 g，黄芩10 g，清半夏15 g，党参10 g，炙甘草6 g，桂枝10~18 g，茯苓15 g，生龙骨15 g，生牡蛎15 g，生大黄3~6 g，生姜15 g，大枣4枚。表证明显，多予桂枝，反之少投。大黄用量较小，而且与他药同煎，主要取其泻热与化瘀之功效。

再次，注重经方联用。经方联用是指临证时将两首或两首以上经方联合使用的一种方法，属于方剂运用的特殊形式，具有拓展主治范围、适应复杂病情、功效叠加以及产生新疗效等优势。目前，临床上寻求中医诊治的患者，其病情往往错综复杂，不只呈现一方之证，若想面面俱到，则应多管齐下，经方联用不失为一良法。王宝亮教授多年的临床经验亦显示经方联用可显著增强疗效。在三阳太阴同病伴水饮内停的前提下，除柴胡加龙骨牡蛎汤证之外，还可兼见其他经方方证，须凭借主证辨明兼夹方证，然后根据方证对应的原则，联用相应的经方。兼无故哭笑、呵欠难以自控而偏虚者，联用甘麦大枣汤以养心安神；胸满、腹胀、心下痞、纳差、小便不利者，联用外台茯苓饮以健胃利饮、理气降逆；恶风、汗出、口渴、小便不利者，联用五苓散以解表利饮；汗出、恶风、四肢浮肿者，联用防己茯苓汤以解表降冲、利水渗湿；头晕、短气、小便不利、气上冲者，联用苓桂术甘汤以利饮降冲；尿灼热、便血者，联用赤小豆当归散以利湿活血等。

最后，随症增减药味。在《伤寒论》所载经方中，仲景对桂枝汤的加减运用论述最多，充分体现了辨证论治的原则性与灵活性，提醒医者在使用经方时必须随症增减药味，以适应患者的具体病情。王宝亮教授深谙仲景用药之道，临证颇重视药味的增减，力求在方证相应的基础上做到药证对应，实现更准确的治疗。在运用柴胡加龙骨牡蛎汤时，为使药物符合患者实际病情，常需适当地调整药味。若阳明无形之实热明显，则加生石膏以清热泻火；若既无里实热，又无血瘀证候，则减去大黄；若兼见眼睛干涩，则加菊花以清利头目；若咽部不适，则加桔梗以利咽祛痰；若胸闷甚，舌苔滑腻，则加枳实、防己以行气利水；若精神不安，舌苔厚腻，则加远志、石菖蒲以祛痰化饮、安神定志；若口渴欲饮，则加天花粉以清热生津。

运用柴胡加龙骨牡蛎汤治疗存在精神神经症状的病症时，可从两个方面来理解与把握。一方面，经文明确提到烦惊、谵语的临床表现，提示适宜柴胡加龙骨牡蛎汤治疗的病症需要具备或伴随精神神经症状。另一方面，从药物功效来看，方中龙骨、牡蛎固精敛汗、镇静安神，主治自汗盗汗、心悸怔忡、脐腹悸动、失眠多梦、心烦躁动、恐惧、惊狂等症。因此，王宝亮教授常用柴胡加龙骨牡蛎汤治疗存在精神神经症状的各类病症，如失眠症、焦虑症、抑郁症、恐惧症、神经症、癫痫、眩晕、头痛、耳鸣耳聋、汗证等，疗效显著。

三、柴胡加龙骨牡蛎汤的临床应用

（1）柴胡加龙骨牡蛎汤治疗脑出血：脑出血属于中医学中"中风"之范畴，以"突然昏仆、半身不遂、口舌歪斜、言语謇涩、偏身麻木"为主要临床表现，其病因主要为"积损正衰、劳倦内伤、脾失健运、情志过极"，基本病机为"气血逆乱，上犯于脑，脑之神明失用"，其病位在脑，与心、肾、肝、脾密切相关。临床中，中风患者多出现言语不利、活动障碍、情志不畅等后遗症，王宝亮教授认为以精神症状为主证的中风后遗症的病机为"少阳枢机不利、瘀血阻络"，适合用柴胡加龙骨牡蛎汤治疗。

【案】张某，男，58 岁。初诊：2018 年 10 月 12 日。主诉：右侧肢体不遂半年。现病史：患者半年前与家人吵架后出现突然昏仆倒地，急诊至医院查头颅 CT 提示左侧丘脑出血，经积极治疗后意识思维清楚，但遗留有右侧肢体瘫痪、麻木、疼痛，语言障碍等后遗症。症见：右侧肢体活动障碍、麻木、疼痛，言语不利，伴心烦急躁、易激惹、头昏沉、头痛，平素脾气急躁，嗜食辛辣，纳食一般，眠差，大便干，小便不利，舌红，苔黄略燥，脉弦滑。中医辨病辨证：中风；痰郁火扰，络阻血瘀证。治法：疏肝泻热，活血通络。方选柴胡加龙骨牡蛎汤合芍药甘草汤加减。

处方：柴胡 15 g，龙骨 30 g，牡蛎 30 g，黄芩 12 g，桂枝 12 g，茯苓 20 g，半夏 15 g，大黄 9 g，全虫 10 g，蜈蚣 3 条，白芍 30 g，木瓜 20 g，鸡血藤 30 g，当归 15 g，炙甘草 10 g。水煎服，以此方加减服药 50 余剂后，疼痛消失，肢体功能恢复良好。

按语：《素问·生气通天论》云："阳气者，烦劳则张。"患者平素急躁易怒，嗜食辛辣，复因烦劳，致肝阳暴亢，络破血溢，而出现突然昏仆倒地、右侧肢体不遂、肢体疼痛麻木、言语謇涩等症。肝阳上亢，疏泄失职，情志不调，故出现心烦急躁，肝阳上亢于脑，络破血溢，瘀血停留经络则出现肢体疼痛、麻木，肝失疏泄，湿聚成痰，脾失健运，故纳食一般，阳亢化热，热入血分而扰心神,心神不宁则出现心烦急躁、失眠等症,结合患者舌苔脉象可辨证为:少阳枢机不利、痰郁火扰、瘀血阻滞。故方选柴胡加龙骨牡蛎汤合芍药甘草汤,其中柴胡加龙骨牡蛎汤既能疏利肝胆气机,畅达少阳郁热郁火,又能凉血泻火化痰,镇惊安神定志;芍药甘草汤益阴柔筋疏络,甘缓止痛;全虫、蜈蚣搜风别络,解痉止痛。此方不仅可以用于脑出血后遗症,对于顽固性肢体麻木也有良效。

（2）柴胡加龙骨牡蛎汤治疗不安腿综合征:不安腿综合征,又称不宁腿综合征或多动腿综合征,以肢体深部自发的难以名状的不适感为主,或可兼有蚁行感、烧灼感等异常感觉,多见于下肢,也可累及上肢;静息及夜间出现或加重,经活动或按摩病位肌肉可缓解,严重影响患者休息及睡眠,是临床常见的一种神经系统感觉运动性疾病。不安腿综合征属于中医"痹证"范畴,病因主要有内伤虚损、外邪侵袭,病性为虚实夹杂。王宝亮教授认为本病病因病机与肝脏密切相关,病位在筋,善于从肝论治本病。

【案】刘某,女,59岁。初诊:2018年10月26日。主诉:双下肢不适6年余,加重1个月。现病史:患者6年前生气后发作性下肢蚁行感,未予重视,1个月前上症加重,严重影响睡眠和生活。症见:双下肢无处安放,伴有蚁行感、虫噬感,痛苦难耐,夜间休息或安静时较重,按摩、捶打、热敷、活动后可稍缓解,心烦急躁,入睡困难,夜间易醒,甚则彻夜难眠,长期服用加巴喷丁胶囊、普拉克索、氯硝西泮片,鲜效,焦虑貌,舌红,苔黄,脉弦滑。中医辨病辨证:痹证;肝胆郁热,少阳郁遏证。治法:疏泄肝胆,和解少阳,方选柴胡加龙骨牡蛎汤加减。

处方:柴胡10 g,白芍20 g,黄芩10 g,栀子15 g,龙骨30 g,牡蛎30 g,僵蚕10 g,当归10 g,茯苓20 g,黄连10 g,半夏10 g,决明子20 g,麦冬20 g,酸枣仁20 g,首乌藤30 g,煅磁石30 g,钩藤30 g,牛膝20 g,炙甘草6 g。15剂,水煎服。

二诊:2018年11月10日,症状明显缓解,双肢不适感十去七八,心烦、急躁减轻,睡眠改善,时有口干咽燥,小便赤热,舌脉如上。守原方去磁石,加地黄10 g、牛膝20 g、知母10 g。15剂,水煎服。

随访:以二诊方为基础方,随症加减,先后服用1月余,双下肢异样感消失，夜寐香甜，患者欣喜。

按语：本案患者年近六旬，肝肾阴虚，水不涵木，肝阳偏亢，又因大怒伤肝，肝气郁滞，气郁化火，更伤津液，肝阴不足，津液亏损不能濡养筋脉而发本病；心主血脉而藏神明，热入血分而扰神明，心神不宁而出现心烦急躁、夜不能寐，舌红苔黄，脉弦滑，皆为肝胆郁热之象，故可辨为肝胆郁热、少阳郁遏证，方选柴胡加龙骨牡蛎汤加减以疏肝泻热，加酸枣仁、首乌藤养心安神，煅磁石镇心安神，合当归芍药散以舒筋、柔筋、养筋，加决明子、钩藤、僵蚕潜阳息风解痉，牛膝通利血脉并引血下行。四诊合参，统筹全局，不拘于某一特定证型，合疏肝、舒筋、柔筋、养筋于一体，兼养心镇心安神于一体，故见奇效。

（3）柴胡加龙骨牡蛎汤治疗失眠：失眠是以频繁而持久的入睡困难和（或）睡眠维持困难并致睡眠感不满意为特征的睡眠障碍，可孤立存在或与精神障碍、躯体疾病或物质滥用共病，并可伴随多种觉醒功能损伤。失眠属于中医"不寐"范畴，病因有外邪侵袭、内伤气血虚损、脏腑功能失调、情志过极等，阴阳不交是不寐发生的根本所在，各种病理因素影响脏腑功能正常发挥为失眠的常见病机。王宝亮教授用柴胡加龙骨牡蛎汤加减治疗失眠疗效颇佳。

【案1】王某，女，57岁。初诊：2018年11月3日。主诉：失眠1年，加重1周。现病史：患者1年前因生气、思虑过度出现入睡困难，未重视，后逐渐加重，自行服用安眠药（具体不清），疗效欠佳。症见：入睡困难，眠浅易惊醒，每晚可睡3~4小时，生气或过度思虑后加重，甚则彻夜难眠，伴心烦急躁，易激惹，阵发性周身烘热汗出，肩周困痛，纳食可，二便正常，舌尖红，苔白腻，脉弦。中医辨病辨证：失眠；肝郁化火，热扰心神证。治法：疏肝泻热、宁心安神。方选柴胡加龙骨牡蛎汤加减。

处方：柴胡10g，黄芩10g，半夏10g，栀子10g，茯苓20g，龙骨30g，牡蛎30g，珍珠母30g，麦冬20g，酸枣仁20g，地黄10g，合欢皮20g，百合20g，延胡索30g，五味子12g，龙眼肉20g，浮小麦30g，甘草6g。7剂，水煎服。

二诊：2018年11月10日，服初诊方，症状明显缓解，每晚可睡7小时左右，心情舒畅，肩周轻快，汗出十去其七，纳食、二便正常，舌苔、脉象基本同前。守初诊方，继服 7 剂善后。

按语：患者因生气大怒伤肝，肝气郁结，郁而化火，邪火扰动心神而致失眠；加之患者过度思虑伤脾，脾虚气弱，运化不健，气血生化乏源，不能上奉于心，以致心神失养而失眠。《伤寒论》论述柴胡加龙骨牡蛎汤证的原文中，烦惊、谵语是该方所治之病的重点，王宝亮教授善于用该方加减治疗失眠等精神类病症，故本病方选柴胡加龙骨牡蛎汤以疏肝泻热、调理枢机、重镇安神，加珍珠母以增强重镇安神之功，加合欢皮以解郁而安神，加栀子、麦冬、百合以清心安神，加酸枣仁、龙眼肉、浮小麦以养心安神，加地黄、五味子以滋阴敛汗，加延胡索以活血止痛，疏肝泻热之药与解郁、清心、养心之品合用则肝气疏、心神安，诸症得消。另王宝亮教授指出：失眠不可一味重镇安神，应注重辨证，同时注意调理肝脾，调和营卫，阴阳合则神安，神安则寐。

【案 2】刘某，女，45 岁。初诊：2019 年 1 月 10 日。主诉：失眠 2 个月余。现病史：患者因情绪波动，随之出现心情烦躁，入睡困难，甚至整夜辗转反侧，难以入眠，易惊恐，善太息，急躁易怒，同时伴有胸闷胁胀，头晕昏沉，口干口苦，不欲饮食，便秘，3~4 日一行，舌红，苔黄，脉弦数。中医辨病辨证：失眠；肝郁化火、上扰心神证。治法：疏肝解郁，降火安神。方选柴胡加龙骨牡蛎汤加味。

处方：柴胡 15 g，黄芩 10 g，党参 15 g，桂枝 10 g，龙骨 30 g，牡蛎 30 g，茯苓 15 g，半夏 15 g，大枣 10 g，百合 15 g，玫瑰花 20 g，炒酸枣仁 20 g，柏子仁 20 g，合欢皮 15 g，龙眼肉 15 g，制远志 6 g，焦栀子 10 g，熟大黄 10 g，生姜 3 片。7 剂，水煎服。

二诊：2019 年 1 月 17 日，服用 7 剂后，上述症状明显好转。守初诊方再服 2 周，巩固治疗。

随访：二诊后患者未再来诊，1 个月后电话随访，患者症状缓解，自觉精神可。

按语：失眠是以经常不能获得正常睡眠为特征的一类病症，睡眠时间和质量均下降，是影响正常社会功能的一种主观感受。《黄帝内经》指出，"目不瞑""不得眠""不得卧"等均是由于情志所伤造成的，年迈、病后出现气血失和、阴阳失调等可造成失眠症状。本案中，精神抑郁，情志不畅，气机枢转不利，出入升降失常，而致气郁，郁久化火，邪火扰动心神，神不安则不寐，肝气郁结是发病的主要原因。又因木旺克土，肝气旺则横逆犯胃，胃失和降，宿食内积，易生痰热，痰热上扰，致胃不和，则不得安卧。故取柴胡、玫瑰花疏利肝胆，调畅气机，解郁安神；半夏、茯苓健脾燥湿，和胃安神；大枣、百合、炒酸枣仁、柏子仁、龙眼肉养心清热、除烦安神；黄芩性苦，以祛邪热；龙骨、牡蛎质重能引阳入阴，使阴阳相交，重镇定志安神。全方具有调和气血、镇静安神、疏肝利胆、和胃健脾之功。

（4）柴胡加龙骨牡蛎汤治疗癫痫：癫痫属于中医"痫病"范畴，主要临床表现为突然意识丧失，昏仆倒地，不省人事，双目上视，口吐白沫，四肢抽搐，或口中怪叫，移时苏醒，醒后一如常人。本病病因有先天因素和后天因素两种，多由痰、火、瘀为内风触动，致气血逆乱，蒙蔽清窍而发病，病机为虚实夹杂，以心脑神机受损为本，脏腑功能失调为标，病位在心脑，与肝、脾、肾关系密切，以急则治其标、缓则治其本为基本治疗大法分证论治。王宝亮教授治疗癫痫多从风、痰、火论治，临床中灵活运用柴胡加龙骨牡蛎汤加减。

【案1】江某，男，7岁。初诊：2019年7月27日。主诉：发作性不自主运动2年。现病史：2年前饱餐后出现意识丧失，四肢抽搐，双眼上视，持续数分钟，醒后全身疲倦，神清如常人。至当地医院诊断为"癫痫"，长期口服抗癫痫药物（具体药物不详），仍因饱餐、劳累、受惊吓后易复发，平均每个月发作两次，症状基本同前，遂来就诊。症见：流涎较多，腹胀，纳差，眠可，大便难，舌红，苔黄腻，脉弦滑。辨证：痫病；风痰闭阻、痰火扰神证。治法：息风泻火，化痰开窍。方选柴胡加龙骨牡蛎汤加减。

处方：柴胡6g，生龙骨20g，生牡蛎20g，黄芩6g，姜半夏6g，麸炒枳实10g，生白术10g，茯苓12g，陈皮10g，生栀子8g，大黄3g，胆南星5g，天麻9g，钩藤15g，僵蚕9g，焦麦芽15g，生山楂15g，厚朴10g，甘草3g。15剂，水煎服。

二诊：2019年8月11日，服药期间，癫痫未再发作，腹胀、流涎减轻，纳眠可，舌脉同前。守初诊方，去生白术、焦麦芽、厚朴，加制远志6g、炒芥子5g。15剂，水煎服。

按语：癫痫是由多种原因引起的慢性脑部疾患，我国5岁以内起病者较多。

王宝亮教授认为风、痰、火是引起癫痫的主要因素，而小儿脾常不足、肾脏常虚，总结出小儿癫痫的核心病机为脾肾亏虚、痰伏脑络。因小儿生机蓬勃、发育迅速，脾常不足，饮食稍增而致脾失健运，运化失常水液停聚而生痰，日久食积痰郁化热；又小儿脏腑娇嫩，元气未充，神气怯弱受惊恐易致气机逆乱，肝肾受损，阴不敛阳而生热生风；风火触动痰浊上扰心神而发为癫痫。方选柴胡加龙骨牡蛎汤合定痫丸以疏肝泻热，息风化痰开窍。茯苓、姜半夏、生白术以健脾，加生山楂、焦麦芽以消食积，加生栀子以清食积所生之热，食积得消，脾胃得健，则无生痰之源。

【案2】刘某，男，10岁。初诊：2019年4月4日初诊。主诉：发作性四肢抽搐4年。现病史：近四年癫痫经常发作，每隔三五日犯病一次，犯时全身抽搐，口吐白沫，不省人事，口服卡马西平，效差，换服托吡酯胶囊，亦未能获效。中医辨病辨证：痫病；肝阳上亢，风痰上扰证。治法：和解肝胆、潜阳息风之法。方选柴胡加龙骨牡蛎汤加减。

处方：柴胡、黄芩、清半夏、茯苓、天麻、钩藤、僵蚕、地龙各10 g，龙骨、牡蛎、磁石、石决明各30 g，桂枝、大黄、甘草各5 g。10剂，水煎服。

二诊：2019年4月14日，发作次数减少，每周1次。效不更方。守初诊方，继服10剂。

三诊：2019年4月24日，每个月仅发1次。

随访：后以初诊方为基础，随症加减继服30剂后，病情得到控制，数月未发作，已能正常上学，智力与其他小孩无异。

按语：柴胡加龙骨牡蛎汤由小柴胡汤（柴胡、黄芩、人参、半夏、甘草、生姜、大枣）加龙骨、牡蛎、大黄、桂枝、铅丹而成。《伤寒贯珠集》中说："方用柴胡、桂枝以解其外而除身重；龙、蛎、铅丹以镇其内而止烦惊；大黄以和胃气，止谵语；茯苓以泄膀胱，利小便；人参、姜、枣益气养营卫，以为驱除邪气之本也。如是表里虚实泛应曲当，而错杂之邪，庶几尽解耳。"《伤寒论类方》中说："此方能下肝胆之惊痰，以之治癫痫、心悸。"《类聚方广义》中说："治狂症，腹胸动甚，惊惧避人，兀坐独语，昼夜不眠，或多猜疑，或欲自死，不安于床者；又治痫症，时时寒热交作，郁郁而悲愁，多梦少寐，或恶于接人，或屏居暗室，殆如劳瘵者。狂痫二症……常服此方不懈，则无屡发之患。"古人盛赞此方之效，实乃经验之谈也。加入天麻、钩藤平肝降逆；僵蚕、地龙化痰散结，息风止痉；磁石、石决明重镇安神。合而为方，效力大增。

【案3】崔某，男，26岁。初诊：2017年12月6日。主诉：癫痫病史6年，加重1月余。现病史：患者20岁时因高热引发癫痫，后未持续正规治疗。症见：每周癫痫发作1次，以夜间为主，发作前多有先兆，每于腹痛后发作，纳眠可，小便调，大便黏腻，舌暗红，苔白腻，脉弦。中医辨病辨证：痫病；痰瘀阻窍证。治法：化痰祛瘀开窍。方选柴胡加龙骨牡蛎汤加减。

处方：柴胡20 g，黄芩15 g，姜半夏15 g，党参15 g，桂枝15 g，茯苓15 g，龙骨15 g，牡蛎15 g，大黄10 g(后下)，煅青礞石20 g，全蝎6 g(另包)，蜈蚣2条（另包），薏苡仁30 g，甘草10 g，芍药15 g，大枣15 g，干姜15 g。7剂，水煎服。蜈蚣、全蝎焙后研末，入药冲服。

二诊：2017年12月14日，患者诉效果欠佳，观其舌脉同前，于原方基础上加石菖蒲15 g，嘱其续服7剂。

三诊：2017年12月22日，患者诉近1周未再发作癫痫，且大便较前通利，效不更方，40剂后患者症状消失，随访半年，未再复发。

按语：癫痫是因脑神经异常放电引起的反复发作性脑功能失调综合征，以意识丧失和肌肉抽搐为主要表现。癫痫，中医称之为"痫病"，认为该病多因七情失调、脑部外伤、过度劳累、先天因素等导致脏腑功能失常，气机逆乱，以致风、火、痰、瘀蒙蔽清窍。癫痫病机复杂，病程顽缠，方以柴胡加龙骨牡蛎汤加减。小柴胡汤调和肝胆，以桂枝、茯苓调和上冲之气，配以芍甘，柔肝缓急，缓解肢体痉挛后的酸痛不适感；取味涩之龙骨镇静安神，配以咸寒之牡蛎，摄纳浮阳，解热除烦；配以半夏、大黄、薏苡仁，更增其豁痰除湿之功；全蝎、蜈蚣息风止痉；原方铅丹有毒，改用礞石，增坠痰下气、平肝镇惊之效。全方诸药协调，以期扶正祛邪，使误下之邪排出体外，病祛体安。二诊时患者诉效果欠佳，考虑其为顽疾久滞，恐未能即刻见效，观其舌脉同前，证型未变，遂定原方续服，并加菖蒲15 g，以增开窍化痰、醒神益智之功。

（5）柴胡加龙骨牡蛎汤治疗头痛：头痛是临床常见的症状，其病因繁多，主要分为原发性头痛和继发性头痛两类，发病机制尚不明确。临床中原发性头痛的发病率较高，其诊断主要靠患者的主诉、病史，并利用CT、MR等辅助检查排除脑部器质性病变。头痛属于中医学"头痛""头风""脑风"等范畴，中医内科学指出头痛病是指由于外感与内伤致使脉络拘急或失养，清窍不利所引起的以头部疼痛为主要临床特征的疾病，病因有外感或内伤两类，邪阻脉络、清窍不利，精血不足、脑失所养为头痛的基本病机。王宝亮教授认为头痛与足厥阴肝经密切相关，且临床中头痛多伴有烦躁、抑郁等精神症状，适于应用柴胡加龙骨牡蛎汤加减治疗伴有精神症状的头痛。

【案1】双某，男，55岁。初诊：2019年7月24日。主诉：头痛2月余。现病史：患者2个月前无诱因出现头部胀痛，以头顶或两侧为主，间断发作，每次持续2~3天，自行口服止疼药（具体不详）可缓解，今头痛再发难耐，遂来就诊。症见：头两侧胀痛，难以忍受，痛苦面容，平素情绪急躁易怒，近期口干口苦，纳食一般，眠差，大便干，2~3日1行，小便黄，舌红，苔黄，脉弦。中医辨病辨证：头痛；肝郁化火证。治法：疏肝泻热，解郁安神。方选柴胡加龙骨牡蛎汤合止痉散加减。

处方：柴胡10 g，法半夏9 g，黄芩6 g，大黄6 g，川芎20 g，桂枝10 g，茯神20 g，龙骨20 g，牡蛎20 g，珍珠母20 g，全蝎10 g，蜈蚣3条，甘草6 g。7剂，水煎服。

二诊：2019年7月31日，头痛较前明显好转，情绪稳定，前天因与孩子生气后又出现头痛，持续约1小时后自行缓解，纳可，眠一般，大便不成形，小便正常，舌苔脉象同前。

处方：守初诊方，去大黄、珍珠母、蜈蚣，加细辛3 g、合欢皮20 g、白术15 g、炒薏苡仁20 g。7剂，服法同前。

三诊：2019年8月7日，患者头痛未再发作，诸症皆消，纳眠可，二便正常，舌红苔薄白，脉平。效不更方，守二诊方继服7剂以巩固疗效，服法同前，另嘱患者畅情志、调饮食、生活作息规律以防头痛病再发，患者欣然离去，未再复诊。

按语：《临证指南》记载："头为诸阳之会，与厥阴肝脉会于巅……厥阴风火，乃能逆上作痛。"《素问·灵兰秘典论》曰："肝者，将军之官，谋虑出焉。"头痛与足厥阴肝经密切相关，且肝脏与情志活动密切相关。患者平素性情急躁易怒，过怒则伤肝，肝气郁结，疏泄不畅，日久则化火、化风、生痰，风、火、痰上扰清窍，气血失和，神机失调而发为头痛；肝与胆相表里，肝主疏泄，与胆汁排泄相关，肝失疏泄，胆道不利，则影响胆汁的正常分泌与排泄，则患者会出现口苦、纳差症状；心主血脉而藏神，火入血分，扰乱心神，则出现不寐、烦躁等精神症状，结合患者舌红、苔黄、脉弦，故可辨证为肝郁化火证。王宝亮教授认为对于头痛伴发急躁易怒、不寐的患者，治疗上应该以整体观念为指导思想，重视情志致病而立疏肝顺气之法，并兼以清肝泻火、息风止痛。患者头痛日久，病邪入络，王宝亮教授善用虫类药以搜剔络中之邪。方选柴胡加龙骨牡蛎汤合止痉散，用柴胡加龙骨牡蛎汤和解少阳，疏肝泻热，镇静安神，合用止痉散以搜风通络、解痉止痛，而川芎为治疗头痛之要药，故而加川芎以止痛。二诊患者头痛、眠差减轻，生气后仍有头痛发作，但大便不成形，考虑寒凉药物过多损伤脾胃，故原方去大黄、珍珠母、蜈蚣，加细辛增强止痛之功，加合欢皮以解郁安神，加白术、炒薏苡仁以健脾渗湿。上药合用药证相合，标本兼治，肝胆疏泄得利，心神得安，脾胃得健，脉络得通，故诸症可消。

【案2】李某，女，35岁。初诊：2017年5月26日。主诉：头痛10余年。现病史：患者10年前开始感头痛，前额明显，呈跳痛、胀痛，每于劳累、情绪波动时发作，近来加重。症见：头痛，前额明显，胃部灼热感，有时胃脘胀、胃痛、干呕、纳差、无汗、无鼻塞，大便干，1～2天/次，小便正常，舌暗，苔白微腻，脉细。中医辨病辨证：头痛；太阳表证、少阳郁热、阳明里热兼水饮、血瘀证。方选柴胡加龙骨牡蛎汤化裁。

处方：柴胡12g，黄芩10g，清半夏15g，党参10g，炙甘草6g，桂枝18g，茯苓15g，苍术10g，生龙骨15g，生牡蛎15g，生石膏45g，生大黄3g，生姜15g，大枣4枚。7剂，水煎服。

二诊：2017年6月3日，患者头痛、胃部灼热、纳差减，胃胀、胃痛、干呕好转，大便正常，舌淡暗，苔白，脉细。上方继服7剂，药尽诸症解。

按语：患者首诊时头痛，苔腻，考虑表邪里饮，饮邪上冲。外有表证，联系食管灼热，大便干，无四逆，系阳证，故属太阳。头痛部位固定，舌暗，提示瘀血内停。胃痛、干呕、纳差，考虑少阳郁热。胃部灼热、急躁、大便干，系阳明里实热证。胃胀、胃痛、苔腻是太阴虚寒兼水饮证。综上，辨为三阳太阴同病兼水饮、血瘀，判属柴胡加龙骨牡蛎汤加炙甘草、苍术、生石膏证。给予小柴胡汤和解少阳；大剂量桂枝解表兼降冲，使饮邪不上犯清窍；茯苓、苍术温中健胃利饮；生龙骨、生牡蛎镇静除躁；少量生大黄，既清里热，又兼化瘀；生石膏增强清泻阳明之力。二诊证情未转，前方续进。因药证合拍，故收效斐然，短期内即消除顽固性头痛。

【案3】李某，女，61岁。初诊：2016年10月24日。主诉：反复头痛6年。现病史：6年前出现头部胀痛，呈游走性，甚则疼痛难忍，天气变化时明显，曾多次于西医院就诊，行头颅CT及MR等检查均未见异常，接受止痛药等治疗稍缓解，易反复发作。症见：头部胀痛呈游走性，情绪激动时易发，平素易心急烦躁，纳眠差，舌红，苔白，脉弦。中医辨病辨证：头痛；肝火郁热内扰证。治法：疏肝解郁清热。方选柴胡加龙骨牡蛎汤加减。

处方：柴胡10g，桂枝10g，龙骨30g（先煎），牡蛎30g（先煎），法半夏10g，黄芩10g，党参10g，大枣10g，炙甘草10g，细辛5g，羌活10g，白芷15g，防风10g，川芎15g，蔓荆子15g，藁本15g。3剂，水煎服。

二诊：2016年10月28日，患者服药后头痛明显好转，但出现腰部及四肢不适感。守初诊方加珍珠母30g、麦冬30g，6剂，水煎服。

三诊：2016年11月7日，服药后腰部及四肢不适感消失。此后随诊1个月均以柴胡加龙骨牡蛎汤加减为主，头痛基本消失。

按语：头为"诸阳之会""清阳之府"，居于人体之最高位，五脏精华之血、六腑清阳之气皆上注于头。本案患者头痛多年，情绪激动时易发，平素易心急烦躁，致使肝失条达，肝郁化火，上扰清窍，发为头痛。故予柴胡加龙骨牡蛎汤疏肝清热安神。其头痛呈游走性，天气变化时明显，考虑兼夹外在风邪，故加用川芎茶调散祛风止痛。李东垣谓："头痛须用川芎。如不愈，各加引经药。"故用羌活入太阳、白芷入阳明、川芎入少阳、细辛入少阴、藁本入厥阴，蔓荆子清利头目，防风祛风止痛。二诊时头痛明显好转，但出现腰部及四肢不适感，考虑风阳内动，气血上冲，下部气血相对不足，故加用珍珠母、麦冬养阴敛阳等下行之品，使升中有降，全身各部俱得气血濡养，亦不升散太过。

（6）柴胡加龙骨牡蛎汤治疗眩晕：眩晕是以头晕、眼花为主要临床表现的一类病症，其轻者闭目可止，重者如坐舟船，旋转不定，不能站立，或伴有恶心、呕吐、汗出、面色苍白等症状。眩晕为临床常见病症，易反复发作，主要有情志失调、饮食内伤、体虚久病、失血劳倦及外伤等病因；基本病机为风、火、痰、瘀上扰清空或精亏血少，清窍失养。"诸风掉眩，皆属于肝""无痰不作眩""无风不作眩""上虚则眩"，王宝亮教授认为眩晕的病性以虚者居多，且兼加风火痰瘀等实证，治疗上应虚实兼顾，病位在头窍，但与肝脏密切相关，认为肝为眩晕发病的主导。

【案】杜某，男，69岁。初诊：2019年7月24日。主诉：头晕半个月。现病史：患者半个月前无明显诱因出现头晕、恶心呕吐，呕吐物为内容物，视物旋转，如坐舟车，持续数分钟，休息后缓解，未予重视。后每遇劳累或生气后上症再发，症状同前往。今日上症再发，遂来就诊。症见：头晕，视物旋转，如坐舟车，头痛，口苦，平素性情急躁，耳鸣，健忘，纳可，眠差，大便干，3~5日1行，小便黄，舌暗红、有瘀斑，苔黄，脉弦涩。中医辨病辨证：眩晕；肝火上炎，瘀血阻窍证。治法：疏肝泻火，活血通窍。方选柴胡加龙骨牡蛎汤合通窍活血汤加减。

处方：柴胡10g，黄芩10g，法半夏10g，党参20g，大黄6g，桂枝6g，茯神20g，龙骨20g，牡蛎20g，桃仁10g，川芎20g，红花10g，赤芍10g，白术20g，天麻10g，栀子20g，泽泻10g，木通20g，甘草6g。7剂，水煎服。

随访：以初诊方为基础，随症加减，继服14剂，诸症得消。

按语：肝为风木之脏，相火内寄，其性主升，风乘火势，火借风威，上扰清空。患者情志内伤，肝气郁结，气郁化火，使肝阴暗耗，肝阳上亢，阳升风动，上扰清空，则发为眩晕，故而出现头晕，视物旋转、如坐舟车，头痛，口苦，另久病致血瘀，瘀血阻络，则出现耳鸣、健忘。故治疗上应急息其风火，潜阳敛阴，佐以活血通络，补虚化痰，方选柴胡加龙骨牡蛎汤合通窍活血汤。方中柴胡、黄芩疏肝清火，然柴胡主升，故用龙骨、牡蛎重镇之力减其上涌之势；桂枝暖肝通络，引药上行；茯神、法半夏、白术化痰息风；党参益气升清；桃仁、红花、赤芍、川芎、大黄活血祛瘀，以清残余；另加天麻以平肝息风，栀子清泻肝火，泽泻、木通以清利湿热。诸药合用风火息，脑窍清，痰除虚补，其眩必止，临证加减，相得益彰。

（7）柴胡加龙骨牡蛎汤治疗焦虑。

【案1】朱某，女，55岁。初诊：2018年1月5日。主诉：焦虑2年余。

现病史：患者因家中亲人去世后精神压力大，近 2 年经常焦躁，情绪不宁，烘热汗出，易惊，眠差，不愿与人接触交流，易悲伤欲哭，脘闷嗳气，时太息，食欲减退，大便秘结，舌红，苔薄腻，脉弦。曾间断服用安定、黛力新等治疗，效果不佳，且停药后易复发。中医辨病辨证：郁证；肝气不舒，郁而化热。治法：和解少阳，疏肝泻热。方选柴胡加龙骨牡蛎汤合甘麦大枣汤加味。

处方：柴胡 15 g，黄芩 10 g，党参 30 g，大枣 10 g，姜半夏 15 g，茯苓 15 g，生龙骨 30 g，生牡蛎 30 g，浮小麦 30 g，生麦芽 30 g，石菖蒲 15 g，牡丹皮 15 g，麻子仁 10 g，首乌藤 15 g，炙甘草 10 g。7 剂，水煎服。

二诊：2018 年 1 月 12 日，服用 7 剂后，患者症状改善，睡眠好转，自觉心情舒畅。守初诊方加酸枣仁、合欢花各 15 g。14 剂，水煎服。

随访：以二诊方为基础方随症加减，继服 1 个月，后情绪较前稳定，愿意接近他人，睡眠改善，病情基本稳定。

按语：郁证的发生与情志因素关系甚密，七情过与不及，都会导致本病。本案患者是由于情志不畅，气机郁滞致肝失条达、脾失健运、心神失养所致。柴胡加龙骨牡蛎汤具有和解枢机、镇惊清热之效，可治疗少阳郁热所致的郁证，又合甘麦大枣汤加减，安神解郁消烦，效果较佳。方中柴胡、黄芩疏利肝胆，清解少阳邪热；大枣、炙甘草、党参健脾益气、养心安神；浮小麦入心经，性甘凉，能清心热、除心烦、敛汗止汗；生龙骨、生牡蛎质体沉重，能平肝潜阳、镇惊安神、收敛固涩。该类疾病往往病程较长，需医患密切配合，方能发挥最大治疗作用。

【案 2】赵某，女，73 岁。初诊：2017 年 2 月 16 日。主诉：焦虑、烦躁 1 年余。现病史：1 年前因家庭纠纷等诸多事宜连番打击后出现精神抑郁、焦虑、多疑、失眠、烦躁、易怒等症，舌暗红，苔白，脉见沉弦。曾服百忧解等抗焦虑药，长期口服氯硝西泮改善睡眠，但效果均不理想。患者述自觉畏寒，周身洒淅不适，似有风从袖口灌入，舌暗红，苔白，脉沉弦，右寸略浮。辨证：少阳郁热，胆火内炽，上犯清窍。治法：和解少阳，清肝胆之火。方选柴胡桂枝汤合玉屏风散。

处方：柴胡 10 g，黄芩 10 g，法半夏 10 g，桂枝 10 g，白芍 10 g，大枣 10 g，白术 10 g，防风 10 g，黄芪 15 g，太子参 15 g，生姜 3 片。3 剂，水煎服。

二诊：2017年2月19日，患者述服上药后洒淅畏寒症状已缓解。

处方：柴胡15g，黄芩15g，法半夏15g，茯苓15g，郁金15g，大枣10g，太子参15g，生龙骨15g，生牡蛎15g，磁石15g，珍珠母15g，合欢皮15g，夜交藤15g，浮小麦30g。3剂，水煎服。

三诊：2017年2月22日，患者述服上药后略觉轻松，夜寐较前好转，无须依赖氯硝西泮，但仍觉胸闷、胁胀，易怒，不愿与人接近，大便2天1行，不易解出。舌脉同前。

处方：柴胡10g，黄芩10g，法半夏10g，郁金10g，大枣10g，酸枣仁10g，知母10g，厚朴10g，枳壳10g，茯苓15g，太子参15g，竹茹15g，火麻仁15g，炒谷芽15g，炒麦芽15g，浮小麦30g，陈皮6g。3剂，水煎服。

四诊：2017年2月25日，患者述胸闷、胁胀较前缓解，大便每天1行，胃纳改善，但夜间又不易入睡，需依赖安眠药物，舌脉同前。

处方：柴胡10g，黄芩10g，法半夏10g，郁金10g，大枣10g，酸枣仁10g，知母10g，枳壳10g，郁金10g，石菖蒲10g，远志10g，太子参15g，生龙骨15g，生牡蛎15g，磁石15g，珍珠母15g，合欢皮15g，夜交藤15g，茯苓15g，竹茹15g，浮小麦30g，陈皮6g。3剂，水煎服。

五诊：2017年2月28日，患者自觉服上药后胸闷基本缓解，情绪较前稳定，愿意接近他人，睡眠改善，可睡5~6小时，且不依赖安眠药物，胃纳增加，大便通畅，舌脉同前。守四诊方，3剂，水煎服。

按语：本方和解少阳、清热镇惊，对于肝失条达、少阳郁热、胆火内炽、上犯清窍所致焦虑、烦躁，以柴胡加龙骨牡蛎汤和解少阳，平息肝胆郁火，合酸枣仁汤养血安神、清热除烦，合温胆汤、菖蒲郁金汤理气化痰、清胆和胃。临床所见焦虑症患者多用抗焦虑西药，初期疗效甚佳，可见情绪得平，夜寐得安，长期用药将导致严重的药物依赖及戒断反应，中药从根源上平肝息风、疏解胆火，远期疗效甚佳。

四、柴胡加龙骨牡蛎汤的应用心得

《类聚方广义》总结本方主治病症时说："柴胡加龙骨牡蛎汤，治狂症，胸腹动甚，惊惧避人，兀坐独语，昼夜不眠，或多猜疑，或欲自死，不安于床者；

又治痫症，时时寒热交作，郁郁而悲愁，多梦少寐，或恶于接人，或屏居暗室，殆如劳瘵者。狂痫二症，亦当以胸胁苦满、上逆、胸腹有动，及每月二三发者，常服此方不懈，则无屡发之患。"柴胡加龙骨牡蛎汤的主治病症颇多，临床应用本方的共同指征是"胸满""烦""惊""谵语""小便不利""一身尽重，不可转侧"等经典方证，临床也不必悉具，但见二三证即可。大抵以思维和精神障碍、心理抑郁、肌肉的僵硬痉挛为特征的慢性病症，均有使用柴胡加龙骨牡蛎汤的可能。柴胡加龙骨牡蛎汤药味不多而且平常，但如此配合，疗效非凡，临床每遇佳案，常让人对经方产生无限的崇敬之情。结合当代医家对柴胡加龙骨牡蛎汤的临床研究结果，说明其主要治疗两方面的病症。一是精神疾病，包括现代医学的精神心理疾病，如抑郁焦虑症、精神分裂症、神经官能症、夜游症、狂躁症、更年期综合征等；二是神经疾病，如感染中毒性周围神经病、癫痫、脑震荡后遗症、舞蹈病、动脉硬化、颈椎增生、血管神经性头痛、帕金森综合征等。此经方在临床运用历经 1700 余年，不但用于伤寒杂病辨证论治，也可广泛运用中医脑病即神经精神疾病，临证师古而不泥古，辨证求因，灵活运用，以求异病同治、事半功倍之效。

柴胡加龙骨牡蛎汤作为经方在临床中得到了广泛的应用，主要用于治疗情志病。随着人们生活节奏的加快及工作压力的增加，情志疾病的发生率逐年升高，严重影响了人们的身心健康和生活，中医药在治疗情志病方面有较大的优势。王宝亮教授在治疗情志病时，灵活运用柴胡加龙骨牡蛎汤，在辨证论治过程中，不同疾病的治疗，只要有情志异常这一主证，少阳枢机不利的病机，都可用该方加减治疗，同时还对患者进行心理疏导，做到"有是证，用是药"，故能取得显著效果。

第二节　清燥汤的应用

一、清燥汤的介绍

清燥汤源自《脾胃论》，原方为"湿热成痿肺金受邪"而设，有清金润燥、益气滋阴之功，治"湿热相合而邪庚大肠，……腰以下痿软，瘫痪不能动，行走不正，两足欹侧"之证。药物组成有苍术、白术、黄芪、猪苓、泽泻、升麻、柴胡、五味子、神曲、人参、黄芩、黄连、黄柏、陈皮、麦冬、生地、甘草、茯苓、当归。方中人参、白术、茯苓、甘草取四君子汤之意，另以黄芪为主，配以神曲以益气健脾，培土生金；黄连、黄柏清热燥湿；麦冬、生地、当归、五味子滋阴养血、生津润燥，补黄连、黄柏燥湿的同时已伤之阴液；陈皮理气健脾、燥湿化痰，防益气滋阴之品壅滞气机；升麻、柴胡升清；猪苓、茯苓、泽泻淡渗利湿，使湿热之邪从小便而出以降浊。诸药相合，邪正兼顾，气阴并补。

二、清燥汤的经验总结

清燥汤临床应用广泛，诸医家常用于治疗运动神经元病、重症肌无力、多发性硬化、格林-巴利综合征、多系统萎缩、低钾性周期性麻痹及干燥综合征、湿疹等。王宝亮教授临床善用清燥汤治疗神经系统疑难杂症，现将其应用经验介绍如下。

王宝亮教授对清燥汤的应用独具心得，效如桴鼓。王宝亮教授常说西医治病重在诊断病名，而中医治病需重辨证，对于病情复杂、临床表现较多样的患者要抓主症、明病机、辨证型，依证选法，据法选方。王宝亮教授临床中常讲清燥汤用处广深，但需辨证准确，且需认真考究遣方调量之妙，才能显效。

三、清燥汤的临床应用

【案1】张某，女，60岁。初诊：2019年2月12日。主诉：复视伴双下肢无力3个月。现病史：3个月前因不慎感冒后出现视物重影、模糊，伴双下肢无力、言语欠流利、反应迟钝，急至当地医院诊断为"脑梗死"，接受改善脑循环、营养神经等治疗1周，症状改善不佳。随后至某省级医院，查肌电图、诱发电位，提示左、右眼视通路传导有受损；进行腰穿检查，结果显示寡克隆（血清/脑脊液）阳性，被诊断为"多发性硬化"，接受甲泼尼龙大剂量冲击治疗，症状稍有缓解。今为求进一步中医巩固诊疗，前来就诊。症见：神志清，精神差，情绪焦虑，反应迟钝，视物重影，四肢无力、双下肢尤甚，言语欠流利，偶有饮水呛咳，纳眠差，二便调。舌质暗红、苔黄腻，脉沉细数。辨证：湿热阻肺，肝肾亏虚证。治法：清热祛湿，疏肝补肾。方选清燥汤加减。

处方：黄连 10 g，黄柏 12 g，茯苓 20 g，黄芪 60 g，党参 30 g，白术 20 g，陈皮 12 g，柴胡 15 g，麦冬 20 g，生地 20 g，当归 20 g，杜仲 30 g，牛膝 30 g，石菖蒲 10 g，桂枝 15 g。14 剂，水煎服。

二诊：2019 年 2 月 26 日，患者焦虑情绪好转，反应稍迟钝，四肢无力减轻，言语较前清晰，饮水偶有呛咳，舌质暗红，舌苔稍黄腻，脉沉数，在原方的基础上加菟丝子 20 g，黄芪加至 80 g。20 剂，水煎服。

三诊：2019 年 3 月 14 日，患者反应较灵敏，言语清晰，对答切题，四肢无力明显改善，纳可，眠可，二便调。继续服用二诊方，14 剂，水煎服。

随访：2 周后电话随访，诸症好转。

按语：多发性硬化是一种中枢神经系统慢性变性疾病，发病部位可见于视神经、脑室周围、脑干等，起病形式以亚急性起病为主，女性多于男性，临床表现为肢体无力、感觉异常、眼部症状（运动或感觉异常）、共济失调、精神症状等。多发性硬化在中医中属于"痿证"范畴，主因脏腑内伤，肢体筋脉失去濡养而致四肢无力甚至萎缩。本案患者为老年女性，肾气亏虚，主骨生髓营养于脑能力较差，表现为反应迟钝，精神差；先天禀赋不足，后天脾虚失养，正气易虚，使受风、寒、湿、热等邪气侵袭，导致痰湿内生，经络热阻，伏邪酿生湿热，加之脾虚则四肢不用，临床表现为四肢无力，故有《素问·生气通天论》："湿热不攘，大筋緛短，小筋弛长。緛短为拘，弛长为痿。"肝有藏血和疏泄的生理机能，肝开窍于目，肝受血而能视，若肝气不调，肝血不足，则出现视物重影、模糊。《灵枢·经脉》曰："肾足少阴之脉……其直者，从肾上贯肝膈，入肺中，循喉咙，挟舌本。"足厥阴肝经，从肝别，上注肺；循喉咙之后，连目系。湿热邪气袭肺，肺失宣降，营养精微不能上承，加之肝肾功能受损，则表现为言语欠流利、饮水呛咳等症状。结合舌质暗红，苔黄腻，脉沉细数，辨病属"痿证"，辨证为湿热阻肺，肝肾亏虚证。治疗以清热祛湿，疏肝补肾为主，给予清燥汤加减，故使肺金之热得清，周身之气翕然从之升降。

【案 2】李某，男，68 岁。初诊：2018 年 6 月 8 日。主诉：双下肢无力 1 年，加重伴构音障碍 1 个月。现病史：2 年前患者无诱因出现双下肢无力，上肢虎口穴处肌肉萎缩，至多家医院行相关检查和咨询，确诊为运动神经元病，积极口服药物治疗，症状可控制，无进展。1个月前因天气变化，出现反复发热，最高体温 39.0 ℃，急至医院治疗。发热好转后，肢体无力症状加重，伴肌肉跳动，构音障碍，情绪急躁易怒。为求中医治疗，经人介绍，今来诊。症见：患者情绪急躁易怒，手指麻木，两侧虎口穴肌肉萎缩，双下肢无力，行走困难，四肢肌肉跳动且部位不定，吞咽和构音障碍，言语欠流利，口干苦，纳差、眠差，小便稍黄，大便黏腻不爽。舌质暗红，苔黄腻，脉滑数。辨证：湿热阻肺，肝脾肾亏虚证。治法：清热祛湿，疏肝健脾补肾。方用清燥汤加减。

处方：黄柏 12 g，黄连 10 g，黄芪 30 g，白术 20 g，茯苓 20 g，泽泻 30 g，党参 20 g，柴胡 15 g，麦冬 30 g，菟丝子 30 g，生地 20 g，陈皮 10 g，当归 15 g，远志 10 g，桂枝 10 g，僵蚕 10 g，全蝎 10 g。20 剂，水煎服。

二诊：2018 年 6 月 28 日，情绪较前改善，手指麻木缓解，吞咽困难减轻，言语较前流利，口干苦缓解，仍自觉双下肢无力、站立时间较短，纳可，睡眠质量改善，小便稍黄，大便稍黏腻。舌质红，苔薄黄腻，脉滑数。守初诊方加杜仲 30 g、薄荷 10 g、牛膝 30 g、木蝴蝶 15 g，黄芪加至 60 g。20 剂，水煎服。

三诊：2018 年 7 月 16 日，患者情绪改善，纳眠可，吞咽、言语、口干苦等不适症状有所缓解，嘱患者继续服用中药，以稳定病情，缓解疾病的进展。

按语：运动神经元病是一种以上、下运动神经元损害为主要表现的慢性进行性神经系统变性病，临床以进行性的肌肉萎缩、肌肉无力，延髓麻痹和锥体束征为主要表现特点，最终会因呼吸肌无力、吞咽困难而发生死亡。多数患者在中年时期起病，病程在 2~6 年不等，其中男性多于女性。运动神经元病在中医中根据不同症状分属不同疾病，以肌肉萎缩无力、活动困难为主，归属于"痿证"范畴；以肌肉痉挛、肌张力增高为主，可归为"痉痿"；若伴随身痛症状，则归为"痹证"范畴。本病在临床上多归属于"痿证"范畴。本案患者为老年男性，脾主身之肌肉，脾气渐衰，生化乏源，则上不可输精于肺以滋养于喉，表现为发音困难、构音障碍；下不能注精于肝肾以濡养形体筋脉，出现手指麻木、肢体无力、肌肉萎缩的症状；肝气郁而化火，使肝气上逆，表现为情绪急躁易怒、口干苦的症状；筋为肝之合，若肝不藏血，则血行艰涩，筋失濡养，恰逢愤怒，引动肝火，传热于筋，内生湿热，故而肢体无力而行走困难。本案患者年过六旬，肾气衰少，脏真之气不能上荣于舌本，舌本失去濡养而表现为吞咽困难，言语不清。综上，肺失布散，脾失运化，肝失疏泄，肾失蒸化，容易聚液成湿，湿热之邪内生，流注于四肢，故而形成痿证，结合舌脉，辨证为湿热阻肺，肝脾肾亏虚证；治疗以清热祛湿、疏肝健脾补肾为主。清燥汤方中以黄柏、黄连清热燥湿，荡涤湿热之邪；加用泽泻、茯苓利水化湿；党参、黄芪、白术健脾补气，补充后天之本；反佐少量的桂枝，温经通脉，以防药性过凉；当归、生地补血养血；麦冬滋阴润燥，以防清燥之剂力量过大；薄荷、木蝴蝶清热解毒利咽。临证时，应观察正、邪的虚实和阴、阳的盛衰遣方用药，清热燥湿为主时，适当配伍温热药，以防用量过度，损伤机体平衡。

【案3】赵某，女，29岁。初诊：2018年7月16日。主诉：眼睑下垂、四肢乏力5年，加重1个月。现病史：5年前因遇到气候高温，自觉怕热、胸闷、四肢乏力，患者未予重视及治疗，休息后症状仍不缓解，伴随吞咽无力，两侧眼睑下垂，无视物重影或模糊。遂急至某省级医院就诊，行CT检查示胸腺瘤，行新斯的明试验示阳性，诊断为重症肌无力，医生建议行胸腺瘤切除术。与家人沟通后，行胸腺瘤切除，术后四肢乏力、眼睑下垂等症状有所缓解。其间规律服药，症状稳定。1个月前，因不慎淋雨感冒，出现重症肌无力危象，表现为心慌胸闷、呼吸困难、四肢无力等症状，急至医院ICU，对症治疗20天症状缓解后出院。今为求中医巩固治疗及提高身体免疫力，前来就诊。症见：患者精神较差，诉四肢乏力，吞咽困难，心慌、胸闷，两侧眼睑下垂，抬眼无力，无视物重影或模糊，纳一般，睡眠一般，小便色黄，大便稍干，时有便秘。舌质暗红，苔黄腻，脉濡数。辨证：肺热津伤证。治法：清热燥湿，滋阴润肺。方选清燥汤加减。

处方：黄连10 g，黄柏12 g，麦冬30 g，生地20 g，柴胡15 g，陈皮12 g，茯苓20 g，白术20 g，升麻10 g，生黄芪30 g，北沙参30 g，党参20 g，当归15 g，菟丝子30 g，淡附片9 g。20剂，水煎服。

二诊：2018年8月6日，患者全身乏力、吞咽困难、心慌、胸闷、两侧眼睑下垂、抬眼无力等症状有所缓解，仍有下肢乏力。嘱患者西药口服减量。守初诊方，加怀牛膝30 g、杜仲30 g，生黄芪加至80 g。15剂，水煎服。

三诊：2018年8月30日，患者下肢乏力明显减轻，余症状较前改善，西药减服，继服二诊方20剂。

随访：1个月后电话随访患者已停用西药，症状稳定，1年来定期至门诊服用中药，病情好转，无不适症状出现。

按语：重症肌无力是神经－肌肉接头传递障碍的一种自身免疫性疾病，其主要发病机制为乙酰胆碱抗体影响神经－肌肉接头突触后膜，使乙酰胆碱传递障碍而导致肌无力。临床表现为受累的骨骼肌易疲劳、肌无力呈波动性、活动时加重，休息或使用胆碱酯酶抑制剂治疗后症状会减轻。本案患者素体脾虚，脾虚失运，水湿不化，湿热内生，熏灼肺叶，加之外邪湿热入侵，首犯于肺，津精失常，则筋骨、皮毛、肌肉不得营养，表现为四肢无力、两侧眼睑下垂、抬眼无力；肺病为患，表现为心慌、胸闷、吞咽困难等症状。本病致病特点：内因责之肺热叶焦，外因责之外感湿热。治疗原则为清金润肺以滋养化源，清热燥湿以消除湿热。临床上治疗重症肌无力不必拘泥，可在清燥汤方基础上随症加减，伴有眼睑下垂、抬举无力较重者，加枳壳15 g、葛根12 g；伴有腹胀、纳差者，加木香10 g、砂仁15 g、炒麦芽12 g；伴有构音障碍、饮水呛咳者，加僵蚕15 g、石菖蒲15 g、远志12 g。此外，经过临床反复实践发现，清燥汤治疗重症肌无力，不仅可以缓解病痛，甚至可减少激素用量。

四、清燥汤的应用心得

清燥汤出自李东垣的《脾胃论》，本方以"肺热叶焦，治病求本"的指导，以燥湿、清热为主，健脾补气滋阴为辅的治疗原则。清燥汤治疗疾病的意义有二：一是根据五行生克论，脾为土，肺为金，用清燥汤健脾救肺，培土生金，体现治病求本的特点；二是若疾病日久不愈，反复出现，易损伤正气，方中加益气、补气之品，体现未病先防、既病防变的特点。方中黄连、黄柏，清热燥湿以明"审证求因"；猪苓、茯苓、泽泻驱逐经络之湿热，湿热邪散，天地清明，气血通畅，五脏安和；生地生津清热，五味子敛肺生津；黄芪、人参、白术、炙甘草，培土生金，益气健脾；当归、麦冬养血滋阴，生津润燥；陈皮燥湿健脾理气，并防滋阴之药阻滞气机，以达补而不滞；柴胡、升麻以升清保肺，调节气机。全方诸药相合，并补气阴，正邪兼顾，使肺中湿热得清，肺燥得润。临证遣方用药时，生黄芪的量可增加至100 g，统率全方，以补肺、脾、肾衰惫之气；反佐桂枝、附子以舒筋通络，使阳气透达内外。临床症状中，伴随双下肢无力、肌肉萎缩较重者，加牛膝、杜仲以补肝肾、强筋骨；伴随肌张力明显下降者，加1~2 g马钱子至轻度中毒量，有轻微麻木感较宜；伴随肢体关节屈伸不利者，加伸筋草、千年健以通络祛湿。多数患者由于疾病的困扰，导致肝气不疏，肝失调畅，最终影响疾病的恢复。另外，有关研究表明情志疗法可以影响细胞免疫因子CD3$^+$、CD4$^+$数量和体液免疫反应，提高机体的免疫调节作用，治疗上少佐柴胡以疏肝解郁，调畅情志，促进疾病的好转。此外，"脾病而四肢不用""治痿独取阳明"，脾病日久不愈，常会波及他脏；而他脏有患，也易影响到脾；因而，在治疗"痿证"时注重治脾；治脾不仅能充实肌肉，还能使其他脏腑的病患转归于好。最后，王宝亮教授认为清燥汤应用较广，可治疗多发性硬化、运动神经元病、重症肌无力等"痿证"范畴疾病，应用前需认真思考，辨证准确，法古而不泥古，了解遣方用量，则能收获良效。正如《伤寒论》所云："观其脉证，知犯何逆，随证治之。"

第三节　百合地黄汤的应用

一、百合地黄汤的介绍

百合地黄汤出自《金匮要略》，用于治疗伤寒大病之后，百脉未和，余热未解，心肺阴液被耗损，或因情志不遂，偶触惊疑，郁而化火，消阴灼液，导致心肺阴虚，百脉受累，脏腑失养，影响功能发挥，而见证候百出的"百合病"。其临床表现为"意欲食复不能食，常默默，欲卧不能卧，欲行不能行，饮食或有美时，或有不用闻食臭时，如寒无寒，如热无热，口苦，小便赤，诸药不能治，得药则剧吐利，如有神灵者，身形如和，其脉微数"。百合地黄汤由百合、生地黄组成，用泉水煎服。方义分析：百合，《神农本草经》曰其"味甘，平。主治邪气腹胀，心痛，利大、小便，补中益气"。有安心、定胆、益志、养五脏的功效。《本草经疏》载其可以解利心家之邪热，用以治疗心痛。生地黄，《药性论》云："君。能补虚损，温中下气，通血脉……又云生地黄，味甘，平，无毒……病人虚而多热，加而用之。"《本草发挥》曰："生地黄性寒，味苦。凉血补血，补肾水真阴不足，治少阴心热在内。"因此，百合地黄汤具有润养心肺、凉血清热、益气安神之功，对体虚、功能紊乱、见症纷然的百合病，有良好疗效，既能补其虚，又能理其乱，为百合病的正治之方，王宝亮教授多用其治疗失眠、抑郁、焦虑等症。

二、百合地黄汤的临床应用

【案1】牛某，男，20岁，学生。初诊：2015年3月12日。主诉：情绪低落2个月。现病史：患者诉近2个月来因考试失利，出现悲观失望，情志抑郁。1周前因心前区有阵发性刺痛感，在外院就诊治疗，曾口服疏肝解郁中药治疗，用柴胡疏肝散加龙骨、牡蛎、酸枣仁、远志、夜交藤等治疗。服用5剂后，患者症状未明显好转。症见：心前区刺痛，少气懒言，心烦易怒，烦躁不安，乏力，心悸失眠，不思饮食，小便黄，舌红少苔，脉细数。辨证：脾气亏虚，阴虚内热证。治法：补气养阴清热。方选百合地黄汤加减。

处方： 百合40 g，生地黄40 g。3剂，水煎服。

二诊： 2015年3月15日，心前区刺痛消失，心烦易怒、躁动不安减轻。百合30 g，生地黄30 g，加麦冬20 g，白芍15 g。5剂，水煎服。

随访： 1周后随访，诸症皆消，随访3个月未再复发。

按语： 患者因为考试失利而思虑悲伤过度，情志抑郁，并且这种现象持续有2个月。仔细分析：本症乃因初期思虑过度，脾失健运，而气机郁结。气机郁滞，日久化火，耗伤气阴，导致气阴两虚。肺气郁滞在胸，郁久化火，导致胸中烦热，气阴两虚，肺不得养，肺的功能失调而少气懒言。心主血脉，津少失滋，血行不畅，不通则痛，引起心前区疼痛。心开窍于舌，气阴两虚，虚热内生，则舌红少苔，脉细数。由此可见本病是由气阴两虚，虚热内生引起一系列症状，本病属于《金匮要略》中所论述的百合病。由于气阴两虚，脏腑失养而功能失调，所以在治疗时虽用疏肝解郁之法治疗，但疾病未去，症状如初。因此在治疗时当先补其气阴，以滋养脏腑，然后在此基础上调理各脏腑，促进各脏腑功能恢复从而化生气血津液，维持机体的生理功能。于是一诊时给予百合、生地黄。百合甘平补气养阴；生地黄甘寒养阴通血脉，清虚热。二药合用，使其虚热清，气血津液恢复。二诊时，由于症状减轻，所以百合、生地黄减量，同时防止生地黄过寒伤阳，在此基础上加入麦冬、白芍。麦冬甘微苦微寒，养阴生津，润肺清心；白芍苦酸微寒，养血敛阴，疏肝理脾。诸药合用，脏腑得养，气机调畅，气血津液生化自如，病则痊愈。

【案2】王某，女，48岁。初诊：2017年7月12日。主诉：情绪低落5年。现病史：近5年来反复情绪低落、心烦急躁、疲乏无力、失眠。曾在外院诊治，被诊断为抑郁症，接受心理治疗及阿米替林、赛乐特等药治疗后，病情时轻时重。症见：心烦急躁，悲伤欲哭，做事缺乏兴趣，懒言少动，记忆减退，夜寐多梦，易惊易醒，纳差口苦，小便短少，大便偏干。舌红，苔黄，脉弦细。辨证：心肺阴虚、肝郁不疏证。治法：滋养心肺、清心疏肝。方选百合地黄汤加味。

处方：百合30g，生地30g，知母15g，滑石〔包〕20g，酸枣仁15g，黄连10g，麦冬15g，苏梗10g，川芎10g，炒白芍20g，夜交藤30g，合欢皮15g，磁石30g，生龙骨30g，生牡蛎30g。7剂，水煎服。

二诊：2017年7月19日，情绪明显好转，入睡仍较困难，前方加柏子仁20g。7剂，水煎服。

随访：1周后电话随访，病情继续好转。后又以上方调治2个月，诸症消失，随访1年，未见复发。

按语：《金匮要略·百合狐惑阴阳毒病证治》曰，"百合病者，百脉一宗，悉致其病也。意欲食复不能食，常默默，欲卧不能卧，欲行不能行，饮食或有美时，或有不用闻食臭时，如寒无寒，如热无热，口苦，小便赤，诸药不能治，得药则剧吐利，如有神灵者，身形如和，其脉微数""百合病，不经吐、下、发汗，病形如初者，百合地黄汤主之"，可见百合病主要病机为心肺阴虚内热。心肺功能正常，则气血润和，百脉皆得其养；若心肺阴虚成病，百脉俱受其累。一则阴血不足，影响神明；二则阴虚内热，出现口苦、小便赤、脉微数诸症，故治疗当以润养心肺、凉血清热为大法。前述二证，病机似同，故均投以百合地黄汤加味。方中百合润肺清心，益气安神；生地滋益心营、凉血清热；知母、麦冬养阴清热、除烦止渴；滑石利水清热；黄连苦寒以增清心之力；酸枣仁、夜交藤、合欢皮养血安神。前证以焦虑为主，故选用磁石、生龙牡潜镇宁神；后证抑郁低落明显，故合用苏梗、川芎、炒白芍疏肝理血。药机合拍，阴复热退，百脉调和，故其症可愈。

【案3】钱某，女，56岁。初诊：2017年4月25日。主诉：失眠数年。现病史：患者夜难入睡已历数年，易醒，伴心中烦热，自汗盗汗，眼目干涩，耳鸣头昏，乏力，健忘，大便干，小便黄，舌红，少苔，脉细数等症。口鼻干燥，入夜明显，口渴思饮而不多。辨证：肝肾阴虚，心神失常证。治法：滋养肝肾，宁心安神。方选百合地黄汤加减。

处方：百合30 g，熟地30 g，生地20 g，知母15 g，麦冬20 g，五味子15 g，酸枣仁20 g，菊花10 g，夜交藤20 g，泽泻15 g。7剂，水煎服。

二诊：2017年5月4日，睡眠较前好转，其余各症均减大半。守初诊方继服10剂。

随访：随访1年，未复发。

按语：不寐原因较多，此系阴虚不寐，乃肝肾真阴匮乏，阴不济阳，虚火内灼，导致心阴不足，心神失养。治疗不用潜镇而推崇滋养，意在充实内里，补益真阴，灌溉诸脏。精血得益则根元始固，阴液得养则神气自宁。故如欲安之，勿如养之，慎用镇之。

【案4】田某，男，50岁。初诊：2018年6月20日。主诉：失眠半年。现病史：失眠半年，轻时每晚睡2~3小时，多梦，重时彻夜难以入寐，近10天来，每夜只能睡1~2小时，心胸烦热，头晕体倦，口干，舌红，无苔无津，脉细数。辨证：阴虚火扰，神不守舍证。治法：滋阴清火，养心安神。

处方：百合30 g，生地15 g，玄参15 g，丹参、钩藤、生龙齿各30 g。7剂，水煎服。

二诊：2018年6月27日，夜能入睡3~4小时，易于惊醒，舌红少津，脉细数。守初诊方去玄参，加合欢皮30 g。服15剂后，能安然入寐。

按语：本案患者思虑过度，耗伤心阴，阴虚火旺，扰及心神，神不守舍，导致失眠。以百合地黄汤养阴宁心；加玄参养阴清火，丹参清火安神，钩藤清心镇静，生龙齿镇心安神。二诊时，夜能入寐，但易惊醒，去玄参之甘润，加合欢皮以悦心安神。

第四节　大柴胡汤的应用

一、大柴胡汤的介绍

大柴胡汤出自东汉时期医圣张仲景《伤寒杂病论》一书，是依据张仲景《伤寒论》中"太阳病过经十余日，少阳之邪未解，又入阳明"的情况而设立的治疗少阳阳明合病的方剂，是解表、攻里之效的首选方剂。《伤寒论》第 103 条大柴胡汤原方组成：柴胡半斤、黄芩三两、芍药三两、半夏半升（洗）、生姜五两（切）、枳实四枚（炙）、大枣十二枚（擘）、大黄二两，上八味，以水一斗二升，煮取六升，去滓，再煎，温服一升，日三服。方中以柴芩和解少阳之邪为君药，柴胡"禀少阳生发之气，为足少阳之主药，而兼治足厥阴。肝气不舒畅者，此能舒之；胆火甚炽盛者，此能散之。至外感在少阳者，又能助其枢转以透膈升出之"，故以柴胡透少阳之表邪，以黄芩清少阳之里热，柴胡得黄芩为退少阳寒热之相须，清肝、胆、胃之邪热；大黄、枳实泻热通便，下胃肠积滞，泻阳明经之邪热为辅，并有杜绝少阳之邪热全入阳明成为阳明腑实之意；枳实苦泻辛散，下气消痞除胀，又除胃肠无形气痞；配白芍疏补结合，既可柔肝止痛，又可缓和柴胡之升散耗阴；胃气上逆，故配小半夏汤以和胃降逆止呕；心下满腹，故配白芍、大枣以缓急止痛；白芍合黄芩尚能治协热下利之症，故而可使表解里和，诸邪可清。全方除和、下二法之外，实寓有清、消之法，具有和、攻兼施之效。

大柴胡汤在《伤寒杂病论》中论及的条文主要有 4 条，《伤寒论》第 103 条云："太阳病，过经十余日，反二三下之，后四五日，柴胡证仍在者，先与小柴胡。呕不止，心下急，郁郁微烦者，为未解也，与大柴胡汤下之则愈。"《伤寒论》第 136 条云："伤寒十余日，热结在里，复往来寒热者，与大柴胡汤；但结胸，无大热者，此为水结在胸胁也。但头微汗出，大陷胸汤主之。"《伤寒论》第 165 条云："伤寒发热，汗出不解，心中痞硬，呕吐而下利者，大柴胡汤主之。"《金匮要略·腹满寒疝宿食病脉证治》云："按之心下满痛者，此为实也，当下之，宜大柴胡汤。"以上 4 条论述可看出，大柴胡汤在《伤寒杂病论》中所治疾病主要有：①伤寒发热，分为持续性发热（《伤寒论》第 165 条）和寒热往来（《伤寒论》第103、136条）两种证型，然究其病机，均为少阳兼里实证，用大柴胡汤，于和解少阳宣展枢机之中，兼以通下里实；②治疗无发热的腹满寒疝宿食等杂病（《金匮要略·腹满寒疝宿食病脉证治》）。其辨证重点同为"恶心呕吐、心下急、心下满痛、心下痞硬"等阳明里实证。所谓心下，实指胸腹部，并多旁及两胁，一曰"心中痞硬"的病变部位在心，相当于冠心病、心肌病等病症表现而符合大柴胡汤证；一曰"心中痞硬"的病变部位在脾胃，相当于胆囊炎、胰腺炎、胃炎等病证表现而符合大柴胡汤证。从心下痞满硬痛可知，太阳表证已罢，病入少阳，而兼见阳明里实之证，既有邪在少阳之证，又有邪入阳明化热成实之象。故清代程郊倩在《伤寒论后条辨》中云："心中痞硬，呕吐而下利，较之心腹濡软，呕吐而下利，为里虚者不同。发热汗出不解，较之呕吐下利，表解者乃可攻之，竟用十枣汤者又不同。况其痞不因下后而成。并非阳邪陷入之痞，而里气内拒之痞。痞气填入心中，以致上下不交，故呕吐而下利也。大柴胡汤，虽属攻剂，然实管领表里上中之邪，总以中焦为出路，则攻中自寓和解之义，主之是为合法。"

二、大柴胡汤的经验总结

（1）辨方证，求主症：大柴胡汤的主症是口苦、大便干，辨方证论治体系着重强调的是"方证"。方证的"证"是指使用该方的适应证（或指征）。辨方证论治体系为临床面对错综复杂的疾病提供了比较好的辨证思路，即有是方证，用是方。在具体临床实践中，见到某方的主症，即可考虑用此方，然后再仔细分析用之。王宝亮教授认为《伤寒杂病论》的撰写是由方证到方的过程，临床只有熟记经典，辨方证，求主症，诊断疾病和用药两者才能达到高度一致，从而执简驭繁，更有利于中医的传承。如果坚持单从方证辨证入手，则犹如清代柯琴《伤寒来苏集》所说："仲景之道，至平至易；仲景之门，人人可入。"王宝亮教授在临床中运用大柴胡汤治疗疾病，十分注重方证辨证。凡是面色偏红，往来寒热，心烦喜呕，胃脘部胀满，按之疼痛，大便干结或挟热下利，苔黄，脉弦而有力等的方证者，特别是符合"口苦、大便干，或按之心下满痛"主症者，无论西医诊断为何种疾病，均可用之。

（2）重视腹诊：大柴胡汤的腹诊是"按之心下满痛"。腹诊属于中医切诊的范畴，医者通过腹诊进行触摸按压，可以客观反映病变的部位和疾病性质，并可以指导用方。腹诊很早就被用于疾病的诊断，早在《五十二病方》中就有"腹痛""心腹疾"等病名的记载。《难经·第十六难》中"其内证：脐左有动气，按之牢若痛"，正是运用腹诊对疾病进行了以外揣内的诊断。而《伤寒杂病论》更是继承及发扬了腹诊，其中腹诊内容十分丰富，分为诊胸胁、心下、腹、腹水、积聚、少腹、脐等部分，可见腹诊在中医诊断疾病中具有重要意义。王宝亮教授在临床中，十分注重腹诊，运用腹诊来辨证用经方。大柴胡汤腹诊属于诊心下，在《金匮要略·腹满寒疝宿食病脉证治》中述："按之心下满痛者，此为实也，当下之，宜大柴胡汤。"故大柴胡汤的腹诊是腹部膨隆，胃脘部按之紧张疼痛，凡是见此腹诊，无论哪一类疾病，均可考虑运用大柴胡汤治疗。

（3）遵循经方相对剂量，经方药少而精，用药注重剂量：王宝亮教授临床运用经方，注重经方的剂量，但更重视经方的相对剂量。关于大柴胡汤的运用，原方为柴胡半斤，黄芩三两，芍药三两，半夏半升，生姜五两，枳实四枚，大枣十二枚，大黄二两。这些剂量多超过《中华人民共和国药典》的剂量上限，临床如若按原方剂量应用，多有不便，故王宝亮教授在临床中更注重原方剂量的比例关系，虽然减量应用，只要比例遵从仲景方剂中的君臣佐使配伍关系，发挥整体作用，往往也能取得较好疗效。王宝亮教授认为，大柴胡汤临床取得最佳疗效的关键在于柴胡的剂量，柴胡一般应为其他药物的 2 倍。方中柴胡用大剂量的原因：一是遵循仲景原义；二是《神农本草经》记载"柴胡味苦，平，主心腹，去肠胃中结气，饮气积聚，寒热邪气，推陈致新"，说明柴胡主治心腹及肠胃凝结之气，有推陈致新之功。而清代徐灵胎《神农本草经百种录》中认为柴胡为肠胃之药，气味轻清，能疏导胃脘的滞气。柴胡既可疏导少阳气机，又因其推陈致新，可帮助大黄疏导肠胃滞气与滞物，治胸胁硬满、大便干。此外，生姜剂量亦应较大，大柴胡汤中的生姜量比小柴胡汤的剂量多了二两，其原因在于生姜味辛能散，可佐制大黄及枳实的苦泻之性，能止呕，去水饮，消散凝结邪气，故生姜加量。王宝亮教授在临床运用大柴胡汤时，柴胡一般用量为 16~24 g，生姜一般用量为 9~15 g。临床实践证明，若不按仲景方中原大柴胡汤的比例配伍，则疗效锐减。

（4）经方叠用：经方叠用是方剂应用的特殊形式，是在中医辨证论治思想的指导下，将两个或两个以上经方相合为用。在临床实践中，患者病情单一的比较少见，往往是多种疾病夹杂在一起，故在分清症状主次的情况下，常常把几个方剂叠在一起使用，才能收到满意的疗效。叠用经方也可增加方剂的运用范围，提高临床疗效，产生新的功效。

三、大柴胡汤的临床应用

【案 1】李某，男，79 岁。初诊：2018 年 12 月 4 日。主诉：左侧肢体活动不利 1 天。现病史：1 天前吃饭时出现左侧肢体乏力、活动不灵活，无恶心、呕吐，无饮水呛咳，无意识丧失，未予重视及治疗，持续不能缓解，今为求诊治，遂来我院。症见：神志清，头昏沉，咽干、口干口苦，不欲饮食，大便秘结、3 日未行，小便黄，舌红暗，苔黄腻，脉弦滑。入院当日行头 MRI + DWI（弥散加权成像）检查示：右侧基底节区急性脑梗死；双侧脑室旁脑白质缺血灶；脑萎缩。辨证：少阳阳明合病。治法：和解少阳，清阳明热。方选大柴胡汤加味。

处方：柴胡 20 g，黄芩 10 g，半夏 10 g，大黄（后下）10 g，炒白术 20 g，白芍 20 g，枳实 10 g，天麻 15 g，全蝎 5 g，蜈蚣 2 条，九节菖蒲 20 g，炙远志 15 g，郁金 30 g，大枣 10 g，生姜 10 g。4 剂，水煎服。因患者大便秘结已 3 日未行，临时予以清洁灌肠一次。

二诊：2018 年 12 月 8 日，患者口干口苦、便秘症状大减，但头昏沉缓解不明显，诊见面红目赤。守初诊方加牛膝 20 g、菊花 20 g，将炒白术调整为生白术。7 剂，水煎服。

三诊：2018 年 12 月 15 日，患者自述头昏症状明显好转。守二诊方继服 15 剂以巩固疗效。

随访：2 周后，患者头昏及面红目赤症状好转。

按语：此患者以"左侧肢体活动不利 1 天"为主诉入院，伴随有口干口苦，头昏沉，不欲饮食等症状，符合"少阳之为病，口苦、咽干、目眩"之少阳病提纲，不欲饮食为少阳病柴胡剂的主症，而弦脉亦是少阳病主脉，故为少阳病；患者同时有大便秘结，为"阳明之为病，胃家实"的表现，因此，从六经辨证为少阳阳明合病。《伤寒论》言："呕不止，心下急，郁郁微烦者，为未解也，与大柴胡汤下之则愈。"故首选大柴胡汤和解少阳，内泻热结。

【案 2】钱某，女，65 岁。初诊：2017 年 7 月 5 日。主诉：舌体发沉 1 年余，加重 4 天。现病史：患者 1 年前无明显诱因出现舌体发沉，就诊于某医院被诊断为脑梗死，以脑血管病收入院治疗，好转后出院。近 4 日，上述症状复发，舌体发沉、僵硬不适，无言语不利，无肢体麻木及活动不利，无口眼歪斜，平素颈项不适，易头昏沉，前额、眼眶胀痛，夏秋之间自觉面部虚浮，多于下午及晚上出现腹胀、泛酸、呃逆，晨起口苦，入睡困难，小便黄，排尿灼热痛感，大便黏腻。舌红、有裂纹和齿痕，苔薄黄；脉右寸关浮弦，左寸关弱于右。西医诊断：脑梗死。辨证：少阳转枢不利，阳明阖降失常证。治法：和解少阳，清泻阳明。方以大柴胡汤加减。

处方：柴胡 24 g，黄芩 9 g，清半夏 15 g，大黄 3 g（后下），枳实 6 g，白芍 15 g，茯苓 15 g，生姜 3 片，大枣 2 枚。7 剂，水煎服。

二诊：2017 年 7 月 12 日，患者舌体发沉、僵硬不适症状已基本消失，晨起时症状偶有发作。睡眠改善，胃脘部胀满减轻，仍伴有头昏沉，前额、眼眶胀痛，上午明显，晨起口干口苦，纳可，小便调，大便黏腻，日 1 次。舌红、有裂纹和齿痕，苔薄黄；脉右寸关浮弦，左细涩。上方加量至大黄 6 g（后下）、柴胡 30 g。7 剂，水煎服。

三诊：2017 年 7 月 19 日，舌体发沉、僵硬不适症状未发作，余症皆减轻。

按语："少阳病欲解时，从寅至辰上"，患者晨起口苦明显，为少阳病"欲解时"时段，患者正气不足，邪气亢盛，晨起正气得助，正邪同盛，激烈交争，则出现口苦明显。本案患者少阳枢机不利，肝火循经（"肝者，筋之合也……而络于舌本"）上扰，舌络失养，故舌体发沉、口苦；经气不利，则颈项不适；肝木疏泄失职，横逆克脾，故腹胀、泛酸、呃逆；三焦气化失常，津液疏布不利，则苔黄有裂纹。"阳明病欲解时，从申至戌上"，患者初诊多于下午及晚上出现腹胀、泛酸、呃逆，夏秋之间自觉面部虚浮，均为阳明病"欲解时"时段。阳明主降，阖降不利，腑气不通，津液失于代谢，故大便黏腻、腹胀、面部虚浮。方选大柴胡汤调整枢机，阖降阳明。患者二诊时仍前额、眼眶胀痛，为胃、胆经循行部位（"胃足阳明之脉……循发际，至额颅"，"胆足少阳之脉，起于目锐眦，上抵头角，下耳后"），故增加大黄用量以促进阳明阖降，增加柴胡用量以促进少阳转枢。三诊时，舌体发沉、僵硬不适症状未发作。

【案3】朱某，男，42岁。初诊：2018年6月30日。主诉：左侧肢体活动不利3小时余。现病史：3小时前突发左侧肢体无力，活动不遂，门诊急行颅脑CT示右侧脑出血，由门诊收入住院。住院期间接受中西医结合治疗，接受脱水及营养神经药物等对症治疗12天，病情逐渐好转，复查脑CT示右侧脑出血较前吸收，病灶减小，肢体功能逐渐恢复。住院期间患者出现情绪低落，自觉胸闷不适，气短懒言，时有烦躁，不能配合治疗及康复锻炼，每次发作时心电图均无异常，考虑为卒中后抑郁。2018年7月11日查房，症见：患者胸闷不适，气短乏力，神疲懒言，时有心烦，口苦，纳呆，夜寐不安，小便尚调，大便干结，数日一行。舌质红，苔黄微腻，脉弦。辨证：郁证；少阳阳明合病。治法：和解少阳，疏肝和胃。方选大柴胡汤加减。

处方： 柴胡10 g，黄芩10 g，白芍10 g，半夏10 g，酒大黄10 g，枳实10 g，川芎10 g，陈皮10 g，合欢皮15 g，合欢花15 g，郁金10 g，香附10 g。3剂，水煎服。

二诊： 2018年7月4日，诸症明显好转，未有胸闷不适，纳眠可，二便尚调。舌红，苔薄黄，脉弦。效不更方，守初诊方，7剂，水煎服。1周后诸症消失，痊愈出院。

按语： 卒中后抑郁是急性脑卒中最常见的心理障碍。目前普遍认为，卒中后抑郁是指脑卒中后出现的程度不等的抑郁症状且该症状持续超过2周，多表现为情绪低落、兴趣降低、烦躁、悲观沮丧、绝望、主动性减退，以及全身疲劳等情感性障碍，属于中医郁证范畴。经方大家黄煌认为，大柴胡汤的方证为往来寒热，胸胁苦满，情绪不畅，便秘，口苦，脉弦，苔厚或苔黄；体质人群以中老年居多，往往体格壮实，面色暗红，上腹部充实饱满，或腹肌紧张，按压上腹部则有抵抗感或疼痛不适感。本案患者症状以胸闷、心烦、口苦、失眠为主，符合大柴胡汤证。根据患者病情，以大柴胡汤为主方，按照仲景加减法灵活化裁，加陈皮健脾化湿，川芎、郁金活血化瘀，合欢皮、香附疏肝行气开郁。

【案4】王某，女，55岁。初诊：2018年7月28日。主诉：失眠半年加重2天。现病史：近半年失眠，2天前加重。症见：彻夜不能入眠，伴手足心热，纳可，小便短赤，大便干，舌红，苔薄黄，脉弦细。既往有反复发作失眠病史，多次求诊中医治疗，效一般。辨证：失眠；心肾不交。治法：交通心肾。方选知柏地黄丸加减。

处方：知母10g，黄柏6g，熟地10g，山药10g，山茱萸10g，牡丹皮10g，茯苓10g，泽泻10g，炒枣仁30g，川芎10g，茯神15g，夜交藤30g。5剂，水煎服。

二诊：2018年8月2日，患者诉服药后症状无改善，自觉腹胀大便难解，难受不适感难以言表，欲求泻大便解当急之苦，余症同前，舌红苔薄黄，脉弦细。辨证：少阳郁热，中焦气滞，热结里实。此乃胃腑实热，心肝火旺。治法：和解少阳，行气通腑，泻热通下。方选大柴胡汤加减。

处方：柴胡10g，黄芩10g，白芍10g，酒大黄5g，枳实10g，甘草10g，酸枣仁30g，茯神15g，首乌藤30g，知母10g。7剂，水煎服。

三诊：2018年8月9日，患者服药后失眠症消，大便通畅，每日一行，余症均减。舌红苔薄黄，脉细弦。遂效不更方，继服3剂巩固疗效，诸症痊愈。

按语：中医认为女子年至"七七"，有"任脉虚，太冲脉少，天癸竭，地道不通"之生理特点，即女性围绝经期肾精亏损，任冲二脉亏虚，天癸衰竭，出现肾阴虚之证候。患者首诊时肾阴不足，肾之阴阳平衡失调，天癸相火太旺，阳气浮越于上，发为本病。治当滋阴补肾，兼清虚热。中医有"苦寒伤胃"和"滋腻碍胃"理论，首诊方中多为清热药及滋阴之品，清热药多为苦寒之品，滋阴药多为滋腻之品。服药后影响脾胃运化功能，气机斡旋不畅，加之郁久化热，出现腹胀、大便难解。效不更方，以大柴胡汤为主方，辅以酸枣仁、茯神、首乌藤宁心安神，知母清热除烦，诸症遂除。

【案5】 成某，女，40岁。初诊：2016年8月13日。主诉：情绪低落10年余。现病史：患者10余年来，少寐，情绪低落，易烦易怒，胁肋胀痛，胸脘满闷，食欲减退，多呃逆、嗳气。7天前，其患感冒未愈，又转寒热往来，2天前，心下胀满硬痛，食则呕吐。诊之，腹部略胖，面红赤，舌质红，苔黄浊而干，中后灰黑燥，口苦咽干，烦热躁急，脉弦滑有力，大便干结。辨证：肝气郁滞，少阳、阳明合病。治法：和解少阳，清泻内热。方选大柴胡汤加减。

处方：柴胡15g，黄芩15g，白芍18g，半夏15g，枳实21g，生姜15g，

大枣 12 枚，大黄 15 g。3 剂，水煎服。

二诊：2016 年 8 月 16 日，硬结燥便下，心下胀满硬痛顿失，呕吐、烦躁大减。守初诊方，3 剂，水煎服。

随访：二诊后寒热往来、呕吐等均失。随后门诊调整用疏肝解郁类方药、针灸等，改善抑郁症状，共治疗 30 天获愈。

按语：本案患者感冒未愈，邪入少阳，少阳枢转乏力，致热邪内结、阳明为实，而成少阳、阳明合病；故投以大柴胡汤和解少阳，内泻热结，6 剂而解。后遂更方治其隐匿性抑郁症，终获良效。"夫病痼疾，加以卒病，当先治其卒病，后乃治其痼疾也。"

【案 6】刘某，男，39 岁。初诊：2017 年 6 月 27 日。主诉：反复发作头痛 7 年，加重 2 年。现病史：患者每于压力大、休息差、情绪差时易诱发右侧太阳穴周围跳痛，伴畏光、畏声，偶有胃脘部不适，无恶心呕吐，无头晕，运动后加重，休息后减轻，秋季或夏季、下午或傍晚发作次数多，发作时疼痛持续 1 天左右，纳可，眠浅，二便调。舌边尖红，苔白微厚，脉双关弦大、寸弱。辨证：少阳转枢不利，阳明阖降失常。方选大柴胡汤加减。

处方：柴胡 18 g，黄芩 12 g，大黄 3 g（后下），清半夏 12 g，炒白芍 15 g，枳实 12 g，生姜 3 片，大枣 2 枚。7 剂，水煎服。

二诊：2017 年 7 月 4 日，患者服药后头部跳痛程度减轻，但发作频率较高，精神状态较前明显好转，口干，纳眠可，二便调。舌边尖红，苔薄黄；脉右寸细，关尺大，两关浮。守初诊方柴胡加至 30 g，大黄加至 6 g（后下）。6 剂，水煎服。

随访：2018 年 7 月 12 日电话随诊，头痛已基本缓解。

按语：本案患者头痛在右侧太阳穴附近，伴畏光、畏声，位置在足少阳胆经经脉循行部位（"胆足少阳之脉，起于目锐眦，上抵头角……"），多由压力大、休息差、情绪差时诱发，与少阳枢机不利关系密切，肝失疏泄，胆失通降，则相火郁而不降，循经上行，故头痛、舌边尖红。木喜条达舒畅，若木失条达疏泄，以甲木而克戊土，故胃脘部不适、脉双关弦大。郁而化火，扰乱心神，则眠浅。同时患者秋季或夏季，下午或傍晚头痛发作次数多，为阳明病"欲解时"时段。阳明阖降不利，不能制约肝经升发太过，浊气上泛于头目故头痛；

阳明下行不畅，阻碍太阴脾之清阳升发，故伴有胃脘部不适。本案中头痛与少阳枢机不利、阳明阖降不利密切相关，故方用大柴胡汤加减。二诊时少阳、阳明症状减轻，头痛虽减，但频率增加，故加大柴胡用量以枢转气机，增加大黄用量以阖降阳明，后电话随诊，头痛已基本缓解。

第五节　葛根汤的应用

一、葛根汤的介绍

葛根汤一方，源于《伤寒论·辨太阳病脉证并治》，是后世经典的治疗外感病的经方。其方药组成为：葛根四两、麻黄三两（去节）、桂枝二两（去皮）、芍药二两、甘草三两（炙）、生姜三两（切）、大枣十二枚（擘）。煎服法：上七味，以水一斗，先煮麻黄、葛根，减二升，去上沫，内诸药，煮取三升，去滓，温服一升，覆取微似汗。葛根汤具有发汗解表、升津舒筋的功效，主治外感风寒表实证，症见恶寒发热，头痛，项背强几几，身痛无汗，腹微痛，或下利，或干呕，或微喘，舌淡苔白，脉浮紧者。王宝亮教授加减运用葛根汤，临证辨证论治，灵活加减，常获得显著疗效。

二、葛根汤的临床应用

【案1】李某，男，67岁。初诊：2017年2月8日。主诉：反复腰部疼痛3个月，再发加重1周。现病史：患者诉3个月前，无明显诱因突然出现腰部疼痛，难以忍受，偶可牵涉左腿疼痛，活动及劳累后症状加重，休息后可缓解。1周前因感冒，上述症状加重。现症：腰部冷痛重着，偶伴左腿牵涉痛，头痛头晕，舌淡紫暗，苔薄黄，脉弦滑。泌尿系彩超：双肾、双侧输尿管、膀胱、前列腺未见明显异常。腰椎CT示：L3/4、L4/5椎间盘膨出；腰椎退行性病变。尿常规提示阴性。辨证：太阳、太阴合病。治法：解表舒筋，温中补肾，活血止痛。方用葛根汤合甘姜苓术汤加减。

处方：葛根50 g，麻黄10 g，桂枝20 g，干姜15 g，白芍15 g，大枣15 g，白术15 g，茯苓20 g，怀牛膝30 g，续断15 g，杜仲15 g，丹参20 g，延胡索

15 g，川芎 15 g，甘草 5 g。7 剂，水煎服，饭后温服。

二诊： 2017 年 2 月 15 日患者诉不适症状明显缓解，要求续开上方 10 剂以巩固疗效，后复诊，诉病痛已去。

按语：《素问·上古天真论》云："丈夫八岁，肾气实，发长齿更……七八，肝气衰，筋不能动，天癸竭，精少，肾脏衰，形体皆极。八八，则齿发去。"患者年过六十，肾之精气亏虚，腰府失养，复感风寒，湿性趋下，流注停困于腰部，腰背部督脉痹阻，遂腰部疼痛，痛不可忍。方用葛根汤合甘姜苓术汤加减。组方中用大剂量葛根，以行解表舒筋之效；辅以麻黄以增强解表之效；桂枝、白芍合用以缓解止痛；干姜温中祛寒；茯苓、白术健脾除湿；怀牛膝、续断、杜仲以补肾强筋骨、荣腰膝；丹参、川芎、延胡索活血祛瘀，通经止痛；大枣、甘草养胃和中，调和诸药。全方合用，共奏解表舒筋，温中补肾，活血止痛之效。本方恰当辨证，合理组方，故临床效果显著。

【案 2】 朱某，女，30 岁。初诊：2018 年 3 月 8 日。主诉：眩晕伴头痛 3 小时就诊。现病史：患者晨起出现眩晕头微痛，无恶心、咳嗽、鼻塞、流涕、咽喉肿痛等症，闭目眩晕减轻，纳可，眠可，二便调，舌淡苔白，脉紧。治法：辛温通阳，疏通经脉。方用葛根汤加减。

处方： 葛根 10 g，麻黄 8 g，桂枝 8 g，白芍 8 g，甘草 6 g，生姜 8 g，羌活 10 g。3 剂，水煎服。

二诊： 2018 年 3 月 11 日，患者服用 3 剂后眩晕减轻，头痛消失。守初诊方，继服 3 剂，眩晕症状消失。

按语： 临床中引起眩晕的原因有很多，如《济生方》云："六淫外感，七情内伤，皆能导致。"严用和在《重订严氏济生方·眩晕门》中提出"所谓眩晕者，眼花屋转，起则眩倒是也，由此观之，六淫外感，七情内伤皆能导致"，意即六淫七情皆可致眩。外感风、寒、暑、湿导致眩晕，虽为外感病的症状，而非主要证候。前人已认识到外感六淫致眩但未以主要证候论述。本例为外感风寒所致眩晕病案，以眩晕为主症，头痛为兼症。头为诸阳之会，风寒之邪侵袭肌表，卫阳被郁，清阳不展，脉络不和，故眩晕、头痛，苔白、脉紧，皆为风寒之象。麻黄、桂枝、白芍、羌活、生姜辛温发散、祛风除寒，葛根升阳解肌、疏通经络，甘草调和诸药。全方合用，标本兼治。

【案3】贾某，女，38岁。初诊：2017年4月8日。主诉：眩晕伴恶心2年，加重1周。现病史：2年前每于伏案日久即出现眩晕伴恶心症状，但无呕吐，稍事休息后眩晕减轻。1周前，患者偶感风寒，眩晕频次增多，且眩晕持续时间较前延长，休息后不能缓解，遂来诊。现患者眩晕伴有恶心、头痛、项背转侧不利，无呕吐、耳鸣、耳聋、腰酸膝软、记忆力减退等症，纳可，眠可，二便调，舌淡，苔白，脉迟。治法：祛风散寒，养血和血，补肝益肾，强筋壮骨。方选葛根汤加味。

处方： 葛根10 g，麻黄10 g，桂枝10 g，白芍10 g，甘草6 g，生姜10 g，川芎12 g，大枣3枚，当归10 g，杜仲15 g，鹿角胶12 g，牛膝15 g，半夏10 g。6剂，水煎服。

随访： 2017年4月14日，患者在服用药物的同时进行功能锻炼，6剂后，眩晕、恶心减轻，项背转侧不利消失，继续服用6剂后眩晕消失，后随访，2个月内未再复发。嘱避风寒，减少伏案类工作，加强锻炼。

按语： 患者伏案日久，耗伤气血，以致气血两虚，气虚则清阳不升，血虚则脑失所养，故发生眩晕。加之患者偶感风寒，风寒侵袭人体，寒主凝滞收敛，经络不畅，故出现眩晕、头痛、项背转侧不利等症。寒邪犯胃，胃失和降，故恶心。舌淡，苔白，脉迟为风寒之象。麻黄、桂枝、白芍、生姜辛温发散、祛风除寒；葛根解肌、疏通经络；大枣养血和血，当归补血养血，川芎活血行气；杜仲、鹿角胶补益肝肾、强筋壮骨；半夏、生姜降逆和胃。诸药配伍，疗效明显。

【案4】万某，女，43岁。初诊：2018年11月5日。主诉：反复颠顶、前额疼痛5年，加重5天。现病史：患者因反复颠顶、前额疼痛，在多家医院就诊治疗效果不佳。此次因外出滑雪后发作，头顶、前额紧痛、胀痛反复交替，时热时寒，无汗怕风，伴颈项强直、失眠、多梦，痛苦异常。舌质淡红，苔薄白，脉浮紧。此乃典型的葛根汤证。辨证：风寒头痛证。治法：疏风散寒镇痛。方选葛根汤加减。

处方： 葛根40 g，白芍30 g，桂枝10 g，麻黄10 g，当归12 g，川芎30 g，夜交藤20 g，炒枣仁20 g，全蝎6 g，天麻10 g，白芷20 g，藁本15 g，蔓荆子10 g，甘草10 g，大枣15 g，生姜5 g。5剂，水煎服。

二诊：2018 年 11 月 12 日，患者诉头痛偶有发生，疼痛程度明显减轻，发作次数减少，夜寐已安，余症大减。继续原方 5 剂，病告痊愈。

按语：本案的头痛乃典型的葛根汤证，重用葛根取其解痉之效。刘渡舟先生在《经方临证指南》中指出："葛根能疏通阳明经络，又能启阳明津液，以濡养经脉，为止痉专药。"现代研究证实：葛根可以改善脑血流，扩张血管，增加血流量。配全蝎、天麻共奏解肌镇痉祛风之功。久虚必瘀，以川芎、当归养血活血，枣仁配伍夜交藤以安神定志；白芷、蔓荆子、藁本上行头部而止痛。

【案 5】王某，女，37 岁。初诊：2016 年 6 月 8 日。主诉：头面痛 5 年。现病史：患者 5 年前与同事争吵后发作头面痛，右侧明显，此后每逢情志不舒或感冒即发作，疼痛始于右侧眉棱骨延及右侧头部，胀痛欲裂，伴头晕、心烦欲呕，在外院被诊为"三叉神经痛"，曾口服卡马西平，并做局部封闭治疗，效果不佳。后曾接受中药（川芎茶调散、镇肝熄风汤等）、针灸治疗，头痛仍发作。症见：右侧头痛，波及前额、眉棱骨，头晕目眩，伴畏寒，身困，不易出汗，项背拘急，口干欲饮，睡眠不佳，舌淡，苔白，脉浮略紧。辨证：风寒头痛证。治法：疏风散寒、宣通太阳。方选葛根汤加减。

处方：葛根 18 g，桂枝 12 g，白芍 12 g，麻黄 12 g，川芎 15 g，白芷 9 g，细辛 9 g，炙甘草 9 g，生姜 4 片，大枣 4 枚。每日 1 剂，水煎服。

随访：服上方 3 剂药后，周身汗出津津，头痛、项背拘急逐渐缓解。门诊调药，守初诊方随症加减，服 12 剂后，头痛、项背拘急诸症皆愈。

按语：三叉神经痛属中医"头痛"范畴，应先辨外感内伤。《医碥·头痛》曰："头为清阳之分，外而六淫之邪相侵，内而脏腑经脉之邪气上逆，皆能乱其清气，相搏击致痛。"六淫外邪之中又以风、寒、湿三者能郁遏阳气，为头痛致病常见原因。本案头痛连及前额和眉棱骨，伴项背拘急，均为太阳、阳明经络循行部位。《灵枢·经脉》曰："膀胱足太阳之脉，起于目内眦，上额，交巅……是动则病冲头痛，目似脱，项如拔……是主筋所生病者……头、囟、项痛。"风寒侵袭太阳，表气郁闭，则畏寒、不易出汗；寒客经脉，脉络拘挛，气血运行不畅，则头痛、项背拘急；头晕、口干、心烦为阳明之热循经上熏所致。故辨证为太阳、阳明合病，选葛根汤发汗解肌、通络止痛。方中葛根既可协助麻黄、桂枝发散外寒，又可清阳明经热，加白芷、细辛，取其辛散之性，散寒止痛。患者服药后太阳经脉得开，故汗出痛止。

【案6】程某，男，40岁。初诊：2016年8月9日。主诉：头晕4天。现病史：4天前晨起后始觉头晕，伴有不欲食，持续至下午症状消失。头部时常出现游走性痛，以双侧风池穴、右侧头部尤甚，疼痛波及后脑勺、前额、头顶、后头角。纳差，疲惫，睡眠差，眠浅，大便稀，小便正常。舌质淡暗有瘀斑、齿痕，苔白腻，脉沉弦紧。辨证：太阳与阳明合病。治法：解表散寒止痛。方选葛根汤加减。

处方：葛根15g，麻黄9g，桂枝9g，生姜10g，甘草片6g，白芍6g，大枣5枚，柴胡10g。6剂，水煎服。

二诊：2016年8月15日，服药后头晕已愈，现稍有头痛，纳可，但偶有口中不和，大便软烂，小便正常，睡眠正常。舌色淡暗有瘀斑、齿痕，苔白腻。右脉浮弦紧，左脉浮大紧。守初诊方去柴胡，10剂，水煎服。

随后回访，二诊后病愈，未再服药，随访3个月，未再发作。

按语：王宝亮教授认为葛根汤证的条文中以太阳病作为开头，而头痛是太阳病的常见症状，因此头痛为葛根汤证的常见症状之一，自下利则是葛根汤证的第二常见症状。自下利是指没有使用泻下药，而大便次数多，不成形，或腹泻，王宝亮教授常描述为大便稀。此案例中头晕符合《伤寒论》"太阳病欲解时，从巳至未上"之描述。王宝亮教授就认为欲解时亦是欲剧时，故患者虽头晕伴有不欲食，王宝亮教授也并没有从少阳病辨治，而是根据发病时间，头痛、自下利等兼症从太阳与阳明合病辨治，治疗以葛根汤为主而获效。

【案7】钱某，女，35岁。初诊：2019年3月5日。主诉：左侧面部麻木伴舌味觉减退2天，加重1天。现病史：患者于2天前，受寒后感舌味觉减退，左侧面部稍感麻木，亦未做处理。今日自觉上述症状加重，进食后有食物遗留口腔，遂来就诊。查体：左侧额纹消失、眼睑闭合不全、鼻唇沟变浅，口角向右歪斜，不能闭嘴鼓腮，针刺左侧面部，感觉减退。舌淡白、苔白厚腻，脉浮弦，重按无力。辨证：寒湿痰阻滞经络证。方选葛根汤加减。

处方：葛根30g，麻黄12g，桂枝15g，芍药15g，制白附子15g（先煎30分钟），全蝎6g，僵蚕6g，羌活15g，苍术15g，石菖蒲15g，川芎15g，防风15g，红花10g，生姜6g，炙甘草10g。5剂，水煎服。

二诊： 2019年3月10日，自诉面部冷麻感明显好转，味觉稍改善，舌苔白腻，其他体征无明显改变。守初诊方将全蝎加至9g，加当归15g，继服5剂。

三诊： 2019年3月15日，患者诉左侧面部感觉恢复正常，味觉恢复，进食后无食物遗留口腔，口角歪斜不显，左侧眼睑能完全闭合，闭嘴鼓腮稍漏风，左侧鼻唇沟较病初加深，左侧额纹未见，舌淡红苔薄白，脉弦，重按无力。守二诊方，去羌活、苍术、防风，加黄芪30g、鸡血藤30g、大枣15g。7剂，水煎服。

四诊： 2019年3月24日，患者左侧额纹、鼻唇沟体征未恢复正常外，其他症状及体征消失。效不更方，守三诊方继服5剂，2019年4月1日复诊时，诸症消失。

按语： 周围性面瘫属于中医的口僻、口眼歪斜、偏风口喝等范畴。中医辨证为风中经络，其主要病因是脉络空虚，卫外不固，风寒或风热之邪乘虚侵袭面部筋脉，以致气血不调，筋脉失其濡养，肌肉纵缓不收。故治宜祛风散寒，调气活血，搜风通络。牵正散由白附子、全蝎、僵蚕组成，具有祛风通络化痰之效；然其无散寒调营卫之功，临床单纯使用该方，疗效欠佳。与葛根汤合用，取其散寒舒筋、调营和卫之力。本案患者舌淡白、苔白厚腻，脉浮弦，寒、湿、痰互结，加用羌活、苍术、石菖蒲散寒燥湿化痰，川芎、防风、红花祛风活血通络。诸药共用，风、寒、痰去，气血畅行，经络疏通，病自缓解。三诊时，患者舌淡红，苔薄白，痰湿消除，重以养血，故去羌活、苍术、防风，加大枣、黄芪、鸡血藤，养血祛风，鼓正气助祛邪，以达邪去病安之效。

【案8】 李某，男，52岁。初诊：2016年5月9日。主诉：口角歪斜2天。现病史：患者2天前外出田间劳作，汗出当风，回家后吹空调，次日出现口角歪斜，言语不清，伴发热，自测体温38.7℃，左耳疼痛、听力减退，自服"布洛芬片"，汗出后体温下降，余症未缓解。症见：左侧额纹消失，睑裂扩大，鼻唇沟变浅，口角右歪，伸舌居中，左耳疼痛，听力减退，伴低热、恶寒，头痛连及颈项，口干苦、欲饮水，舌苔薄黄，脉浮代数。辨证：太阳、阳明合病。治法：发汗解肌、舒筋通络。方选葛根汤加减。

处方： 葛根18g，桂枝12g，白芍12g，炙麻黄12g，生石膏（先煎）15g，炙甘草9g，生姜4片，大枣4枚。6剂，水煎服。

二诊：2016 年 5 月 15 日，口角歪斜明显好转，能鼓腮、吹气，左眼闭合有力，仍略觉项背强，口干苦，左耳听力差，耳鸣，耳痛，舌苔白腻，脉弦细。此乃表邪渐散，余热稽留少阳，治应清解少阳，调达枢机。方选小柴胡汤加减。

处方：柴胡 15 g，黄芩 12 g，姜半夏 12 g，葛根 15 g，桂枝 12 g，白芍 12 g，炙麻黄 6 g，生石膏（先煎）12 g，炙甘草 9 g，生姜 3 片，大枣 3 枚。继服 6 剂后，症状明显好转，守方调理半个月后诸症俱失。

按语：本案患者初起汗出当风，风寒外束，故见发热、恶寒；太阳经气受阻，津液输布失常，则项强；发汗后热不退，反见口渴，提示热入阳明；阳明经贯颊、循行头面，阳明经失濡润，则口角歪斜。故辨为太阳阳明合病。《金匮要略·痉湿暍病脉证》有"太阳病，发热无汗，反恶寒者，名曰刚痉""太阳病，无汗而小便反少，气上冲胸，口噤不得语，欲作刚痉，葛根汤主之"，与本证病机相同，故选葛根汤发汗解肌、舒筋通络。葛根入阳明经，既可疏通经络，调畅经脉血气，又可润燥生津，清解阳明气分之热，有双解之功。诸药配合，使表气通、里气和，津液输布可恢复正常。复诊时，患者口苦、咽干，为热郁少阳所致，少阳经络入耳中，故耳鸣、耳痛，结合脉弦细，提示表邪渐散，余热稽留少阳，故仍选葛根汤解肌舒筋通络，以小柴胡汤和解少阳、调达枢机。

第六节 黄连温胆汤的应用

一、黄连温胆汤的介绍

黄连温胆汤是由宋代陈言《三因极一病证方论》的温胆汤去大枣加黄连化裁而来，记载于清代陆廷珍编撰的《六因条辨》中，其药物组成有黄连、半夏、茯苓、陈皮、枳实、竹茹、炙甘草、生姜。方中黄连药性苦寒为君药，具有清热燥湿，泻火解毒之效；半夏药性辛温为臣药，具有燥湿化痰、降逆止呕、消痞散结之效；配伍竹茹以清热化痰，除烦止呕；陈皮药性辛苦温，理气健脾、燥湿化痰；枳实药性苦辛酸，破气消积，化痰散痞。方中半夏、陈皮性偏温，竹茹、枳实性偏凉，不寒不燥，以增强理气化痰之效。佐以药性甘淡平之茯苓利水渗湿、健脾宁心，生姜调和脾胃。炙甘草为使，调和诸药。全方共奏清热化痰，利胆和胃之功。所以后世临床以此为基础方衍化，应用广泛，可治疗多种杂病，尤其是神经系统疾病方面，如抑郁症、失眠、头痛、眩晕等痰热内扰证。

二、黄连温胆汤的应用经验

王宝亮教授临证 30 余年，临床应用黄连温胆汤加减治疗脑血管疾病，取得了良好效果，现将其用药经验总结如下：

（1）临床多选药对及引经药，药专力强，直达病所，如葛根配伍石菖蒲能够解肌，远志、石菖蒲、茯苓配伍可祛痰开窍，均是开窍化痰、交通心肾的常用组合。

（2）病情严重，症见神志错乱、多疑多虑者，加用咸平之品礞石，以治顽痰、老痰胶固之证，正如《本草备要》美其名曰"治惊利痰之圣药"。

（3）对于病情反复，缠绵难愈，久病从者，辨证加用虫类药以活血化瘀，地龙、僵蚕、全虫等搜风剔络止痛。

（4）药后调护，嘱饮食宜清淡，易于消化，富于营养，少吃海鱼等油腻之发物，以防滋腻碍胃，酿生痰湿，导致病情缠绵。

（5）临证加减。王宝亮教授常言，千方易得，但一效难求，有时根据病情更换一味药或调整药物的剂量，所起效果就会迥然不同。特别是一些疑难杂症，多缠绵难愈，或因病邪峻厉，或因正气不支，或因症情复杂，宿疾而兼新病，内伤而兼外感，往往寒热错杂，虚实互见，多种因素，凑合而成。临证时要充分认识到病因病机的复杂性，抓住主要矛盾进行辨证，再结合不同的病情灵活加减变化。如用黄连温胆汤加枣仁、远志、龙齿、合欢皮、石斛、淮小麦、琥珀治疗心悸、不寐、脏躁等；加天麻、钩藤、葛根、菊花、五味子、桔梗、代赭石治疗高血压、颈椎病等引起的眩晕；加延胡索、郁金、丹参、檀香治疗急慢性胃炎、溃疡病等属肝胃不和、痰热内扰证者；加藁本、羌活、葛根治疗头痛等。

三、黄连温胆汤的临床应用

【案1】陈某，男，26岁，学生。初诊：2016年7月5日。主诉：发作性偏头痛 8 年。现病史：最近 1 周头痛再发加重，多由精神紧张诱发，发作时头一侧颞部剧痛，痛有定处，口干、口苦、不欲食、眠差、体胖。舌质暗红，苔黄厚，脉滑数。辨证：肝胆郁热、痰热上扰、瘀阻脑络证。治法：化痰泻热、疏肝清胆、活血通络。方选黄连温胆汤加减。

处方： 黄连 6 g，石决明 30 g，葛根 30 g，白芍 15 g，生甘草 6 g，地龙 20 g，白芍 30 g，半夏 9 g，白芷 10 g，竹茹 10 g，枳实 10 g，陈皮 10 g，僵蚕 10 g，蔓荆子 12 g，全蝎 9 g。7 剂，水煎服。

二诊： 2016 年 7 月 12 日，诸症减轻，口苦未减。守初诊方加黄芩 10 g，继服 14 剂，水煎服。

随访： 服二诊方后，头痛完全缓解，口苦渐恢复正常，滑数之脉平复。随访半年，未再复发。

按语： 偏头痛是一种常见的慢性神经血管性疾病，发作特征为单侧或由一侧转向另一侧头痛，可伴恶心呕吐、视觉异常等先兆，间歇期如常人。根据临床表现，中医称之为"偏头风"，认为六经病皆致头痛，但以痰居多。现代人生活、工作压力大，致肝气郁结，木郁不达，胃气不和；久郁化热，痰热郁阻，加之久病必有瘀、痰、热互结，随风上蒙清窍，清阳不展，引发疼痛。故黄连、枳实、竹茹、半夏切中病机，再加石决明、白芷、白芍、葛根、全蝎、僵蚕，治其所因，使肝郁平，胆热消，痰瘀散。诚如王子接《绛雪园古方选注》所论，黄连温胆汤为"隔腑求治之方"。

【案 2】 李某，女，29 岁，已婚，职员。初诊：2019 年 2 月 26 日。主诉：反复头痛 1 年余。现病史：患者 1 年余前，即月经来潮第 2 天（2018 年 2 月 18 日）突发头痛，以头顶部持续胀痛为主，无恶心呕吐、畏光畏声等，持续 5~6 小时，随后常每日发作，头部胀痛，频率、程度、持续时间基本同前，遇寒或劳加剧，痛剧时伴头部晕沉感，无视物旋转、恶心呕吐、畏光畏声等，不适症状已严重影响日常工作及生活。曾多次到外院诊治，查头颅 CT 平扫及头颅 MRI 平扫均未见明显异常，被诊断为"偏头痛"，曾间断口服多种止痛药及针灸治疗，症状不减，遂来就诊。症见：头部胀痛，每日发作，持续 5 小时以上，伴眠浅易醒，夜寐多梦，醒后难再入睡，急躁，口干口苦，纳食一般，小便色黄，大便日一行，质黏，舌质暗红，苔薄黄腻，舌下络脉未见迂曲，脉象滑数。

辨证：痰热上蒙证。治法：清热化痰，开窍止痛。方选黄连温胆汤加减。

处方：黄连6g，法半夏10g，竹茹10g，陈皮10g，炒白术10g，天麻10g，茯苓15g，川芎15g，珍珠母（先煎）50g，全蝎粉6g，蜈蚣3条。7剂，水煎服。

二诊：2019年3月7日，患者诉上周服药后，仍每日发作头痛，但持续时间较前减少，每日约2小时（头痛日记），眠浅易醒较前明显改善，仍多梦，白天精神状态尚可，纳一般，小便黄，大便调。舌质暗红，苔薄黄腻，舌下络脉未见迂曲，脉象弦滑。守初诊方加用白芍30g，炙甘草6g。7剂，水煎服。

三诊：2019年3月14日，患者诉本次药后未再每日发作头痛，程度较前明显减轻，发作时持续时间小于半小时（头痛日记），眠浅、多梦易醒改善，醒后可再入睡，纳可，二便调，舌质淡红，苔薄微黄，舌下络脉未见迂曲，脉象弦滑。效不更方，守二诊方，7剂，水煎服。

随访：随访半年，头痛偶有发作，头痛频率、程度、持续时间可耐受，不影响日常工作及生活，纳可，眠可，二便调。

按语：本例患者初诊时每日发作头部胀痛，病程超过3个月，且可清楚记忆头痛始发时间，在中医学上可归属于"头痛"或"头风"范畴，头痛经久不愈者谓之"头风"。现代医家治疗多从平肝潜阳、补益肝肾入手，但笔者跟随王宝亮教授门诊学习后发现，该病以痰热上蒙证型最为多见，王宝亮教授认为，百病多由痰作祟，顽疾亦多兼痰，痰浊日久化热，痰热上扰清阳，阻滞气机，则头痛频作、眠浅多梦、多虑喜怒。"清热先化痰，化痰先理气"，故治以清热燥湿、理气化痰，佐以安神定志，拟方黄连温胆汤加减。方中法半夏长于燥湿化痰，黄连可清心火，清热燥湿，二者共为君药。竹茹清热化痰除烦，为臣药，辅助半夏化痰可安神。陈皮燥湿化痰，理气和中；茯苓、炒白术健脾胃，升清阳，绝生痰之源；天麻善息风定眩，祛风止痛；珍珠母重镇安神；全蝎粉、蜈蚣粉活血通络止痛，以上诸药共为佐药。川芎辛温升散，引诸药上行，兼作使药。诸药合用，头痛得消，肝郁得解，心神得宁。二诊患者夜寐改善，仍诉头痛频作，故予加用芍药甘草汤调和肝脾，缓急止痛。患者药后诸症减，效不更方，故三诊守方以巩固疗效。

【案3】关某，女，60岁。初诊：2017年5月8日。主诉：睡眠障碍10余年，伴抑郁3年。现病史：患者近10年失眠，入睡困难，多梦，易醒，白天头昏沉不清，精神欠佳，3年前出现情绪低落，发懒，不愿与人交流，为求中药治疗，前来就诊。症见：入睡困难，头沉身困，纳差，食后腹胀，口干口苦，泛酸，情绪低落，舌质红，苔薄黄腻，脉细滑数。辨证：心肝火旺，痰热内扰证。治法：清热泻火，化痰宁心安神。方选黄连温胆汤加减。

处方：黄连6g，竹茹10g，枳壳10g，龙胆草6g，莲子心10g，广郁金12g，法半夏12g，茯苓、茯神各30g，陈皮10g，炙甘草6g。7剂，水煎服。

二诊：2017年5月15日，诸症渐好转，夜寐7~8小时，舌苔、脉象如前。守初诊方加煅龙骨、煅牡蛎各30g，磁石30g，礞石30g。7剂，水煎服。

随访：二诊后患者酣然入睡，停用安定，精神明显改善，原法有效，仍拟巩固，自行守二诊方继服14剂，病痊愈。

按语：王宝亮教授认为不易入睡者当从心肝火旺，痰热不化入手；寐后易醒乃阴虚不能敛阳，当从养阴敛阳出入。本案患者病起情绪不畅，心肝火旺，痰热不化，致入睡困难，处方在黄连温胆汤基础上加用莲子心、龙胆草、广郁金清心肝之火、宁心安神，和中化痰以解标，标本兼顾，实为妙药。长期睡眠障碍，极易引起焦虑抑郁症，王宝亮教授重用礞石以坠痰镇惊开窍。此外，王宝亮教授循循善诱，晓之以理，动之以情，嘱患者凡事宜心平气和，勿斤斤计较，时刻保持宽容、乐观的心态。

【案4】董某，女，62岁。初诊：2017年4月5日。主诉：失眠20余年，加重半个月。现病史：患者20余年来经常入睡困难，每晚可睡3~4小时，眠浅易醒，近半个月加重，仅睡1~2小时，纳食不佳，二便调，舌质红，苔黄厚腻，脉滑数。辨证：痰热内蕴证。治法：清热化痰，健脾和胃安神。方选黄连温胆汤加减。

处方：黄连6g，竹茹12g，陈皮6g，法半夏10g，茯神20g，枳壳6g，夜交藤30g，远志10g，石菖蒲10g，太子参20g，炒白术20g，炙甘草6g，丹参10g，焦神曲10g，焦山楂10g，天麻10g，钩藤10g（后下），炒僵蚕10g，龙齿15g（先煎），煅龙骨30g（先煎），煅牡蛎30g（先煎）。7剂，水煎服。

二诊：2017年4月12日，患者服药后，能睡3~4小时，入睡稍差，服药初前三天排便次数增多，后自行好转。舌质红，苔薄黄，脉滑略弦，纳食一般。守初诊方，14剂，水煎服。

三诊：2017年4月28日，患者服药后能睡6~7小时，且未再服用安定，舌质红，苔薄黄，脉滑弦。守二诊方，去钩藤、龙齿、煅龙骨、煅牡蛎、炒僵蚕，加山药30g、煨木香6g、炒薏苡仁20g。7剂，水煎服。

药后随访，患者睡眠可持续6~8小时，纳食可，二便调。

按语： 患者舌红，苔黄厚腻，脉滑数，为痰热之象；患者纳差，为脾虚湿困，湿邪蕴久化热，炼而为痰，痰热扰神，故失眠。方予黄连温胆汤加减，因患者入睡困难，加龙齿、煅龙骨、煅牡蛎重镇安神，使阳入于阴而能睡；患者失眠日久，久病必有瘀，且痰性黏滞，阻碍气机，故予枳壳、陈皮、丹参理气活血，意为调畅气机，气行则水行，水行则痰化。三诊时患者睡眠基本正常，阴阳调和，心神始安，故去重镇之品，脾为生痰之源，故加山药、煨木香、炒薏仁健脾化湿，补益正气以防病情反复。

【案5】 范某，男，47岁。初诊：2014年8月12日。主诉：失眠6月余。现病史：近6个月失眠，入睡困难，心烦急躁，持续加重，甚则彻夜难眠，服安眠药效差。症见：失眠，头昏脑涨，烦躁易怒，记忆力差，乏力，食少，舌质红，苔黄腻，脉滑。辨证：痰火扰心证。治法：清热化痰，养心安神。方选黄连温胆汤加减。

处方： 半夏10g，陈皮6g，茯苓10g，枳实10g，竹茹10g，钩藤10g，黄连3g，黄芩15g，酸枣仁15g，夜交藤15g，五味子6g，甘草6g。6剂，水煎服。

二诊： 2014年8月18日，镇静药停用能入睡，但仍时有躁热心烦。守初诊方，加栀子30g，以清热除烦。6剂，水煎服。

随访： 二诊后每晚能睡6小时左右，恢复工作。

按语： 失眠是以入睡和（或）睡眠维持困难，所致的睡眠质量达不到正常生理需求，而影响白天社会功能的一种主观体验。中医学称之为"不寐"，常分虚、实两类，实证泻其有余，治当疏肝泻火、清化痰热、宁心安神；虚证补其不足，治当补益心脾，滋阴清热，交通心肾，养心安神。本案患者因思虑过度，精神紧张，气郁不舒，化火煎津成痰，痰火内扰神不归舍，故而不寐，治以理气化痰清热。投半夏燥湿化痰，降逆和胃，为君药；竹茹清热化痰，祛除中焦痰热上逆而安神，为臣药；枳实行气消痰，使痰随气下；茯苓健脾渗湿，补益心脾，宁心安神；陈皮理气燥湿；钩藤、黄芩、黄连清热泻火；五味子酸咸收敛，收养心气而安神；夜交藤药性平和，养心安神，引阳入阴；酸枣仁补养心肝之血，安神定志，且味酸，与甘草相伍，酸甘化阴，使阳交于阴，阴自动而静，从而达到调摄阴阳的目的；甘草益脾和胃，调和诸药。

【案6】刘某，女，68岁。初诊：2015年12月5日。主诉：发作性眩晕7年。现病史：近7年发作性眩晕，发作时视物旋转，动则尤甚，伴恶心呕吐，面部烘热感，无耳聋、耳闷、耳鸣，大便不爽，纳呆，头颅CT未见异常。颈部X线示颈椎退行性改变。头颅MRA示：双侧大脑后动脉节段性狭窄。观其体胖，面色不华，舌暗淡，苔黄腻，脉滑数。王宝亮教授分析此病例，胖人脾虚，易生痰湿，痰湿阻滞，清浊不分，清阳不升则眩晕，浊阴不降则呕吐，痰郁化火则苔黄，治以泻热化痰，泌别清浊，健脾和胃，方予黄连温胆汤加减。

处方：半夏9 g，陈皮9 g，茯苓15 g，黄连3 g，黄芩15 g，石菖蒲20 g，竹茹10 g，天麻10 g，钩藤12 g，枳实10 g，全瓜蒌12 g，甘草6 g，生姜3片，大枣3枚。7剂，水煎服。后头昏完全缓解。

按语：眩晕是临床常见病症之一，中医认为，病位在脑，病因有风、火、痰、虚、瘀五端，与肝、脾、肾关系密切。本例患者系痰热中困，胃腑失清，浊热不得下行，蒸腾于上，袭扰清窍。方中黄连温胆汤化痰泻热和胃，枳实配全瓜蒌通腑，黄芩清热消痞，石菖蒲醒脾化湿，天麻、钩藤平肝息风，则肝阳痰火随之而平，清窍不受其扰。

【案7】黄某，女，61岁。初诊：2014年10月16日。主诉：头晕8年，再发1周。现病史：患者既往高血压病史15年，近8年时有头晕头痛，头重昏沉，发作时可出现视物旋转，行走欠稳，手脚麻木，门诊中药治疗方能缓解；1周前头晕再发，症同前，遂来诊。症见：头晕，头痛，视物旋转，走路醉酒状，手脚麻木，饮食一般，睡眠欠佳，舌暗苔黄腻，脉弦。在予以降压治疗的同时予黄连温胆汤加减。

处方：黄连6 g，半夏10 g，陈皮10 g，茯苓15 g，枳壳10 g，川芎10 g，丹参15 g，泽泻10 g，佩兰10 g，夜交藤15 g，酸枣仁10 g，天麻10 g。5剂，

水煎服。服药后患者症状明显改善，头晕不适减轻。

按语： 眩晕主要病位在清窍，久则与肝、脾、肾三脏密切相关。脾主运化水谷，又为生痰之源，嗜食肥甘，沉沦劳倦，伤于脾胃，健运失司，以致水谷不化精微，聚湿成痰，痰浊中阻，清阳不升，浊阴不降，引起眩晕。本案患者属痰浊郁而化热，故用黄连温胆汤以清化痰热。加用川芎、丹参以活血行气，泽泻合佩兰以利水化湿，夜交藤合酸枣仁以宁心安神，天麻以祛风化痰。诸药合用则痰湿俱去，肝阳平和，诸症自除。

【案8】 秦某，女，61岁。初诊：2013年1月11日。主诉：头晕2年。现病史：2年前出现头昏沉不清，间断发作，未予重视，近期头晕再发，伴耳鸣，无恶心、呕吐，无头痛，纳食一般，寐差，舌尖红，苔腻，脉弦小。辨证：痰火上扰，心神失宁证。治法：清热化痰，宁心安神。方选黄连温胆汤加减。

处方： 川黄连5g，陈皮6g，姜半夏10g，茯苓15g，茯神15g，炒枳壳6g，炒竹茹10g，浮小麦15g，炙香附10g，钩藤15g，牡蛎20g，珍珠母20g，炙远志10g，合欢皮15g，丹参15g，生甘草5g。7剂，水煎服。

二诊： 2013年1月18日，诉病情改善明显，守初诊方去川黄连，加代赭石15g、五味子10g、佛手片6g，14剂，水煎服。后诸症好转。

按语：《丹溪心法》谓："头眩，痰挟气虚并火，治痰为主，挟补气药及降火药。无痰则不作眩。"《景岳全书》云："五脏之病，虽俱能生痰，然无不由乎脾肾。"王宝亮教授在临床诊治中认为，痰、瘀之邪与老年人疾病的发生、发展关系密切。老年人五脏日渐亏虚，脏腑功能紊乱低下，机体代谢运化失常，导致水液凝聚而成痰浊之邪，痰浊瘀滞，阻碍气机，气血运行不畅可致瘀血；若痰浊久羁，可郁而化火，上扰清空。故以黄连温胆汤加减治疗以清化痰热、宁心安神；炙香附、佛手片理气解郁；浮小麦解热除烦；五味子、炙远志、合欢皮养心安神；钩藤、牡蛎、珍珠母潜降安神；丹参活血化瘀、凉血安神。

【案9】 丁某，女，29岁。初诊：2015年8月26日。主诉：情绪低落1年。现病史：1年前出现胸闷不舒，情绪低落，心烦急躁，易紧张，间断服用抗抑郁及镇静类药物，情绪不得控制，遂来诊，纳差，多寐早醒，大便干，舌红，苔黄厚，脉弦滑。辨证：痰热内蕴，扰乱心神证。治法：清热化痰，养心安神。方用黄连温胆汤化裁。

处方：黄连6 g，陈皮15 g，半夏10 g，枳实15 g，竹茹15 g，茯苓20 g，石菖蒲12 g，远志15 g，甘草6 g。7剂，水煎服。

随访：随王宝亮教授门诊调药，守初诊方随症加减调方，服药30余剂，病愈，继服逍遥丸半年，随访至今未再复发。

按语：抑郁症属于中医学"郁证"范畴。中医认为本病是由于情志不舒、气机郁滞所导致的一类病症。病位在心、肝、脾，病机关键在"郁"，可分为气郁、血郁、痰郁、湿郁、热郁、食郁，其中临床以痰气郁结多见。痰湿郁久化热，上扰神明则少寐早醒，故以黄连温胆汤清热化痰，加远志宁心安神，石菖蒲醒脑养脑、开窍安神，酸枣仁养心安神定志。

【案10】王某，男，56岁。初诊：2010年4月15日。主诉：焦虑2年。现病史：患者自诉2年前单位体检时发现血糖偏高、心肌供血不足，此后常阵发性焦虑不安，忧心忡忡，不敢独自出门，独自出门后则焦虑发作，坐卧不宁，心烦失眠，并伴有胸闷、心慌气短、易出汗、腹胀、纳呆、口干口苦等躯体不适，舌红，苔黄腻，脉滑数。西医诊断：焦虑。中医辨病辨证：郁证；痰热内盛，肝气郁滞证。治法：清热化痰，疏肝解郁。方选黄连温胆汤加减。

处方：黄连9 g，半夏10 g，陈皮10 g，竹茹12 g，枳实12 g，茯苓30 g，柴胡12 g，郁金10 g，合欢皮20 g，生龙骨30 g，生牡蛎30 g，磁石20 g，炒枣仁30 g，夜交藤30 g，栀子10 g，菖蒲10 g。7剂，水煎服。同时辅以心理疏导，并嘱其适量运动。

随访：随王宝亮教授门诊调药，守初诊方，随症加减调方，调理2个月后，患者自觉焦虑次数明显减少，诸症减轻。3个月后，诸症消失。随访1年焦虑未再发作。

按语：本案患者体检时发现心肌缺血，对其自身产生了不良的心理刺激，因而诱发焦虑，忧心忡忡、坐卧不宁、心烦失眠为痰热内盛，热扰心神，神不潜藏；口干口苦，舌红苔黄腻，脉滑数为痰热内盛；若兼胸闷、心慌气短为痰瘀互阻，胸阳不展；易出汗为热迫津液外泄，若兼腹胀、纳呆则为肝气郁滞，横逆犯胃克脾所致。故用黄连温胆汤加柴胡、郁金、合欢皮清热化痰，疏肝解郁；同时加生龙骨、生牡蛎、磁石重镇安神，使心神得以潜藏；炒枣仁、夜交藤养心安神；栀子清心安神；菖蒲开窍醒神，使痰火扰心、心神不宁的焦虑情绪逐渐缓解，躯体症状逐渐改善，从而对焦虑情绪的缓解有很大帮助。同时辅以心理疏导，使其对所患疾病有正确认识，放松心情，积极治疗，保持乐观心态，坚持适量运动，身心同治，切中病机而获效。

【案 11】黄某，男，18 岁。初诊：2018 年 10 月 12 日。主诉：发作性四肢抽搐、意识丧失 10 年。现病史：10 年前无诱因出现四肢抽搐，意识丧失，牙关紧闭，口吐白沫，双眼上视，持续约 2 分钟，醒后如常。当地医院诊断为癫痫，服用抗癫痫药（具体不详）控制发作，效可，已 3 年无癫痫大发作，但近来发作频繁，发时呆若木鸡，手中所持之物突然掉落，不闻不见，不动不语，症状持续十多秒后恢复正常，每日发作数十次，伴夜寐不安、心烦、纳差，舌质红，苔黄腻，脉滑数。辨病辨证：痫证，痰热内扰证。治法：清热化痰，镇静止痫。方选黄连温胆汤加减。

处方：黄连 6 g，竹茹 10 g，陈皮 12 g，枳实 10 g，清半夏 10 g，茯神 15 g，胆南星 10 g，天竺黄 10 g，龙齿 30 g（先煎），石菖蒲 15 g，远志 15 g，甘草 5 g，全蝎 5 g，蜈蚣 2 条。10 剂，水煎服。

随访：服药后症状大减，夜寐安宁，纳食增加，无心烦，失神发作次数减少为每日 1~3 次。上方续服 30 剂，未再复发。

按语：朱丹溪在《丹溪心法·痫》中指出："痫证有五……无非痰涎壅塞，迷闷孔窍。"楼英在《医学纲目》中记载："癫痫者，痰邪逆上也。"二人均认识到痫证与痰浊有密切关系，故有"无痰不作痫"之说。用黄连温胆汤加减治疗，涤痰开窍，镇静止痫，故邪去正安。

【案 12】马某，男，74 岁。初诊：2019 年 5 月 7 日。主诉：言语障碍半年余。现病史：半年前（2018 年 11 月）突发言语不能，右侧肢体活动不能，急诊至当地医院，被诊断为脑梗死，保守治疗好转后出院，遗留有言语不清、右侧肢体活动不遂后遗症。今为求中医诊治，遂来诊。症见：言语謇涩，右侧肢体肌张力高，活动不利，步履艰难，神志时清时寐，纳谷不香，夜寐不佳，小便量多，苔黄腻，质黯红，脉弦滑。辨证：痰热互结证。治法：清热化痰，活血泄浊，开窍醒神。方选黄连温胆汤加减。

处方：黄连 6 g，陈胆南星 12 g，天竺黄 12 g，石菖蒲 12 g，远志 12 g，茯苓 30 g，水蛭 5 g，地龙 10 g，土鳖虫 10 g，乌梅 20 g，金礞石 30 g，青皮 10 g，

陈皮 10 g，炙甘草 6 g。

随访：药后患者神志转清，精神亦佳；复诊加水蛭为 10 g，改土鳖虫为全蝎 5 g，加僵蚕 10 g。服药后症状好转。原法加减巩固，后未再发。

按语：对于危重脑血管病，王宝亮教授善用虫类药以搜风剔络、活血通络止痛，虫类药性善走攻窜，能显著改善大脑的血液循环，促进神经细胞功能修复，改善肢体功能。王宝亮教授认为：①虫类药多具有抗凝、抗聚、抑制血栓形成的奇效，故被广泛应用于脑病治疗中；②虫类药大多峻猛，有毒，甚至有剧毒，在辨证论治、配伍精当的基础上，重视其适应证、禁忌证、炮制方法及剂量等，方能屡现奇效。

【案 13】李某，女，60 岁。初诊：2016 年 8 月 10 日。主诉：右侧肢体活动不遂、口舌歪斜 20 天。现病史：患者体胖，近 3 个月情绪不佳，于 20 天前中午突然出现右侧肢体麻木、无力，于外院就诊，当时测血压 160/100 mmHg，查头颅 CT 示左侧基底节脑梗死，当地医院治疗后病情稍有缓解。症见：右侧肢体麻木、无力，右手持物不牢，言语清晰，应对切题，口舌歪斜，饮水不呛，大便干，舌质红、苔薄黄腻，脉弦滑。辨证：肝郁化火，痰蒙清窍证。治法：清热化痰，疏肝泻火。方用黄连温胆汤加减。

处方：黄连 6 g，陈皮 10 g，法半夏 10 g，茯苓 12 g，炒枳实 10 g，竹茹 10 g，全瓜蒌 15 g，钩藤 12 g，生大黄 6 片。7 剂，水煎服。

随访：初诊服药 2 剂后大便已通，7 剂后诸症皆有减轻。后随王宝亮教授门诊调药，守初诊方，随症加减调方，服药 3 月有余，诸症十去七八，患者欣喜。

按语：缺血性中风属中医学"中风"的一种类型，为中医急症之一，相当于现代医学中的急性脑梗死。本病多因内脏渐亏，肝肾不足，气虚血瘀，痰热内蕴，经络不通而发病。证属虚实夹杂，本虚标实。临床上早期多以标证较突出，以痰热腑实型较为多见。中风患者发病后多有半身不遂、口眼喎斜或昏仆、口渴痰黄、便秘溲涩、舌苔黄腻、脉象滑数等症。因热痰生风，痰火瘀热上扰神明，选用黄连温胆汤。

第七节 温胆汤治疗神经系统疾病

一、温胆汤的介绍

温胆汤出自《三因极一病证方论》，由半夏、茯苓、竹茹、枳实、橘皮、生姜、甘草组成，能燥湿化痰、清热除烦，适用于胆郁化热，胆胃失和，痰浊中阻之证。临床应用广泛，适用于多种疾病。王宝亮教授临证30余年，应用温胆汤加减治疗头痛、眩晕、失眠等神经系统常见疾病，常获良效。现将王宝亮教授对上述几种神经系统疾病的治疗经验以单个病例的形式加以分析。

二、温胆汤的临床应用

【案1】李某，男，21岁。初诊：2006年6月5日。主诉：发作性头痛1年，加重1周。现病史：诉自幼体丰，时感痰湿较盛，平素易烦躁，近1年来发作性头痛，发作时以头顶为著、跳痛，多由精神紧张诱发，1周来上述症状频繁发生，伴心烦易怒、口苦、口干、不欲食、睡眠不实、小便黄、大便不爽、舌质红，苔黄腻，脉右沉滑左弦。辨证：肝胆郁热，痰热上扰证。治法：清肝化痰、通络止痛。方选温胆汤加减。

处方：陈皮15g，半夏15g，茯苓15g，白术15g，枳实15g，川芎15g，丹参12g，白芍20g，柴胡12g，地龙9g，厚朴12g。5剂，水煎服。

二诊：2006年6月10日，服药后头痛著减，但仍时有烦躁、眠差，纳食增多，大小便正常，脉沉滑，舌质红，苔薄黄。守初诊方去地龙、川芎、丹参，加竹茹20g、炒枣仁30g。7剂，水煎服。

三诊：2006年6月17日，药后头痛更减，烦躁减轻，睡眠、纳食佳，大小便正常，脉沉，舌红苔薄白。守二诊方，加莲子心20g。5剂，水煎服。后复如常人。

按语：患者学习压力大，长期精神紧张、压抑，易致肝气郁结，木郁不达，随乘脾土，脾失健运，加之素有痰湿体质，致湿痰内阻，胃气不和，进而化热生痰，痰热交阻，上蒙清窍，清阳不展，所以用清肝化痰和脾等药后症状著减，后以宁心安神化痰之剂，头痛烦躁消失，睡眠正常而愈。头痛有因风、寒、湿、热、痰、虚、火等，审因论治，本案患者属痰热内扰的范畴，故用温胆汤加减清肝化痰，清热除烦，喜获良效。

【案2】张某，男，47岁。初诊：2004年8月12日。主诉：入睡困难6个月。现病史：6个月前患者因工作压力大、精神紧张出现失眠，以入睡困难为主，症状持续加重，甚则彻夜不寐，噩梦纷纭，时时惊醒，服西药效果不理想，伴有日间头昏脑涨，记忆力差，心情郁郁，焦急不安，食少，乏力，舌质红，苔黄腻，脉滑。辨证：痰火扰心证。治法：清热化痰，宁心安神。方选温胆汤加减。

处方：夜交藤15g，合欢皮20g，茯神20g，石菖蒲15g，天南星15g，郁金15g，炙甘草6g，酸枣仁20g，半夏15g，陈皮15g，龙齿10g，枳壳12g，黄连12g，琥珀粉3g（冲服）。6剂，水煎服。

随访：初诊后睡眠时间增至每夜5小时，虽有梦，并非噩梦，惊怕之感大减，日间伴随症状均有减轻，效不更方，继服4周，睡眠时间增至每晚7小时，伴随症状基本消失，恢复工作。

按语：精神紧张，气郁不舒化火，煎津成痰，痰火相交，引动心火妄炎，扰乱神志，神不归舍，故令不寐、噩梦；气结则肝郁不舒，心情郁郁，焦急不安。理气化痰清热养心为治疗本病的第一要义，共服汤剂7周、丸药1个月，病痛解决。琥珀入心、肝、膀胱三经，《本经》载有安五脏定魂魄之力。王宝亮教授于上方中加入琥珀一味，治惊悸、噩梦殊效。

【案3】马某，女，65岁。初诊：2005年12月5日。主诉：发作性眩晕5年，再发4天。现病史：患者头晕曾有3次发作史，当时头晕较甚，如坐舟船，视物旋转，恶心呕吐，动则尤甚，耳闷耳鸣如蝉声，检查有耳内平衡失调，西医诊断为梅尼埃病。4天前上述症状无明显诱因再次发生，现头晕，感觉周围环境转动，恶心、呕吐，耳鸣，善惊易恐，观其体胖，面色不华，舌暗淡，苔黄腻，脉滑数。辨证：痰浊中阻兼胆胃失和证。治法：健脾化痰、和胃止呕。方选温胆汤加减。

处方：半夏12g，茯苓12g，陈皮12g，枳实12g，竹茹20g，黄芩10g，天麻12g，郁金12g，石菖蒲12g，甘草6g。5剂，水煎服。

二诊：2005年12月10日，诸症皆减轻，但腹胀少饥不欲食，口中无味，大便不爽，舌正中心苔黄腻，脉滑，似有食滞之象。应加强健脾和胃兼消胃滞，守初诊方，加黄芪 30 g、焦山楂 30 g，5 剂，水煎服。药后头晕、耳鸣、纳呆等症消失。

按语： 本例西医诊以梅尼埃病，时发时止，呕吐欲倒。中医系眩晕为病。王宝亮教授分析此病例，胖人体虚易生痰湿，痰阻气机清浊不分，清气不升则眩晕，浊阴不降则恶心呕吐，痰郁化火则苔黄。正如朱丹溪所言：无痰不作眩。治宜化痰泻热、健脾和胃、泌别清浊。

中医认为"百病皆因痰作祟""治病先治痰"。王宝亮教授在神经内科疾病中，善用清胆和胃之名方，以不变之方，应万变之症，异病同治，充分发挥了中医治病求本、辨证论治的治疗原则。

第八节　通络解郁丸治疗中风后失语

一、通络解语丸的介绍

中风的发病率、致残率及死亡率均较高，其中失语在中风患者症状中约占75%。中风后失语是许多患者面临的一个主要问题，严重影响了患者的生活质量和回归社会的信心。中医认为，中风后失语的病因不外乎风、火、痰、瘀、虚，多为外邪伤及心、肝、脾、肾四脏而发病。心主神明，心气通于舌，心神失治，舌失其养，故舌强语言謇涩不利。脾脉络胃挟咽，连舌本，散舌下，脾胃受风则舌本强而不能言。肝经络于舌本，肝主筋，肝病则舌体转运不利。脑为元神之府，风邪上犯于脑，脑脉闭阻，气血不通，或肾经亏虚，髓海不足，风、火、痰、瘀流窜经络，上扰清窍而致失语。而"痰""瘀"是贯穿中风后失语过程中的主要病理因素。王宝亮教授根据 30 余年的临床观察、探索和对药物审慎的分析筛选，从而以祛瘀通络、化痰开窍为治则研制出了通络解语丸，经过近 15 年的临床观察疗效确切。

通络解语丸基本药物组成： 胆南星 6 g，白附子 6 g，僵蚕 6 g，水蛭 6 g，赤芍 10 g，川芎 6 g，远志 10 g，石菖蒲 9 g，蝉蜕 6 g，郁金 9 g，川贝母 12 g，苏合香 3 g，安息香 3 g 等。

方义：方中胆南星为主药，其辛而走散、清热涤痰、燥湿化痰，为开窍利音之佳品；配以川贝母制其温燥之性且可加强化痰之功；蝉蜕甘寒，轻清疏透，其轻清疏透之性，长于通络利窍，此方用之以通肺气，开音止哑、疏风清热；白附子、僵蚕燥湿化痰、解毒散结、祛风通络；水蛭、赤芍、川芎活血破瘀；远志、郁金、石菖蒲化痰浊，补五脏、通九窍、益心智、通神明。此处用苏合香、安息香共取芳香开窍涤痰之意。全方共奏化瘀通络、涤痰开窍之功。

二、通络解语丸的临床应用

【案】李某，男，69岁。初诊：2007年4月25日。主诉：右侧肢体活动不遂伴言语障碍2周。现病史：2周前患者与老伴吵架生气后，突发右侧肢体不能活动，言语及回答问题不能，无头痛、意识丧失、恶心呕吐，就近医院就诊，查脑MRI示左侧基地节区缺血性改变，接受内科保守治疗后患者肢体功能基本恢复，但听理解力、书写、阅读、表达能力均无明显改善。为求进一步中医诊治遂来诊。症见：心中明白却无法表达，听理解、阅读、书写能力差，心烦，寐差，胸脘痞闷不舒，大便黏腻难解，小便可，舌质暗、有瘀点，苔白稍腻，脉弦滑。辨证：痰瘀阻络证。治法：化瘀通络、涤痰开窍。

治疗：通络解语丸每次5粒，每日3次，口服，配合系统的语言康复训练、针灸等治疗，1个月后症状改善，能够说出一些常用的单词短语，继续治疗两个月后语言、听理解能力明显改善，能够和家人进行简单的交流，基本能读懂简单字句。遵上法续治两个月，基本可以正常交流，读、写、理解能力也明显改善。

按语：本案患者因中风后肝失条达，气失疏泄，而致肝气郁结，肝郁气滞则血瘀；肝郁乘脾，使脾失健运，蕴湿生痰；痰瘀内结于诸脏，上痹于脑脉，清气不得宣泄，清窍不得濡养，舌体失用，而致失语，中风之瘀血阻滞脉络在先，内生痰瘀于后，故本病的基本病理基础不外痰、瘀。大便黏腻难解，胸脘痞闷不舒，舌质暗、有瘀斑，苔白腻，脉弦滑，皆为痰瘀之象，故治当以化瘀通络、涤痰开窍为法。辅以针灸以开舌窍，语言训练以利舌体，辨证精当，治疗得法，故能获良效。患者中风后而发失语，凡症有痰瘀之象者，便随症用之，均可应手而效。

第九节 中风皂贝化痰胶囊的临床应用

一、中风皂贝化痰胶囊的介绍

中风皂贝化痰胶囊是王宝亮教授总结历代诸医家及多年临床经验经过反复实践研制而成的，具有祛湿化痰、化瘀开窍的功效，临床中常用于辨证为风痰瘀阻型患者，尤其适用于缺血性中风风痰瘀血型患者，临床效果显著。

中风皂贝化痰胶囊组成有猪牙皂、川贝母、胆南星、制白附子、天麻、苏合香、僵蚕、郁金、石菖蒲、水蛭、川芎、泽泻12味中药，由河南中医药大学第一附属医院制剂室经过粉碎、提取等工艺制成。其中猪牙皂为君，能消顽痰、开脑窍，为祛痰圣药。天麻、胆南星、川贝母、制白附子、僵蚕为臣，共起祛风化痰之功。苏合香、郁金、石菖蒲醒脑开窍；水蛭专入血分，破瘀而不伤正气；川芎活血化瘀，泽泻利水，使湿邪去之有路，共为佐使。诸药合用，辛燥升散、通达上下，功擅豁痰逐瘀、醒脑开窍、通络活血；且兼利水之功，能消除脑水肿。

二、中风皂贝化痰胶囊的相关研究

王宝亮教授团队临床观察发现：中风皂贝化痰胶囊治疗急性脑缺血性中风风痰瘀血痹阻脉络型疗效显著，可降低患者神经功能缺损评分；中风皂贝化痰胶囊治疗风痰瘀阻型中风有明显的临床疗效，能够降低中医证候评分、神经功能缺损评分，提高日常生活能力评分；中风皂贝化痰胶囊在痰瘀阻络型中风先兆脑损伤诸多环节中发挥重要的作用，能够降低患者临床症状评分，降低中风先兆患者发生缺血性中风的风险；中风皂贝化痰胶囊联合西药常规治疗风痰瘀阻型中风疗效显著，且能降低血液黏稠度，降低血脂等；中风皂贝化痰胶囊联合西药治疗急性脑梗死疗效确切，能够降低神经功能缺损评分，提高生活质量指数评分，减轻炎症反应，减轻基质降解作用，稳定斑块结构，降低脑梗死再发的风险。中风皂贝化痰胶囊临床效果显著，值得推广及进一步研究。

三、中风皂贝化痰胶囊的临床应用

（1）学术思想：历代医家对中风的认识观点各异，基本病机总属阴阳失调、气血逆乱。病理性质多本虚标实，肝肾阴虚、气血衰少为致病之本，风、火、痰、气、瘀为发病之标，两者互为因果。病位在心脑，与肝肾密切相关，其发生、发展与脏腑功能失调密不可分。

王宝亮教授认为，中风的主要病因病机是痰瘀互结，中风患者多为老年人，年过半百，阴阳气血日渐虚衰，脏腑功能减退，气血津液敷布运化失常，痰瘀内生，痰瘀又可阻滞气血运行，再生痰瘀，如此形成病理产物与致病因素相互转化的恶性循环。急性缺血性中风患者在气血阴阳亏虚的基础上，情志失常、饮食不节等诱因致使脏腑功能失调，肝肾阴阳失调，脾失健运，气血津液运行不畅，痰浊瘀血内生，蒙蔽清窍，闭阻脑络，发为中风。临床风痰瘀阻型患者常用祛痰化瘀治疗大法，效如桴鼓。

（2）临床应用：结合多年临床治疗经验，王宝亮教授创制了中风皂贝化痰胶囊，初期用于辨证为风痰瘀阻型的急性缺血性中风、中风先兆患者，改善患者的临床表现，提高患者的生活质量，根据临床观察后该药的临床应用不仅限于急性期缺血性中风，对于恢复期、后遗症期的缺血性中风患者及出血性中风风痰瘀阻型患者亦有效，可以说给中风患者带来了福音。

对于脑外伤长期卧床的患者，久卧伤气，久病致瘀，气虚则津液及血液运化失常，则痰湿内生，痰浊及瘀血又阻碍气血津液的运行，亦可辨证为风痰瘀血型，运用中风皂贝化痰胶囊亦能获效。

对于重症肌无力患者及运动神经元病累及呼吸肌的患者，常表现为喉中痰鸣、咳痰无力，导致肺部感染。重症肌无力和运动神经元病多有脾肾亏虚，脾虚不能运化水液，可致痰浊内生，又呼吸肌麻痹，咳痰无力，内生之痰不能排出体外，而出现喉中痰鸣，进一步阻碍气血运行而致血瘀，故可用中风皂贝化痰胶囊以化痰祛瘀，预防或改善肺部感染，提高患者生活质量，且临床运用常能奏效。

癫痫属于中医痫病范畴，痫病的病理因素总以痰为主，且具有随风而聚散和胶固难化的特点，痫病之所以久发难愈，反复不止，正是由于胶固于心胸的

"顽痰"所致。痰闭清窍，则痫病发作；痰降气顺，则发作休止。且痫病初期，痰瘀皆见，而中风皂贝化痰胶囊能去顽痰、化瘀血，亦可用于痫病初期痰瘀互结者，临床应用可减少发作次数，减少西药用量。

此外，中风皂贝化痰胶囊还能用于脑炎之痰瘀互结型患者、内伤发热之痰瘀互结者、肝硬化腹水之痰瘀互结者等，更多的临床应用仍待进一步临床推广及观察。

第十节　地黄汤类治疗杂病

一、知柏地黄汤为基础加减治疗失眠症状群

通过观察大量临床病例可发现：睡眠障碍并非失眠患者就诊时唯一痛苦的症状。因夜间睡眠不佳，次日可出现头昏、心慌、烦躁等不适症状，影响正常工作与生活。若持续不愈，还可导致自主神经、精神心理、心脑血管等疾病发生。患者常出现失眠伴随的诸多症状，如头昏晕眩、心悸胸闷、焦虑抑郁、记忆力减退、潮热多汗等，王宝亮教授概括称其为失眠症状群，其使患者痛苦至极，许多患者辗转多处医治效差，甚至被收治在精神专科医院，口服大量抗精神病类药物的副作用已让患者痛苦不堪，生活质量极差。以中药治疗此疾，可谓优势独特，但因症多易变，给中医辨证带来困难，吾跟师侍诊时，常得恩师教诲：此疾重在治人、轻在治病。若从病来治，必然纷乱烦冗、重点难寻，若从人来治，则清晰易见。溯失眠之源，乃家庭、工作、生活及社会多种因素综合交织所致，多种烦累压力、困顿挫折、忧思恼怒等搏结而至，耗损阴血，阴不制阳、阳不交阴、虚火独亢而致。如《景岳全书·不寐》所言："真阴精血之不足，阴阳不交，而神有不安其室耳。"因此，王宝亮教授常以知柏地黄汤为基础方加减治疗失眠症状群，常获佳效，现举典型案例分析如下：

【案】张某，女，35岁。初诊：2019年5月13日。主诉：入睡困难3个月。现病史：3个月前与家人生气后，出现入睡困难，多梦早醒，每日睡眠2~3小时，自行口服阿普唑仑、艾司唑仑等安眠药物，初始有效，但用量渐大，有时服用3~4片仍效果欠佳，除了失眠症状，全身症状明显，自觉头昏、胸闷、腹

胀、心慌、郁闷不舒、烦躁易怒，舌红苔黄腻，脉弦滑数。

处方：知母 10 g，黄柏 12 g，熟地 25 g，山药 30 g，山茱萸 20 g，泽泻 15 g，丹皮 12 g，茯神 30 g，酸枣仁 30 g，柴胡 10 g，砂仁 15 g，丹参 15 g，琥珀粉 5 g（冲服），天麻 12 g，葛根 15 g。7 剂，水煎服。另嘱患者：若服中药不能入睡，可酌情服用阿普唑仑。

二诊：2019 年 5 月 20 日，患者入睡困难较前改善，阿普唑仑服用半片即可入睡，夜间仍有早醒，但醒后不超过半小时仍能入睡，胸闷腹胀、郁闷不舒、烦躁易怒症状均有减轻，仍觉头昏不清感，舌红苔黄腻，脉弦滑数。守初诊方加蔓荆子 15 g。7 剂，水煎服。

三诊：2019 年 5 月 27 日，入睡困难、早醒多梦症状均明显改善，偶有服用阿普唑仑，头昏胸闷、腹胀心慌、郁闷不舒、烦躁易怒症状均减轻明显，偶有泛酸、烧心症状。守二诊方加煅瓦楞 15 g。7 剂，水煎服。

四诊：2019 年 6 月 3 日，患者停用阿普唑仑，睡眠基本恢复正常。除有轻微头昏症状，其余诸症基本缓解。守三诊方，继续服用 7 剂，症状巩固后停药。

按语：本案疾病是较为典型的失眠症状群，其病程长、症状多、变化快。患者多处访医求治，中药、西药均在长期大量口服，治疗较为混乱，症状此起彼伏、难有尽头，导致患者烦躁、苦恼不堪、压力极大。追其根源，患者平素即为喜好忧思恼怒之人，本已阴血暗耗，若乍逢变故，必然一触即发，火势更盛，而阴血愈耗，且年近五十，肾水渐亏，不能上济心火，则如《古今医统大全·不寐候》所言："肾水不足，真阴不升而心阳独亢，亦不得眠。"故以知柏地黄汤为基础应用，方可切中病机，使阴血得补，虚火得降。再重用茯神、酸枣仁养心安神，则失眠与焦虑不安症状均可改善；此患者因郁致病，又因病致郁，失眠与抑郁互为因果，加重病情，故予柴胡疏肝解郁亦为治疗之关键；砂仁"辛香而散，温而不烈，利而不削，和而不争，通畅三焦，温行六腑，暖肺醒脾，养胃养肾，舒达肝胆不顺不平之气"，一可助柴胡条畅解郁，二可醒脾养胃，改善腹胀，三以温中和气之性，避免寒凉滋腻，误伤脾胃阳气；"阴气内虚，虚火妄动"扰心，而致心悸怔忡，五心烦热，故在知柏地黄汤基础上，给予丹参、琥珀粉两味，既能清心安神，又能改善心悸症状，其中丹参还有改善冠脉供血之效；今清阳不升，而水不涵木、风阳上扰，必致头昏晕眩，故以葛根升发清阳，天麻平肝息风，则昏眩自除，其中天麻尚有增智延年、改善脑力衰弱之功，与熟地、山药、山茱萸为伍补肾养精，改善记忆减退、遇事善忘等症。诚如《医方集解·补养之剂》所言："人之精与志，皆藏于肾，肾精不足则志气衰，不能上通于心，故迷惑善忘也。"本方案以知柏地黄汤为基础加减使用，对失眠症状群中的睡眠障碍、焦虑抑郁、心悸胸闷、昏眩善忘等症状均有治疗效果，临床应灵活应用，有的轻症患者，口服中成药知柏地黄丸即可改善，可节约患者就诊时间、节省花费；对症状顽固者，可酌情联合西医安眠药物、抗焦虑抑郁药物治疗，提高疗效，缓解患者痛苦，但需要注意的是，要避免此类药物的过度使用，甚至滥用。

二、杞菊地黄汤为基础加减治疗眩晕症状群

良性位置性眩晕、梅尼埃病、后循环缺血等均是以眩晕为主症发病的，我们将此类疾病称为眩晕症。此类疾病除了有头晕目眩、视物旋转等眩晕症状以外，常常伴随有恶心呕吐、心悸汗出、耳鸣耳聋、面色苍白、眼球震颤，甚至站立、步态不稳等症状，王宝亮教授概括称之为眩晕症状群，并根据长期临床经验，总结出以杞菊地黄汤为基础，随症变化加减的治疗方案，现举经典验案一例分析如下：

【案】牛某，女，36岁。初诊：2019年10月10日。主诉：头晕1个月。现病史：1个月前因劳累、心理压力大，出现头晕、视物旋转、步态不稳、心慌乏力，伴恶心、呕吐，无眼前发黑，多次于躺床过程中发生，持续数秒，休息后缓解，未予以治疗，后症状间断发作，口干，口渴欲饮热水，右耳闷耳鸣，耳闷耳鸣时伴烦躁，纳可，眠一般，二便调，舌红，苔薄，脉细。

处方：枸杞10g，菊花15g，丹皮12g，熟地20g，酒萸肉15g，茯苓20g，泽泻15g，山药20g，半夏10g，天麻15g，党参25g，炒白术20g，葛根15g，虎杖15g，谷精草30g，甘草6g。7剂，水煎服。

二诊：2019年10月17日，患者未再恶心、呕吐、视物旋转，仍有头蒙头昏、耳鸣、耳闷，但较前减轻，乏力症状明显改善，舌红，苔薄，脉细。守初诊方，7剂，水煎服。

三诊：2019年10月24日，头蒙头昏、耳鸣、耳闷症状明显好转，余症皆

消，舌红，苔薄，脉细。守二诊方，去丹皮，加荷叶 15 g、石决明 20 g。7 剂，水煎服。

四诊：2019 年 10 月 30 日，头蒙头昏、耳鸣、耳闷症状十分轻微，不影响日常工作与生活，为方便患者上班，改为中药颗粒剂，继续服用 15 剂后可停药。嘱患者忌过度关注疾病，停药观察，不适随诊。

按语：对本病的论治，自古有"无风不作眩""无虚不作眩""无痰不作眩"之说，与之对应的方案亦不同，但王宝亮教授认为，从表面看，这些观点似乎大相径庭，甚至是虚实矛盾的，若深究其源，实则是统一的，为何？"其言虚者，言其病根"：肾精亏虚、髓海不足，则脑转耳鸣、头重空虚。"其言实者，言其病象"：水不涵木、厥阴气逆，则风升火动、头晕目眩。此为"理本一贯"也，至于痰者，乃"风生必挟木势而克土，土病则聚液而成痰"。因此，风、虚、痰虽三因致眩，实为一体，故以杞菊地黄汤为基础治疗：其中菊花平肝阳、清肝火，枸杞加六味地黄汤滋肾阴、补肾精，为补虚泻实、标本兼施之用；再与党参、炒白术、茯苓、甘草同用，寓"四君子汤"补气健脾、化痰除湿之意，改善面白乏力、心慌不适，使补气、治痰、降火三者兼备，正应《丹溪心法·头眩》中"头眩，痰挟气虚并火"的论断；若与半夏、天麻为伍，有"半夏白术天麻汤"息风化痰、降逆止呕之功，改善恶心、呕吐症状；谷精草疏散风热兼以明目，与枸杞、菊花同用，增强明目之效，改善目眩昏花症状；以葛根合杞菊地黄汤，使清阳得升、风火得降，昏眩自除，现代药理研究认为，葛根具有扩张血管、改善脑血流量的作用，对后循环缺血或者内耳疾病引起的眩晕，以及站立、步态不稳均有较好疗效；虎杖解毒散瘀、清热利湿，对内耳的淋巴液过多及微小动脉血管痉挛均有治疗作用，可有效改善耳闷、耳鸣症状。全方以杞菊地黄汤为主药加减，补肾养精、平肝降火治疗为基础，兼顾补气化痰，可谓重点突出、兼顾周全，临床疗效甚佳。轻症患者口服成药杞菊地黄丸即可有效控制，症状较重者，为较快控制症状、减轻患者痛苦，须配合西药应用，甚至使用针剂，望习读者能酌情参详、灵活应用。

三、桂附地黄汤加减治疗功能性肢体症状群

我们在临诊时经常看到这类患者：其肢体呈游走性酸胀麻木、发凉怕冷、

沉困无力，甚至疼痛强硬等症状，有时还会波及颈肩腰背。患者反复行多科检查，如颅脑 CT 或 MRI、风湿类风湿相关检查、内分泌相关检查等，均无与之相关的阳性结果，神经电生理检查结果可呈阴性或阳性，接受舒筋活血、抗风湿止痛，甚至激素类药物治疗，效果欠佳。王宝亮教授总结上述情况后认为此类症状多由自主神经功能紊乱导致，为便于临床诊疗与带徒教学，将其概括称为功能性肢体症状群，常以桂附地黄汤补肾温阳为基础方，配以益气养血、化痰通络等治疗，常获佳效。现举验案 1 例详述解析：

【案】陈某，女，65 岁。初诊：2018 年 9 月 1 日。主诉：双下肢困痛、凉麻感 1 年。现病史：1 年前患者因淋雨受凉后出现双下肢沉困疼痛、发凉、麻木无力症状，在当地医院住院治疗，排除腰椎病、风湿病，神经电生理检查结果正常，给予输液及物理治疗后，症状改善并不明显，遂来就诊。症状如前，舌红，苔白腻，脉弦滑。

处方：制附子 10 g，肉桂 5 g，熟地 25 g，炒山药 30 g，山茱萸 25 g，茯苓 20 g，泽泻 15 g，丹皮 9 g，党参 15 g，当归 25 g，伸筋草 30 g，桑枝 30 g，乌梢蛇 10 g，地龙 15 g，牛膝 15 g。7 剂，水煎服。

二诊：2018 年 9 月 8 日，患者双下肢沉困无力症状较前改善明显，发凉、麻木、疼痛症状均较前减轻，舌红，苔白腻，脉弦滑。守初诊方，加续断 15 g、桑寄生 30 g。7 剂，水煎服。

三诊：2018 年 9 月 15 日，患者自觉双下肢活动有力，沉困感缓解大半，麻木、疼痛症状明显减轻，仍觉发凉，但较前减轻。守二诊方，去泽泻、丹皮，加淫羊藿 15 g、巴戟天 15 g。7 剂，水煎服。

四诊：2018 年 9 月 22 日，患者沉困无力症状基本缓解，麻木发凉感明显改善，偶有疼痛。守三诊方，去党参，加秦艽 15 g。7 剂，水煎服。

五诊：2018 年 9 月 29 日，患者除在阴雨天略感肢体凉痛外，其余诸症基本缓解。守四诊方，7 剂，水煎服，后停药，嘱不适随诊。

按语：总结本案患者的肢体症状，主要为凉、麻、痛、乏四项，若以中医辨治，符合多个病症，似难入手。我们应透过表象看实质，尽量使治疗简便。本案症虽复杂多变，但深究其源，乃肾阳不足、气化无权，不能鼓舞全身气血以濡养四肢筋肉而发病，故首以桂附地黄汤为用，其配伍极为精妙，桂附地黄汤虽为温阳补肾之方，但却以六味地黄汤为主滋肾阴、生气血以濡养四肢，温阳药仅投肉桂和制附子两味，意在"微微生火、鼓舞肾气"以助温通筋脉，改善肢体发凉怕冷症状。如此，阴药得阳助则滋而不腻，阳药得阴助则温而不燥，使阴阳互生、相得益彰，为治疗之本。再辨虚、实两端：虚者为气血不足、肢体失养，用党参补气、当归养血，以补益气血之虚；实者为乘虚风入、痰湿阻络，用伸筋草、桑枝祛风除湿、舒筋活络，以祛除外邪之实，可改善肢体麻木无力症状。乌梢蛇"性善无独"，善治"皮肤不仁、顽痹诸风"，地龙"性寒而下行""治足疾而通经络也"，主"急慢惊风、历节风痛"，两药皆为虫蛇之药，其祛风通络止痛作用较强；其中乌梢蛇还富含氨基酸与脂肪，兼营养作用，可改善患者的肢体疼痛、强硬不仁诸症。牛膝兼补肝肾、强筋骨、壮腰膝、行瘀血之功，既有佐助之功，又兼使药之力。临床如遇此症状群者，医者均可参考此案诊治，有时症非悉具，但亦灵活效之。

四、地黄饮子治疗喑痱症状群

"喑痱证"是中医学中的证名，"喑"是指舌强不能言语，"痱"是指足废不能行走。王宝亮教授善于将神经系统的现代诊疗与中医传统的辨证论治巧妙结合，经过长期临床实践总结出：神经系统多种难治性疾病，如运动神经元病、多发性硬化、重症肌无力、中风后遗症、多系统萎缩等，均可出现言语不利或失语、肢体无力或瘫痪等症状，这与中医学中的"喑痱证"有极为相似之处，王宝亮教授将上述疾病中出现的此类症状概括命名为"喑痱症状群"，并以地黄饮子为基础加减化裁进行治疗，为中医诊疗此类神经系统疑难顽症提供了诊疗思路与临床依据，也方便临床医者更清晰明了地学习、思考与应用，现举王宝亮教授依此法治疗运动神经元病验案 1 例进行解析：

【案】蒋某，男，52 岁。初诊：2019 年 9 月 3 日。主诉：双下肢无力 3 年，加重伴言语含糊不清 2 个月。现病史：患者 3 年前因双下肢无力、肌肉萎缩被诊断为运动神经元病，住院治疗，症状减轻后出院。近期双下肢无力、步态不稳症状呈加重趋势，2 个月前又出现言语含糊不清症状，伴气短、头昏、腰部酸困等症状，为求进一步治疗前来就诊，患者整体精神较差，舌红，苔薄白，脉沉细。

处方：熟地30g，山茱萸25g，茯苓30g，巴戟天15g，肉苁蓉20g，制附子10g，肉桂5g，麦冬12g，石菖蒲15g，远志12g，党参15g，白术12g，当归15g，葛根20g，薄荷12g。7剂，水煎服。

二诊：2019年9月10日，患者自觉双下肢无力症状略有减轻，仍步态不稳、言语含糊不清，但头昏、气短、腰部酸困等症状均较前改善，自觉喉中有痰，偶有咳嗽。守初诊方，加生甘草10g。7剂，水煎服。

三诊：2019年9月17日，头昏、气短、腰部酸困等症状均有明显改善，自觉双下肢行走时较前稍有气力，步态不稳症状减轻，言语仍含糊不利，但喉中痰咳症状缓解。守二诊方，去甘草，加黄芪20g。14剂，水煎服。

四诊：2019年10月10日，患者自觉言语含糊不利症状较前略有减轻，双下肢无力、步态不稳症状均好转，头昏、气短、腰部酸困等症状改善较为明显，偶有烦躁失眠。守三诊方，加炒酸枣仁30g。14剂，水煎服。

五诊：2019年10月24日，患者双下肢无力、步态不稳、言语含糊不清等症状在继续好转，头昏气短、腰部酸困、失眠烦躁等症基本缓解。守四诊方，去枣仁，继续服用前方14剂后暂停，对患者进行随访，嘱其不适时随诊。

按语：此案西医诊断为运动神经元病，根据其言语不清与双下肢无力的主症，可以"喑痱"论治。其病机可概括为：肾虚为本、痰浊为标、气血失调、心肾不交。肾虚为本者，阴精亏虚，则不能濡养筋骨，肾阳不足，则无力鼓舞气血，阴阳两虚，终致筋骨痿软无力，甚至瘫痪。痰浊为标者，乃肾水下亏，心火独亢于上，火载痰生、堵塞窍道，而生言语含糊不清，甚至失语。故以地黄引子为基础用药：其中熟地、山茱萸滋肾阴、益精血，肉苁蓉、巴戟天温肾阳、壮筋骨，此四味合，阴阳并补，改善肢体无力症状。以麦冬养阴清心、使水火既济；石菖蒲、远志、茯苓开窍化痰、交通心肾；真阳下虚，必然浮阳上越，以制附子、肉桂引火归元、摄纳浮阳。以此六味，使火消痰化、窍道通畅，改善言语不利症状。脾主四肢肌肉，为生痰之源，以党参、白术其用有二：一为健脾以养四肢肌肉，二为健脾以绝生痰之源，以当归养血活血，配参术调和气血，改善"喑痱"症状。以葛根辛凉升散之性，既可升发清阳，又可养阴生津，以濡养咽喉窍道；薄荷辛凉轻扬，既能疏肝解郁降火，改善患者久病郁火，又能清利咽喉窍道。中药在本病的治疗中主要起到延缓病程、提高疗效、改善患者生活质量的作用，神经系统多种难治性疾病出现"喑痱"症状，或者其中之一的，均可参考本案进行论治。

五、当归六黄汤加减治疗多汗症状群

多汗症是指汗腺分泌过度，引起全身或局部出汗量异常增多的一种疾病，分为继发性多汗症和原发性多汗症。继发性多汗常见于甲状腺功能亢进、垂体功能亢进、妊娠、糖尿病、神经系统疾病、发热性疾病等；原发性多汗为自主神经功能失调所致，与精神情绪因素，如精神紧张、情绪激动、愤怒、恐怖及焦虑等有关。中医病名为"汗证"，分为自汗、盗汗两种，如《证治要诀·盗汗自汗》所言："眠熟而汗出者，曰盗汗，又名寝汗。不分坐卧而汗出者，曰自汗。"患者主症虽为多汗，但亦因此产生睡眠障碍、头昏晕眩、焦虑抑郁等伴随症状，因此，为更好地提高临床综合疗效、改善患者的生活质量，王宝亮教授将其总结概括为"多汗症状群"，以当归六黄汤加减化裁，现举一典型案例进行分析。

【案】谢某，女，52 岁。初诊：2018 年 4 月 3 日。主诉：出汗过多 1 年。现病史：患者 1 年前无明显诱因出现汗出过多，轻微活动或吃饭则全身汗出，未予以治疗，后症状逐渐加重，夜间睡眠中亦有汗出，醒后发现全身有汗，影响睡眠。在当地一中医门诊接受中药治疗 3 个月，收效甚微，遂来就诊，伴心烦焦躁、夜间早醒、醒后不易入睡，舌红，苔腻，脉弦数。

处方：当归 25 g，生地 25 g，黄芪 25 g，熟地 15 g，黄芩 12 g，黄连 6 g，黄柏 12 g，党参 15 g，麦冬 12 g，五味子 25 g，炒酸枣仁 30 g，炒山药 20 g，酒萸肉 20 g，木香 10 g，浮小麦 30 g，麻黄根 20 g。7 剂，水煎服。

二诊：2018 年 4 月 10 日，患者出汗症状较前有所改善，心烦焦躁也有减轻，夜间仍有早醒，但醒后半小时内能够入睡，自觉头昏不适，舌红，苔腻，脉弦数。守初诊方，加天麻 15 g。7 剂，水煎服。

三诊：2018 年 4 月 17 日，心烦易怒症状有明显改善，出汗频次和出汗量均有减少，夜间早醒次数减少，睡眠质量大大改善，头昏症状亦较前减轻，偶有食后腹胀，舌红苔厚腻，脉弦滑。守二诊方，去熟地，加炒白术 12 g、枳实 10 g。7 剂，水煎服。

四诊：2018 年 4 月 24 日，患者头昏、心情急躁焦虑、夜间睡眠均明显改善、腹胀、夜间汗出基本缓解，但白天偶有多汗情况。守三诊方，加煅龙骨 30 g。7 剂，水煎服。

五诊：2018 年 5 月 6 日，多汗情况已基本得以控制，其余诸症基本消失。守四诊方，继续服用 7 剂后停药。

按语：关于汗证辨治，素有"气虚自汗、阴虚盗汗"之说，但本案自汗、盗汗兼有，不可以此观点论治；即使仅有其一，亦不能简单将自汗归于气虚或阳虚，盗汗归于阴虚进行辨治。如《景岳全书·汗证》中有言："自汗盗汗，亦各有阴阳之证，不得谓自汗必属阳虚，盗汗必属阴虚也。"当归六黄汤为阴虚火旺之盗汗所设，原方仅黄芪一味倍于其余六味，但王宝亮教授承古不拘泥，重用当归、生地、黄芪三味，意在滋阴清热同时，加强养血益气固表之功，使本方对汗证治疗的适用范围扩大，无论自汗、盗汗，其病机是阴虚火旺、逼迫汗液外出，还是气血亏虚、不能固表摄汗，均可应用。《素问·宣明五气》言"五脏化液：心为汗"，故以党参、麦冬、五味子三味气阴双补，与当归、生地为伍，增强其养心敛汗之功；《素问·评热病论》言："汗者，精气也。"肾精不足必摄汗无力，而汗出过多亦损耗肾精，故以炒山药、酒萸肉、熟地补肾精、摄汗液；夜间汗出频繁，必然影响睡眠，故以炒酸枣仁养心安神，合麦冬、黄连之清心安神，睡眠自安；失眠多汗之扰，必使情志失调，故用黄芩、黄柏、黄连苦寒清热，改善患者急躁易怒、焦虑不安之症；木香通畅三焦之气，改善患者气机阻滞、郁闷不舒症状。汗出必然损伤肾精与气血，使脑窍失养而头目昏眩，方中山药、山茱萸补肾养精，党参、当归补气养血，还可濡养脑窍、改善头昏目眩；佐浮小麦、麻黄根、煅龙骨增强敛汗之力。敛汗药物之选取，可酌情参考《景岳全书·汗证》记载："收汗止汗之剂，如麻黄根、浮小麦、乌梅、北五味、小黑豆、龙骨、牡蛎之属，皆可随宜择用。"

第四章

脏腑论治

第一节 从肾论治神经系统疑难顽症

肾中阴阳乃人体阴阳之根，肾中精气乃全身气血之本，王宝亮教授提倡从肾论治神经系统疑难顽症，并在临床应用中取得了较好效果。

一、从脾肾论治重症肌无力

1. 肾与肌无力发病

王宝亮教授长期致力于重症肌无力的研究，并不断探索重症肌无力的中医药方案。重症肌无力是一种神经－肌肉接头传递功能障碍引起的自身免疫性疾病，其西医发病机制是神经－肌肉接头突触后膜上乙酰胆碱受体受损导致，临床主要表现为部分或者全身骨骼肌无力及疲劳症状。轻症患者可出现上眼睑下垂、复视等症状，中重症患者可累及四肢肌群、咽喉肌、延髓肌、呼吸肌，出现肢体活动无力或瘫痪、言语不清、吞咽困难、饮水呛咳、咀嚼无力、呼吸困难等症状，严重者可发生重症肌无力危象，需切开气管治疗，死亡率高。目前西医治疗以胆碱酯酶抑制剂（溴吡斯的明）、激素或免疫抑制剂为主，患者多需长期用药。本病有病程长、病势迁延、反复，甚至加重等临床特点，是神经系统疑难顽症之一。

王宝亮教授在重症肌无力的临床诊疗中积累了丰富的经验，提炼总结后认为：脾肾阳虚是本病的发病关键，肾阳虚是根本所在。明代张介宾在《类经图翼·大宝论》中言"天之大宝，只此一丸红日；人之大宝，只此一息真阳"，因此，我们又将肾阳称为"真阳""元阳"，可见肾阳对人体之重要。"肾阳旺，全身之阳皆旺"，因为肾阳对身体主要起到温煦、运动和兴奋作用，肾阳到达全身的脏腑、经络、形体、官窍，就化为该脏腑、经络、形体、官窍之阳。肾阳充足，则全身肢体、肌肉运动有力；肾阳不足，其温煦、运动和兴奋作用减弱，就会引起全身肢体、肌肉运动无力。同时，因为脾主四肢和肌肉，所以肌肉、四肢的运动与脾也有密切关系，肾阳乃全身阳气之根本，脾阳根于肾阳，肾阳虚脾阳亦虚，导致脾肾阳虚而发肌无力诸症。因此，王宝亮教授将温补脾肾作为重症肌无力的关键治疗点，且经临床反复应用验证，疗效较佳。

2.临床验案

【案】陈某，女，52岁。初诊：2018年3月8日。主诉：肢体无力、活动受限3年。现病史：患者3年前出现肢体无力、僵硬感、活动受限，在当地医院被诊断为重症肌无力，接受溴吡斯的明、激素等药物治疗，症状改善后出院，后长期服用溴吡斯的明治疗。目前症见：肢体无力、关节僵硬疼痛、活动受限，腰膝酸软，容易疲劳，二便调，舌苔薄腻，脉沉细。辨证：脾肾阳虚证。治法：温阳补肾、健脾益气。方选右归丸合补中益气汤加减。

处方：党参30g，黄芪50g，炒白术20g，茯苓20g，淫羊藿15g，巴戟天15g，淡附片6g，枸杞子12g，桑寄生20g，杜仲20g，升麻10g，白芍20g，桔梗15g，柴胡10g，陈皮12g，川芎12g。15剂，水煎服。

二诊：2018年3月23日，腰部、下肢怕冷症状明显，舌苔薄腻，脉细。守初诊方，加桂枝12g，淡附片加至12g。15剂，水煎服。

三诊：2018年4月10日，腰背部肌肉疼痛较重，下肢冷痛，舌苔薄腻，脉细。守二诊方，去升麻，加细辛6g、当归12g。15剂，水煎服。

四诊：2018年4月25日，疼痛改善，腰困、易疲劳、夜间全身乏力，起、蹲困难，舌苔薄腻，脉细。守三诊方，去细辛，将黄芪加至80g。15剂，水煎服。

按语：本案是较完整体现王宝亮教授以温补脾肾立论，治疗重症肌无力学术思想的一个经典案例。本案治疗立足于两个关键点：①温阳补肾。全方温阳补肾药味最多，以温补肾阳来温煦和兴奋全身，促进肢体和肌肉的运动功能，此为本病治疗之根本所在。其中枸杞子补肾兼养精血，改善腰膝酸软，以及起、蹲困难等症状；桑寄生、杜仲补肾兼强筋骨，改善肢体僵硬疼痛、活动受限等症状；淫羊藿、巴戟天温补脾肾阳气；淡附片则归心、脾、肾三经，可鼓舞全身阳气。②健脾益气。王宝亮教授常以参、芪、术、苓四味药物联合应用，使脾气健旺，其所主之四肢、肌肉才能活动灵活、运动有力。尤重用黄芪，并酌情调黄芪用量（50~120 g）。温阳补肾以养先天，健脾益气以充后天，两者兼顾互助，后天得先天则生生不息、先天得后天则化源无穷，使疗效显著增强。一味升麻，可升举阳气，助力脾肾阳气升发；白芍之用，既可滋阴养血，寓"阴中求阳"之意，又能防止大堆温阳药物的使用耗伤阴血，起佐制之功。至于在参、芪、术、苓大队补气药物中，配桔梗、柴胡、陈皮三味行气药物，更别具匠心：桔梗宣开肺气，柴胡疏泄肝气，陈皮醒理脾气，既能引气通关至全身各处，以濡养四肢、肌肉，又能防补益太过而壅滞气机，使得补而不滞，恰到好处。然纵观全方，最精妙之处在于：温补脾肾之品众多，活血化瘀仅川芎独味。道理何在？王宝亮教授见解独到：许多医者常参考中风治疗本病，以大量活血化瘀之药投之，收效甚微，为何？本病与中风虽同有眼睑下垂、肢体瘫痪无力、活动受限，甚至是饮水呛咳、言语不利、吞咽困难等症状，病因却大相径庭：中风乃脑脉痹阻，使元神失养、不能统摄周身所致，给予活血化瘀、通脉养脑治疗故可收效。而重症肌无力则是脾肾阳虚，鼓动无力，不能温煦濡养肌肉所致，因此，温阳补肾、益气健脾才是治疗的关键，而非妄投大量活血化瘀之药，仅独味川芎为使，实乃取其"血中气药"之性，配合温补脾肾之法，而达"以通为补"之功。当然，每诊用药加减细节还应随症酌情，不再赘述，但总体治疗思路如此，以供参考。

二、从肝肾论治帕金森病

1. 帕金森病与肾的关系

帕金森病又称震颤麻痹，属神经变性疾病，多发于中老年人。常见四大主症：首发症状多为肢体震颤，有静止时明显，紧张时加剧，运动时减轻，入睡后缓解等特征；可伴肌强直、肌张力增高，在被动运动关节时阻力增加；可有运动迟缓，动作常缓慢而笨拙、面容呆板、语速减慢、书写困难；病情进展较重者出现姿势步态障碍，步态不稳而易跌倒，有时行走中可突然僵住而不能动，有时步伐小、脚步快而不能止步。现代医学认为其发病可能与多巴胺能神经元变性丢失、乙酰胆碱系统功能相对亢进有关，目前虽有多种药物已在临床广泛使用，如复方左旋多巴（美多芭）、普拉克索（森福罗）、苯海索（安坦）、吡贝地尔缓释片（泰舒达）等，但本病尚无法治愈，呈慢性进展，使患者逐渐丧失工作、生活能力，严重者全身僵硬、不能活动，致终日卧床而死于多种并发症。许多患者常受便秘、出汗异常、脂溢性皮炎、口水多、流涎、焦虑抑郁、睡眠障碍等症状困扰，甚至发生痴呆，生活质量较差。因此，帕金森病是公认的神经系统疑难顽症之一，我们中医人需要探索的是如何应用中医药来提高患者的生活质量，减缓其病情进展。

通常情况下，我们习惯于根据震颤的症状特点，将帕金森病按照"肝风"论治，正如《证治准绳·颤振》中所述"颤，摇也；振，动也。筋脉约束不住而未能住持，风之象也"；《素问·至真要大论》所云"诸风掉眩，皆属于肝"。遣方用药自然以"平肝息风"为治疗大法，虽能现一时之效，但难以持久：患者症状呈反复波动，长期生活质量并未明显改善。为什么呢？王宝亮教授认为，我们常关注的"肝风致颤"仅是表象。肝风内动，使筋脉不能自持，随风牵动头部和四肢震颤动摇，此乃病之标。虽责在肝风，但探究其本，则在于肾。因肝木为子，赖肾水之养：首先，肾水不足，难以滋养肝阴，阴不制阳，虚而亢化为风，引发震颤，此乃"肾水不涵肝木"之故也；同时，"肝主身之筋膜"，肾藏精不足，无力滋生肝血，肝血不藏，无以荣养经筋，导致肢体无力、僵硬迟缓。只因"肝肾同源、精血互化"之力弱也。肝肾两脏，可谓一荣俱荣，一损俱损，中医治疗帕金森病要深究其理：当以肾为本，肝肾同治。此法经王宝亮教授长期临床验证，屡见奇效。

2.临床验案

【案】刘某，男，68岁。初诊：2012年3月23日。主诉：肢体震颤抖动、活动迟缓无力5年，加重1个月。现病史：5年前，患者出现右上肢、左下肢肢体震颤、抖动，随后逐渐加重，渐渐出现活动迟缓不灵、自觉肢体无力、腰膝酸困不适，在当地被诊断为帕金森病，口服美多芭联合普拉克索（森福罗）进行治疗后，症状明显改善。此后长期服用前药，但症状反复波动，药物随症逐渐加量。1 个月前，患者上述症状加重，口服药物加量：美多芭，每日 3 次，每次 1 片半；普拉克索，每日 3 次，每次 1 片。仍不能改善。症见：肢体震颤、抖动，与其交流谈话时易紧张，且震颤抖动加剧，自觉四肢无力、活动不灵活、爱发脾气、急躁焦虑，夜间入睡困难、出汗多，头昏健忘，自觉记忆力减退、善忘，舌红少苔，脉弦细数。辨证：颤证；肝肾亏虚、风阳上扰证。治法：滋补肝肾，镇肝息风定颤。方选左归丸合镇肝熄风汤加减。

处方： 熟地 30 g，山药 30 g，山茱萸 25 g，川牛膝 30 g，桑寄生 30 g，杜仲 30 g，天麻 15 g，钩藤 30 g，白芍 30 g，生龙骨、生牡蛎各 30 g，党参 15 g，当归 15 g，黄连 6 g，麦冬 12 g，浮小麦 30 g。15 剂，水煎服。

二诊： 2012 年 4 月 10 日，诸症均有明显改善，美多芭用量减至每日 3 次，每次 1 片，普拉克索用量同前。排汗过多基本缓解，大便干，2~3 日 1 次。守初诊方，去浮小麦，加火麻仁 30 g、大黄 3 g。15 剂，水煎服。

三诊： 2012 年 4 月 25 日，患者震颤、肢体无力、活动不灵等症状均明显改善，睡眠较好，焦虑不安基本缓解，大便每日 1 次。美多芭用量每日 3 次，每次 1 片；普拉克索减至每日 3 次，每次半片。守二诊方，去大黄。15 剂，水煎服。

随访： 间断服用中药颗粒冲服，每次来诊随症加减，但辨证基本原则不变。西药：美多芭用量每日 3 次，每次 1 片；普拉克索减至每日 3 次，每次半片，长期维持。患者整体精神状态佳，疗效显著。

按语： 本案体现王宝亮教授从"肾"论治帕金森病的两个要点：①补肾养肝、肝肾同治解决主症。以六味地黄丸中的"三补"：即熟地、山药、山茱萸，滋阴补肾养精，达"滋肾水以养肝木"的目的。正如《医宗必读·乙癸同源论》所言："壮水之源，木赖以荣。"用川牛膝、桑寄生、杜仲三味药，补肝肾强筋骨，改善肌强直导致的肢体僵硬、活动迟缓不灵、腰膝酸困等症。在此基础上，给予天麻、钩藤、白芍、生龙骨、生牡蛎等以平肝潜阳、息风止颤，改善肢体震颤、抖动等症，可谓事半功倍，使疗效大大提高。②以"肾"论治的精妙之处，不仅荣养肝木，还可解决复杂多变的兼症：因肾水亏虚未能上济于心，心火不降反独亢于上，则出现烦躁焦虑、睡眠障碍；肾虚不能鼓舞气血循行以濡养肢体经络，而出现肢体无力；肾失摄纳、敛汗无功，则出现汗多诸症；肾精不足难以生髓养脑而致健忘、头昏。因此，全方补肾之品独重，在此基础上，合黄连、麦冬清心降火，寓"滋肾水以降心火"之意，使烦躁、失眠自除；合党参、当归健脾益气养血，寓"补先天以养后天"之意，改善肢体无力；合浮小麦固表敛汗，寓"补肾摄纳以固表止汗"之意，改善排汗功能；合天麻增智止眩，寓"补肾养精以生髓养脑"之意，改善头昏、健忘诸症，且有预防或减缓痴呆发生的作用。而上述兼症则非治肝所能达也，这就是王宝亮教授强调帕金森病的治疗要肝肾同治、以肾为本的原因所在。

三、从心肾论治顽固性失眠

1.顽固性失眠与心肾的关系

顽固性失眠的临床治疗颇为棘手，许多患者长期依赖镇静药物治疗，且极易反复，最终导致镇静药物用量逐渐加大且无效。失眠病虽在心，却与肾密切相关，若单从心治，常难达预期，尤其是顽固性失眠，纵投大堆养心安神之品叠加使用，亦难奏效。为何？实因忽略心肾之联，只治其一之故。王宝亮教授治疗失眠，独重心、肾两脏，主张心肾同治，对久治无效的顽固性失眠，更是屡见奇功。心肾同治包含两个要点：一为交通心肾，心肾之间的正常生理状态应是"心肾相交"：肾水居下却可上济于心，心火居上却可下降于肾，即"水火既济"。若肾阴亏虚，肾水不能上济于心，心火无制而独亢于上，火扰心神而见失眠诸症。此"心肾不交、水火失衡"，自非"独降心火"能救，必是"滋肾水以降心火"即"交通心肾"之法方收全功。二为滋肾养心，精血本为同源，肾藏精充足，方可化血以养心神；反之，肾精亏虚，精血无以互通转化，心神失血之荣养而生失眠诸症。可见，失眠之治，不独在养心安神，更在补先天肾精以生血养心，收效方能持久。

2.临床验案

【案】谢某，女，54岁。初诊：2020年4月10日。主诉：入睡困难20余年，加重1周。现病史：20年前出现入睡困难、早醒多梦等症状，曾先后服用阿普唑仑、米氮平、黛力新等药物，1周前因与家人生气，入睡困难加重，每晚服用4片阿普唑仑，可睡2~3小时，且多梦眠浅、烦躁乏力、舌红苔黄，脉弦数。辨证：不寐；阴虚火旺、心肾不交证。治法：滋肾降火、养心安神。方选知柏地黄丸合酸枣仁汤加减。

处方：熟地30 g，黄连9 g，麦冬12 g，山药30 g，山茱萸25 g，黄柏12 g，知母9 g，茯神30 g，炒酸枣仁30 g，桑葚30 g，枸杞子15 g，莲子心6 g，远志12 g，琥珀粉5 g（冲服），丹参15 g，甘松8 g。7剂，水煎服。

二诊：2020年4月17日，患者诉入睡困难较前改善，服用阿普唑仑1片即可入睡4~5小时，烦躁减轻，仍有情绪波动，偶有腹胀，舌红，苔黄腻，脉弦数。守初诊方去桑葚、甘松，加煨木香10 g、炒白术12 g、丹皮12 g。7剂，水煎服。

三诊：2020年4月24日，入睡困难、情绪波动、烦躁不安及腹胀均明显改善，阿普唑仑减为半片，每晚可睡5~6小时。守二诊方继服。14剂，水煎服。

四诊：2020年5月14日，患者诉夜间睡眠可在6小时以上，有时不用阿普唑仑亦可入睡。为方便患者服药，守二诊方，改为中药颗粒剂，睡前冲服一次，若患者能正常入睡，可不服用药物，以此法长期坚持。

按语：本案发病，一实一虚：实为火盛而扰心神。故以黄连、麦冬清泻心火以安神志，并改善心烦易怒等症。至于火炽之因，在无肾水之润，《本草正》中有述，山药能"滋精固肾"，"补肾水必君茱、地"，山药、熟地、山茱萸用量独重，补肾之真阴而降心之炽火。且肾阴不足制阳，肾之相火旺盛，必然煎熬心阴而致"君相火旺"，如朱丹溪在《格致余论·相火论》中论述：相火可"煎熬真阴，阴虚则病，阴绝则死"。因此以知母、黄柏相须为助，知母"润肾燥而滋阴、泻无根之肾火"，黄柏"补肾不足、壮骨髓、泻相火"，两药兼补泻之功而走肾，滋肾阴泻相火以制心火；再合远志、莲子心两味交通心肾之佳品。以上诸药合用，行"清心安神、交通心肾"之功。虚为血虚而不荣心，用茯神、炒酸枣仁养心安神，合枸杞子、桑葚"滋肝肾、充血液"，达"滋肾养血、养心安神"之效。至于熟地一味，如《珍珠囊》所述"主补血气、滋肾水、益真阴"，既能滋肾水以降心火，又可养精血以安心神，本无安神助眠之效，但用之却可建奇功，故熟地用量独重，且位列全方之首，实乃以肾治心、心肾同治之关键。琥珀粉之用，既可安神，又取其"质重镇惊"之性，而改善心慌悸动、紧张焦虑诸症。至于丹参，不仅凉血安神，更胜在其活血消瘀之力，在补肾养血药中使用，寓"以通为补、养血活血"之意。在众多滋腻寒凉药物中，以甘松开郁醒脾、行气消胀之力，可使补而不滞、滋而不腻；与丹参合用，可疏通气血，改善胸闷、情绪抑郁不舒等症。总之，在滋肾水的基础上清心安神，心火之制方可持久；在益肾精的基础上养血安神，心血之生才得永续，失眠的治疗效果才能持续而稳定。

四、从脑肾论治阿尔茨海默病

1.脑肾与阿尔茨海默病的关系

阿尔茨海默病多以"呆证"论治。王宝亮教授认为：脑为元神之府，人之大主。人之精神、思维、记忆、语言、知觉、运动及视、听、嗅觉功能皆归于脑。如邵同珍《医易一理·脑》中所述，"人身能知觉运动，及能记忆古今，应对万物者，无非脑之权也"，故其病位不在心而在脑。论其发病，属虚实夹杂，皆与肾关联，治疗当脑肾同治、虚实并论。其治疗要点有二：一在补肾填髓以养脑。痴呆虽病在脑髓空虚、元神失养，但重在治肾。为何？因肾中藏精化而为髓，由脊髓上行入脑曰脑髓，故脑为髓海肾为源。如《辨证录·健忘门》所言："人有老年而健忘者，近事多不记忆，虽人述其前事，犹若茫然，此真健忘之极也。人以为心血之涸，谁知肾水之竭乎？"肾水足则脑髓充，元神精湛而强记不忘，反之则未老健忘、元神渐昏。因此，痴呆之治，首在补肾填髓以养脑，此为本虚之治。二在豁痰强志以醒脑。人之精与志皆藏于肾，若痰浊之实留滞于脑，蒙蔽清窍，脑气与肾气失于连接，必然使元神失养、志气衰弱，导致迷惑善忘、神志不清而发呆病。故陈士铎在《辨证录·呆病门》中强调："呆病成于痰，痰气独盛、呆气最深……治呆无奇法，治痰即治呆也。"因此，豁痰强志以醒脑之治，意在贯通脑肾、增强疗效。

2.临床验案

【案】陈某，男，69岁。主诉：2020年3月5日。主诉：高级智能减退2年。现病史：2年前开始出现记忆力减退，丢三落四，但未予以重视及治疗，后症状呈进行性加重，逐渐出现外出后不认识回家的路，有时对熟悉的人和事不能记起，在某医院就诊，被诊断为阿尔茨海默病，并一直服用多奈哌齐片治疗。症见：头昏、反应迟钝、高级智能减退，情绪急躁易怒、夜眠差，日常生活能力逐渐下降，舌红苔腻，脉弦滑。辨证：呆证；肾虚髓亏，痰蒙脑窍证。

治法：滋肾养脑、豁痰增智。方选地黄饮子加减。

处方：熟地 25 g，制何首乌 25 g，黄精 15 g，杜仲 30 g，巴戟天 15 g，肉苁蓉 30 g，黑芝麻 30 g，益智仁 30 g，山茱萸 15 g，枸杞 20 g，远志 12 g，石菖蒲 15 g，天麻 15 g，酸枣仁 30 g，茯神 30 g，川芎 15 g。14 剂，水煎服，继续口服多奈哌齐同时治疗。

二诊：2020 年 3 月 19 日，患者头昏、睡眠等症状较前好转，仍反应迟钝、高级智能减退，情绪急躁易怒，日常生活能力较前无明显变化，舌红，苔黄腻，脉弦滑。守初诊方，加黄连 6 g、制胆南星 6 g。14 剂，水煎服。

三诊：2020 年 4 月 5 日，头昏、失眠、烦躁易怒等症状均明显改善，患者虽仍有反应迟钝、高级智能减退等情况，但整体精神面貌有较大改观，日常生活能力并无下降。诉偶有食后腹胀不适，舌红，苔厚腻，脉滑。守二诊方，去胆南星，加煨木香 10 g、砂仁 12 g，继续服用 14 剂。

四诊：2020 年 4 月 19 日，患者头昏、失眠、烦躁易怒等症状均明显改善，腹胀基本缓解，反应迟钝、高级智能减退较前改善，整体精神面貌佳，日常生活能力并无下降。守三诊方。14 剂，水煎服。

随访：此后患者长期口服中药，患者高级智能减退无明显加重，日常生活能力无明显下降，疾病的进程得以延缓与控制，收效良好。

按语：方中补肾药物过半，寓"益精填髓、养脑增智"之意，此为治疗的关键。无论是古籍药性记载，还是现代药理研究，都充分肯定了补肾药物的此类作用：其中熟地既可"填骨髓""利耳目、黑须发"（《本草纲目》），又兼养血之功，以改善营养不良引起的贫血；制何首乌"长筋骨、益精髓、延年不老"（《开宝本草》），有强壮神经、健脑益智之效；黄精"补诸虚、填精髓"（《本草纲目》），除有抗衰老、抗疲劳、增强免疫功能外，兼健脾益气，改善纳差之力诸症；杜仲"补中、益精气、坚筋骨、强志"（《本经》），巴戟天"益气力、强志"，两药合用，除有强志养脑之效，还可强筋骨，改善步履不灵、活动不利诸症；黑芝麻"主补五脏，填脑髓"，肉苁蓉抗衰老，两药合用，兼润肠燥、治便秘之功；益智仁"涩精固气""缩小便"（《本草备要》），山茱萸"补肾气""添精髓，止老人尿不节"（《药性论》），两味兼补涩之力，既补肾养脑，又改善小便失禁；枸杞除有抗衰老作用，还能养精明目、改善患者的视物昏花症状。以上补肾药味虽众，但繁而有序、各司其职。更有石菖蒲、远志之妙用：《本经》有述石菖蒲"通九窍""久服轻身，不忘，不迷惑，延年"，远志"利九窍，益智慧，耳目聪明，不忘，强志"，两药除了本身的"益智强志"作用外，尚有"通利九窍"之功，以其豁痰开窍之力，沟通脑肾之联系，增强补肾养脑之效。天麻不仅有"增智延年"作用，还可息风止眩，改善患者头目昏眩之症，酸枣仁、茯神养心安神，合天麻平肝之力，改善患者烦躁不眠、易激惹恼怒症状。川芎为诸药之使，上可通行头目，中可开郁散结，使气血贯通。痴呆之治，并无速成，全赖以肾治脑，贵在坚持，配合西药，方可建功。

第二节　从肝论治多种疾病

一、从肝风论治后循环缺血

1. 肝风与后循环缺血的关系

后循环缺血为神经系统常见多发病，属"眩晕"范畴，虽病因多端、临证复杂，但终不离"肝风"，如《类证治裁·眩晕》所言："肝胆乃风木之脏，相火内寄，其性主动主升。或由身心过动，或由情志郁勃，或由地气上腾，或由冬藏不密，或由高年肾液已衰，水不涵木，以致目昏耳鸣，震眩不定。"因此，王宝亮教授治疗后循环缺血，多以"肝风辨治"为主线，酌情灵活遣方，结合验案详解。

2. 临床验案

【案】迟某，男，55岁。初诊：2019年6月10日。主诉：头晕伴恶心、呕吐10小时。现病史：10小时前无诱因出现头昏眩晕、恶心、呕吐、步态不稳、视物模糊、四肢麻木无力等症状，未做治疗，在家休息后症状无明显改善，遂来就诊，舌红，苔白腻，脉弦滑。辨证：阳亢化风，痰浊中阻证。治法：平肝潜阳息风，健脾化痰和胃。方选天麻钩藤饮合半夏白术天麻汤加减。

处方： 天麻15g，钩藤25g，僵蚕10g，地龙20g，石决明30g，煅赭石30g，半夏10g，白术15g，茯苓30g，葛根30g，荷叶15g，党参10g，当归15g，蔓荆子15g，川芎15g，薄荷9g。5剂，水煎服。

二诊：2019 年 6 月 15 日，服药 5 日来患者未诉恶心、呕吐症状，头晕、步态不稳、视物模糊、四肢麻木等症状均较前减轻，仍有头昏不清，夜眠差，夜间时有惊醒，舌红、苔白腻，脉弦滑。守初诊方，去煅赭石，加炒酸枣仁 30 g、生龙骨 30 g。5 剂，水煎服。

三诊：2019 年 6 月 20 日，患者头昏不清、步态不稳、视物模糊、四肢麻木无力等症状均明显改善，睡眠亦较前改善，舌红，苔薄白，脉弦滑。效不更方，守二诊方。5 剂，水煎服。

按语：《临证指南医案·眩晕》中所述"经云：诸风掉眩，皆属于肝。头为六阳之首，耳目口鼻皆系清空之窍。所患眩晕者，非外来之邪，乃肝胆之风阳上冒耳，甚则有昏厥跌仆之虞"，与本案较为贴切。因此，首以天麻、钩藤、僵蚕、石决明、地龙、煅赭石等平肝潜阳、息风止眩药物重用，后调用生龙骨亦为平肝潜阳、息风定惊之用。患者痰浊素盛，本已有碍脾运，此时随肝风而上蒙清窍，必见头昏、呕恶，给予半夏化痰散结、降逆止呕，白术、茯苓健脾以绝生痰之源，与天麻为伍，寓"半夏白术天麻汤"健脾化痰息风之意。痰浊之气不降，清阳之气不升，必使清窍失养，故以葛根、荷叶升发清阳之气以濡养头窍，增强消晕止眩效果。以党参补益脾肺，助清阳之气上升；当归养血活血，与地龙为伍，可改善肢体麻木无力、步态不稳诸症；蔓荆子祛风清利头目，改善视物模糊不适；薄荷既能疏肝解郁、调畅情志，又清利头目，改善头目昏眩诸症；川芎善走头面为使，以其活血行气之行，引清阳之气上行头窍，发挥濡养作用。现代药理研究认为：天麻、地龙、葛根均有改善脑血流作用，川芎还有抗血小板聚集、抑制血栓形成之效。这与现代医学对后循环缺血的发病研究不谋而合。此方充分体现了王宝亮教授治疗眩晕的思路：使内动之肝风潜降平息，使清阳濡养之气上升，当升则升、当降则降，眩晕诸症自除。

二、从肝火论治偏头痛

1. 肝火与偏头痛的关系

目前头痛的发病率较高，门诊与住院均可见到大量头痛患者，西药治疗相对单一，以对症止痛为主，起效较快，但副作用较大，头痛多反复，对长期生活质量的改善没有优势。王宝亮教授认为：中药的治疗优势不仅在于改善头痛症状，更在于改善患者头痛易发的体质，从源头上减少头痛发病，这样既能少用药以节约花费，又可改善长期生活质量。那么头痛易发患者多是什么体质呢？王宝亮教授认为：头痛发病，多是下虚上实。《素问·五脏生成》说："头痛巅疾，下虚上实。"上实多为肝火上犯颠顶，阻遏清阳，导致经气不通，不通则痛；下虚多是肝肾阴虚，水不涵木，此为风火上扰之因。如《丹溪心法·头痛》所言："痛甚者火多。"因此，王宝亮教授主张以肝火论治头痛。

2.临床验案

【案】关某，女，52 岁。初诊：2019 年 1 月 11 日。主诉：间断头痛发作 2 年，加重 3 天。现病史：2 年前无明显诱因出现头部右颞侧胀痛，到当地医院就诊，被诊断为偏头痛，口服布洛芬，疼痛缓解，以后头痛间断发作，长期服用布洛芬。3 天前，因与家人生气，头痛再次发作，仍以头部右颞侧胀痛为主，呈持续性，影响睡眠，口服布洛芬无效，遂来就诊，详细询问患者，平素急躁易怒，舌红苔黄腻，脉弦数。辨证：肝郁化火，肝火上扰证。治法：疏肝泻热，息火止痛。方选柴胡疏肝散加减。

处方：龙胆草 9 g，菊花 12 g，夏枯草 15 g，栀子 9 g，天麻 15 g，钩藤 30 g，珍珠母 30 g，川芎 15 g，全虫 3 g，蔓荆子 15 g，细辛 3 g，白芍 15 g，葛根 15 g，柴胡 9 g，延胡索 12 g。7 剂，水煎服。

二诊：2019 年 1 月 18 日，头痛症状明显改善，每日仅发作 1~2 次，持续时间在半小时以内，临时服用布洛芬可缓解，烦躁易怒明显减轻，睡眠改善，偶有食后腹胀不适，舌红，苔腻，脉弦数。守初诊方，加广藿香 30 g、炒六神曲 30 g，继续服用 7 剂。

三诊：2019 年 1 月 25 日，患者头痛症状未再发作，未服用布洛芬，腹胀、烦躁症状基本缓解，睡眠佳，舌红，苔黄，脉滑。守二诊方，7 剂，水煎服。

按语：如《临证指南医案·头痛》所言："头为诸阳之会，与厥阴肝脉会于巅，诸阴寒邪不能上逆，为阳气窒塞，浊邪得以上据，厥阴风火乃能逆上作痛。"患者平时性情暴躁、肝火素盛，时遇大怒，火随风动，上犯颠顶、阻扰清窍而发头痛。治疗之首要，自然是以龙胆草、菊花、夏枯草、栀子等药物清降肝火，除可改善头痛症状，还将患者肝火素盛之体质得以改变，实为稳定病情、减少再发之策，同时配以天麻、钩藤、珍珠母平肝息风，使风火之间无势可借，风平火灭，此为头痛长久之治也。"头痛须用川芎"：一因久病多瘀，二为引经头目。久病入络，以全虫搜剔通络之功，提升疗效；头痛发作，如风之善行数变，"高巅之上，惟风可到"，借风药蔓荆子、细辛轻扬之性，易达病所，直折痛势，其中细辛性偏辛温，又可防寒凉伤阳，起佐制之效；头痛为下虚上实之证，白芍滋阴养血以补虚，敛降肝火以泻实，此为治病求本；《临证指南医案·头痛》言"头痛一证，皆由清阳不升，火风乘虚上入所致"，故在息风降火的同时，给予葛根升发清阳之气以濡养脑窍，则疗效更佳；以柴胡疏肝解郁、调畅气机，且为少阳头痛引经之药，延胡索止痛效佳，增强疗效。纵观全方，王宝亮教授治疗偏头痛时以平肝降火为基础，并善于灵活应用风药、虫药及活血、升清、引经诸药，效佳持久，不易复发，供大家参详体会。

三、从肝虚论治不安腿综合征

1. 肝虚与不安腿综合征的关系

不安腿综合征在我国发病率逐年增高，西药以治疗帕金森病药物如美多芭、普拉克索等应用较为普遍，见效较快，但停药后容易反复，许多患者不愿长期口服此类药物，故中医就诊率较高。不安腿综合征的临床表现为：双腿远端不适感，如麻木、蚁走、蠕动、烧灼、疼痛、痉挛等，夜间容易发生，患者常有强烈活动双腿的动作，多伴有睡眠障碍，生活质量差。因症状复杂，很难从属某个病症单独辨治，遣方用药相对困难。王宝亮教授独辟蹊径，将不安腿综合征的病机总结为：肝虚致病、阴阳失调。因"肝藏血，主身之筋膜"，肝之阴血亏虚，阴阳失调、阳动阴不濡，导致风阳内动、筋脉失养而生诸症。如《临证指南医案·肝风》之言："倘精液有亏，肝阴不足，血燥生热，热则风阳上升……甚则瘛疭痉厥矣。"以肝虚辨治能够更全面地解释不安腿综合征的发病与症状，更精准用药。

2. 临床验案

【案】陈某，女，65岁。初诊：2018年7月4日。主诉：双下肢不适伴入睡困难1年，加重3天。现病史：1年前出现双下肢不适感，自觉困麻，夜间入睡困难，拍打或活动双腿后，不适感减轻，伴焦躁不安，到医院就诊，被诊断为不安腿综合征。患者拒绝美多芭治疗，睡前口服阿普唑仑，症状稍有改善。

3天前，患者症状加重，口服阿普唑仑后入睡困难稍有减轻，但双下肢不适症状无明显变化，心烦易怒，焦虑不安，舌红少津，脉弦细数。

处方：白芍30g，生地30g，龙骨30g，牡蛎30g，茯苓20g，白术12g，当归20g，鸡血藤30g，牛膝20g，木瓜15g，丹皮10g，栀子10g，炒酸枣仁30g，柴胡9g，桂枝9g。7剂，水煎服。

二诊：2018年7月11日，患者睡眠改善，双下肢困麻症状较前减轻，偶有服用阿普唑仑，烦躁不安症状减轻，自觉双下肢乏力，舌红少津，脉弦细数。守初诊方，加太子参15g。7剂，水煎服。

三诊：2018年7月18日，患者睡眠、双下肢困麻、焦躁不安均明显改善，下肢无力较前减轻，未再服用阿普唑仑，时有上腹部胀满不适感。守二诊方，去丹皮、栀子，加煨木香10g。7剂，水煎服。

四诊：2018年7月25日，患者睡眠佳，双下肢困麻无力、焦躁不安等症状基本缓解。守三诊方，巩固治疗。7剂，水煎服。

按语：此案症状虽繁，反复多变，深究其理，不离肝虚。夜间腿部不适，莫可名状，实乃肝之阴血亏虚、阴阳失调所致：一者，肝阴虚无以制阳，导致风阳虚动，产生蠕动、蚁行感，甚至痉挛颤动等"阳动"诸症；另一者，肝血虚不荣筋骨，导致经筋失养，产生麻木、酸困感，甚至疼痛无力等"阴不濡"诸症。因此，首当重用白芍、生地两味，滋肝阴以制"阳动"、养肝血以濡经筋，此为治之本。龙骨、牡蛎平肝潜阳，抑制风阳虚动之势。《医宗己任编》有言："大抵气血俱虚，不能养荣筋骨，故为之振摇而不能主持也。"脾主四肢肌肉，用茯苓、白术健脾益气，补益后天之本，使气血生化有源，濡养四肢肌肉；当归、鸡血藤养血活血。四味合用，气血双补、荣养肌肉筋骨，改善肢体麻木无力症状。以牛膝滋补肝肾、强筋活血，《本经》言其"主寒湿痿痹，四肢拘挛"；木瓜舒筋活络、祛湿除痹，《本草正》记载"木瓜，用其者用其酸敛，酸能走筋，敛能固脱，得木味之正，故尤专入肝，益筋走血"。两药合用，增加强筋舒筋之效，改善肢体拘挛酸困。肝阴不足、阴阳失调，必致心肝火旺、夜寐不安，如《医效秘传·不得眠》所言"夜以阴为主，阴气盛则目闭而安卧，若阴虚为阳所胜，则终夜烦扰而不得眠也"，故给予丹皮、栀子清降心肝之火，合炒酸枣仁养心安神，改善患者入睡困难、烦躁不安等症。患者长期受此病折磨苦恼、久必生郁，故用柴胡疏解肝郁。加桂枝者其用有三：用其辛温通阳之性，一与归术为伍，温通周身血脉；二与白芍相配，调和营卫阴阳；三制寒凉滋腻，防止过用伤阳。纵观全方，王宝亮教授将烦冗多变之病，简归于肝虚所致，以"滋养肝之阴血、调整机体阴阳"为法，收全面持久之效。

四、肝郁与情绪疾病

1. 肝郁与情绪疾病的关系

《景岳全书·郁证》曰："凡五气之郁，则诸病皆有，此因病而郁也；至若情志之郁，则总由乎心，此因郁而病也。""初病而气结为气滞者，宜顺宜开；久病而损及中气者，宜修宜补。然以情病者，非情不解。"《证治汇补·郁证》曰："郁病虽多，皆因气不周流。法当顺气为先，升提为次，至于降火、化痰、消积，犹当分多少治之。"《黄帝内经》曰："木郁达之。"《临证指南医案·郁证》曰："郁证全在病者能移情易性。"《医碥》曰："木郁是五郁之首，气郁乃六郁之始，肝郁为诸郁之主。"《读医随笔》曰："医者善于调肝，乃善治百病。"《古今医统大全·郁证》曰："郁为七情不舒，遂成郁结，既郁之久，变病多端。"郁久伤及心、脾、肾，可见心神不宁、多疑易惊、悲伤欲哭、喜怒无常、时时欠伸、不思饮食、无兴致、提不起兴趣。

2. 辨证施治

情绪类疾病的发病率和就诊率都非常高，门诊上可见到各种不同程度的患者：轻者可见一时的情绪异常、情感波动、心理状态欠佳；严重者可有长期严重的焦虑抑郁，使患者饱受折磨，生活质量极差。本病多属"郁证"范畴，其发病形式与辨治颇为复杂。王宝亮教授承古拓新、化繁为简，立足"肝郁"，并将此类疾病创造性地分为"肝郁阳证"与"肝郁阴证"，既提升了临床疗效，又便于后辈之学习掌握。以下分而详述：

（1）肝郁阳证：肝郁阳证，乃肝气郁结，生痰积、化郁火所致，除有情绪不宁、抑闷不舒等肝郁之基本症状，尚有胸胁闷痛、急躁易怒、紧张焦虑、心烦不安等阳实之证，故概括为肝郁阳证。现举临床论治1例分析：

【案】王某，女，52岁。初诊：2019年5月12日。主诉：心烦急躁伴胁肋疼痛半年余。现病史：患者半年来心烦不安，急躁易怒，伴胁肋疼痛、胸闷、头昏，生气后加重，平素患者难以控制情绪，常因琐事与家人生气，纳食差，腹胀，眠差，入睡困难，二便正常，舌质暗红，苔薄腻，脉弦。辨证：肝阳郁证。治法：疏肝健脾，化痰消积，泻火安神。方选丹栀逍遥散加减。

处方： 丹皮9g，栀子12g，柴胡9g，香附9g，枳壳12g，陈皮12g，白芍12g，知母9g，合欢皮15g，酸枣仁25g，郁金12g，薄荷10g。14剂，水煎服。

按语： 如《古今医统大全·郁证》所言："郁为七情不舒，遂成郁结，既郁之久，变病多端。"因此，肝郁之上有变症，遣方用药当酌情。患者平素性情急躁易怒、常因琐事与家人生气，此次发病亦与家人争吵之后出现。此乃素有积郁、遇怒而发、郁而化火之故，只因患者平素阳热体质，积郁日久，必然从阳化火（热）。故首以柴胡、香附疏肝解郁、顺气畅中；再以丹皮清血中伏火、栀子清三焦郁热，改善心烦不安、急躁易怒症状；肝郁气结，必碍津血，则生痰浊积滞，以枳壳、陈皮化痰气、消积滞，改善腹胀、胸闷诸症。此正如《证治汇补·郁证》言："郁病虽多，皆因气不周流。法当顺气为先，升提为次，至于降火、化痰、消积，犹当分多少治之。"再以白芍滋阴血、柔肝止痛，改善胁肋疼痛，知母滋阴润燥、清热除烦，与白芍合用，还可防热盛伤阴；郁热必扰心神，以致夜卧不安，故以合欢皮、酸枣仁安神助眠，且合欢皮本身即有疏肝解郁、调畅情志之效；用郁金之妙有三，即"散肝郁以调畅情志""凉心热以安神助眠""行气血以止胸胁痛"；薄荷疏肝解郁兼清利头目，改善郁火上扰清窍之头昏症状。全方以治"肝郁"为主线，药味不繁，却能酌情兼顾降火、化痰、消积、安神。吾辈可在临床实践中对"肝郁阳证"这一内涵与治疗思路深加体会，学以致用，定可增效建功，为患者解除痛苦。

（2）肝郁阴证：肝郁阴证，乃肝郁日久，暗耗阴津气血所致，除有情绪不宁、郁闷不舒等肝郁之基本症状，尚有心神不宁、疲乏少气、不思饮食、喜悲欲哭、淡漠无趣、多疑喜思、善恐易惊等心、脾、肾亏虚之证，故概括为肝郁阴证。现举临床论治1例分析：

【案】陈某，女，49岁。初诊：2019年7月11日。主诉：情绪低落1年余。现病史：患者平素爱生闷气，近1年出现情绪低落，抑郁不舒，悲伤欲哭，淡漠无趣，善恐易惊，腹胀隐痛，疲乏少力，间断中西医结合治疗效果不佳，今为求进一步中医诊治，慕名前来就诊，纳差，不思饮食，眠差，早醒，舌质暗红，苔薄腻，脉弦细。辨证：肝郁阴证。治法：疏肝解郁，养阴安神。方选柴胡疏肝散合甘麦大枣汤合百合地黄汤加减。

处方：柴胡9g，香附9g，煨木香10g，白术12g，茯苓25g，太子参12g，茯神30g，炒酸枣仁30g，龙齿30g，百合15g，生地15g，炙甘草9g，小麦30g，大枣10枚。7剂，水煎服。

随访：患者服药7剂后，上症十去其五，后门诊调药，守初诊方随症加减，服药1个月后，诸症皆消，心情舒畅，神清气爽，腹部畅快，纳可，眠安。

按语：该患者乃肝郁日久而生诸症，平素爱生闷气、情绪抑郁不舒，日久必然阻碍气血津液运行，导致心、脾、肾诸脏亏虚，故疏肝解郁、调畅气机仍是基础治疗，故给予柴胡、香附应用，且木香乃"三焦气分之药，能升降诸气"，既能调畅气机，又可改善脾虚气滞引起的腹胀腹痛症状；木旺乘土、忧郁伤脾，给予白术、茯苓补气健脾，合太子参气阴双补，改善患者疲乏少力、不思饮食诸症；肝郁日久，必扰心神，给予茯神、炒酸枣仁养心安神，龙齿镇惊安神，合用改善患者心神不宁、善恐易惊症状；郁久必生热、热久必伤阴，故予百合清心安神，生地养阴凉血，两者合用，既寓"百合地黄汤"滋阴清热、补益心肺之意，又防方中行气补益药物温燥伤阴；此方中炙甘草、小麦、大枣者，乃取仲景脏躁名方"甘麦大枣汤"之用也，以改善患者喜悲欲哭、淡漠无趣等症。纵观此方，仍是以"肝郁"立论，在疏肝解郁基础上，根据肝郁所致气、血、阴津不足之实际状况而酌情选药，同时在就诊时，要注意对患者进行适当的疏导指引，帮助患者打开心结，指导患者"移情易性"。这样配合药物治疗，才能收到最佳效果。这正是《景岳全书·郁证》所言："初病而气结为气滞者，宜顺宜开；久病而损及中气者，宜修宜补。然以情病者，非情不解。"

五、从肝论治胸痹

1. 对胸痹的认识

胸痹，或称心痛，多见于现代医学的冠状动脉硬化性心脏病、心肌梗死引起的心绞痛，中医学对冠心病早就有了一定的认识，并将其归属为胸痹范畴。王宝亮教授认为其病变在心，但与肝脾肾功能密切相关，其中与肝的关系更为密切。李中梓《医宗必读》云"胸痛,肝虚者,痛引背胁,补肝汤。肝实者,不得转侧,喜太息,柴胡疏肝散。有痰,二陈汤加姜汁",提出了治肝法论治胸痹。中医理论认为,肝为刚脏,五行属木,喜条达,恶抑郁,主疏泄,如果疏泄失常则气机紊乱,脏腑功能失调,诸病丛生。

2. 胸痹的病因病机

对于胸痹的病因病机历代前贤论述颇多,较为统一的认识是:此病多因思虑过度、饮食不节、情志不畅等导致脏腑阴阳失调,气血亏虚,痰湿内生,气滞血瘀,阻滞脉络,痹阻不通而发,总属本虚标实之证,中药治疗多采用宣痹通阳、活血化瘀、益气养阴、宽胸化痰、芳香温通之法,取得了一定的疗效。而我们通过长期的临床观察发现,胸痹的发生与发作,有相当一部分与肝有着一定的关系,尤其与肝脏的功能失调关系密切,其中情志失调是其重要的病因,正是由于肝的疏泄功能失常,气机不畅,肝气郁结,导致胸闷、心悸等一系列病理变化,可以初步认为,"肝为起病之源,心为传病之所"。其基本病机为肝心失调,即木火母子失调。素体柔滞,心气易滞,七情过激,疏泄不及,肝气郁结,心血为之郁阻,心脉不畅而成胸痹,其中又分虚实二证,实证多为气滞、痰阻、湿困;虚证以心肝气虚和心肝阳虚为主。治疗上从肝论治,往往取得较好疗效,现就肝与胸痹的关系和从肝施治胸痹做一介绍。

3. 肝与胸痹的关系

中医学认为心肝为相生脏腑,肝主藏血,心主运血,肝之藏泄有度,血脉充盈,则肝有所藏,心有所主,以维持它们的生理功能。肝主疏泄,心主神明,二者都与精神情志活动有关,若五志过极,郁怒伤肝,肝气郁结,气机不畅,心之血行受阻,脉络不通,则胸痹而痛,或肝气久郁不解,由气及血,血瘀络阻,亦可发为胸痹,或因肝郁克脾,脾胃受损,一则痰湿内生,痹阻心脉,不通则痛;二则气血之源,心血不足,心脉失养也可胸痹心痛。若肝火内盛,耗伤阴血,络脉失养,风动脉挛,心脉瘀阻,以致胸痹日久不愈,从以上论述可知,肝之条达与否、阴血之盛衰均与胸痹的发生有着密切的关系,因此,从肝论治胸痹有重要的临床意义。

4. 从肝论治胸痹

(1)疏肝解郁,行气宽胸法:适用于肝气郁结、心脉瘀阻之胸痹,症见胸痛闷胀，痛无定处，时太息，每遇情绪不畅而诱发或加剧，可见胸胁胀满，得嗳气则舒，舌质淡红，苔薄白，脉弦细，多见于女性围绝经期之胸痹。方选柴胡疏肝散加味。药物：柴胡 10 g，白芍 30 g，枳壳 12 g，香附 12 g，川芎 12 g，郁金 10 g，延胡索 12 g，合欢皮 30 g，丹皮 15 g，檀香 10 g，茯苓 25 g，白术 30 g，甘草 6 g。

（2）疏肝健脾，化痰祛瘀法：适用于肝郁日久，木郁克脾，痰湿瘀阻之胸痹。症见胸痛沉闷，遇情绪不畅或阴天时易发作，兼见身困倦怠，胃脘痞满，纳呆，舌质淡暗或有瘀斑，苔薄腻或厚腻，脉滑或缓。方选逍遥散合瓜蒌薤白半夏汤合桃红四物汤化裁。药物：柴胡 12 g，郁金 10 g，半夏 10 g，瓜蒌 25 g，薤白 30 g，云苓 25 g，白术 30 g，陈皮 12 g，当归 25 g，川芎 12 g，丹参 25 g，桃仁 12 g，菖蒲 20 g，泽泻 30 g。

（3）凉肝泻火，清心化痰法：适用于五志过极，心肝火盛，痰热内扰之胸痹。症见胸中灼痛，口干气粗，烦躁易怒，头晕目赤，夜不安卧者，或呕吐黄痰，大便干结，舌质红，苔黄，脉弦数。方选丹栀逍遥散合黄连温胆汤加减。药物：丹皮 15 g，栀子 12 g，赤芍 12 g，黄连 10 g，竹茹 20 g，枳实 12 g，石决明 20 g，生地 12 g，白芍 25 g，川楝子 12 g，珍珠母 30，朱砂 1 g。

（4）益肝柔肝，养血活血法：适用于心肝阴血亏虚之胸痹。症见胸痛隐隐，日久不愈，头晕耳鸣，心悸不寐，视物模糊，或见口干咽燥，手足心热，腰膝酸软，舌质红，苔薄乏津或少苔，脉细数。方选一贯煎合天王补心丹加减。药物：北沙参 20 g 或太子参 20 g，麦冬 12 g，生地 12 g，当归 20 g，白芍 30 g，枸杞子 25 g，酸枣仁 30 g，柏子仁 30 g，山萸肉 20 g，阿胶 12 g，赤芍 12 g，大枣 5 枚，炙甘草 6 g。

5.临床验案

【案1】冯某，男，63 岁。初诊：2018 年 7 月 12 日。主诉：发作性胸痛伴左肩背麻木 1 年。现病史：患者近 1 年频繁出现发作性胸痛，伴左肩麻木，每日一发，或每日发作 2~3 次，胸前区憋闷发胀，持续数分钟，含服硝酸甘油可缓解，患者平素性情抑郁，多愁善感，胸痛发作每与情绪有关，伴脘痞纳差，神疲，善太息，夜不安卧，焦虑不安，心悸气短，舌质淡暗，苔薄白，脉弦细。辨证：肝气郁结，心脾亏虚，血脉不畅。治法：疏肝解郁，补益心脾。方选柴胡疏肝散合归脾汤加减。

处方： 柴胡10g，郁金15g，白芍30g，枳壳12g，陈皮12g，香附10g，川芎10g，延胡索10g，合欢皮20g，远志10g，茯神30g，白术10g，当归10g，龙眼肉10g。10剂，水煎服。

随访： 服10剂药后，患者胸痛发作次数减少，2~3日发作1次，持续2分钟左右，余症均有所好转，后门诊调药，以初诊方为基础方随症加减，服药1个月，胸痛消失，精神佳，纳食增，睡眠正常。

按语： 由于肝脏对气机疏通畅达、升发具有重要的调节作用。因此，情志抑郁造成气机失调，气血紊乱而形成胸痹，故"木郁则达之"，从肝论治，在治疗上采用疏肝理气的方剂，使之达到肝气调畅，气血冲和，以助心气，推动血流在脉中沿一定的方向循环不息，维持脏腑间协调统一。再者肝郁乘脾，脾失健运，生化乏源，而出现脘痞纳差、神疲、心悸气短等心脾亏虚之症，故在治疗上采用补益心脾与疏肝解郁之法而获良效。

【案2】 王某，男，60岁。初诊：2018年6月6日。主诉：左侧肢体瘫痪，伴头晕，发作性胸痛2个月。现病史：患者既往有高血压病史10年，两个月前因情绪激动突发左侧肢体不遂，伴头晕，头痛，心烦急躁，口干苦，失眠多梦，并出现发作性心前区疼痛，胀满憋闷，因其肢瘫不遂，性情愈是急躁，每遇家人照顾不周，即恼怒不休，以致胸痛发作频繁，经脑CT及心电图检查，诊为脑梗死、冠心病（侧壁、下壁心肌缺血）。辨证：阳亢化风，心肝火旺，血脉瘀阻证。治法：平肝潜阳，凉肝泄心，活血化瘀。方选天麻钩藤饮加减。

处方： 天麻15g，钩藤30g，石决明12g，生地12g，白芍30g，黄芩10g，川牛膝20g，鸡血藤30g，丹参12g，生龙骨30g，生牡蛎30g，珍珠母30g，夜交藤30g。7剂，水煎服。

随访： 以上方化裁，继服中药42剂，胸痛得以控制，左侧肢体功能明显改善，生活基本自理。

按语： 该患者花甲之年，肝肾虚衰，真阴不足，加之平素性情急躁，出现伤津耗液，以致水不涵木，肝阳偏亢，风阳上越，困扰心主，脉络不和，则生胸痹，故此，育阴潜阳以"平肝"为要旨，佐以凉肝泄心，活血化瘀之品，以天麻钩藤饮加减。方中天麻、钩藤、生龙骨、生牡蛎、石决明平肝潜阳；生地、白芍滋养肝肾；黄芩清心肝火；川牛膝引血下行；鸡血藤、丹参活血通脉；珍珠母、夜交藤养心安神。诸药平肝与活血并施，滋阴与清火齐用，共达育阴潜阳、活血通络之妙。中医治病贵在辨证论治，又因胸痹病因病机较为复杂，涉及肝、心、脾、肺、肾等脏，又与气滞、血瘀、痰湿等有关系，所以对于冠心病的治疗应标本兼顾，不可拘泥一证一方，法多方活，方可奏效。同时从肝论治冠心病，对于现代社会中由于生活压力过大所导致的日益增多的心身疾病有着较好的疗效。当然临证时不忘告诫患者要节饮食、畅情志、劳逸适度等，对于病情的康复及预防复发均有很大的帮助。

第五章
经验荟萃

第一节　眩晕治验

眩晕是患者感觉自身或周围物体旋转、摇动、倾斜或升降的一种主观感觉障碍，常伴有站立和走路不稳、眼球震颤等，但一般无意识障碍，部分患者还可伴恶心、呕吐、全身大汗和面色苍白等迷走神经刺激症状，可由耳部疾病、眼部疾病、脑部疾病、肿瘤或外伤等原因引起。

一、病因病机

该病归属于中医"眩晕"的范畴，眩是目眩，即眼花或眼前发黑，视物模糊；晕是头晕，即感觉自身或外界景物旋转，站立不稳，因二者同时并见，故统称为"眩晕"。究其原因有四：一是外邪袭人，邪气循经脉上扰颠顶，清窍被扰，可发生眩晕。二是脏腑功能失调，或肾精亏耗，不能生髓，髓海不足，发生眩晕；或是肝阳上亢，上扰清窍，发生眩晕；或是脾胃不足，气血亏虚，脑失所养。三是痰湿中阻，痰湿上犯，蒙蔽清阳而发眩晕。四是瘀血内阻，清窍受扰，而生眩晕。

二、辨证施治

该病辨证思路上，一辨眩与晕，即善于抓住主症，根据临床病情变化特点区分眩与晕；二辨虚与实，即围绕主症外的次要表现即次症，结合舌苔、脉象的变化，对证候进行分类，区别虚证与实证；三辨内与外，眩晕虽以内伤多见，但外感眩晕也不少见，临证时，既要重视内伤眩晕，同时勿忘外感眩晕；四辨风与火，重点关注风阳易动，肝郁化火情形，正确分析内风与外风的特点及关系；五辨痰与瘀，辨痰要重视有形之痰和无形之痰，辨瘀重点要根据舌象变化司外揣内。该病病位在清窍，与肝、脾、肾三脏关系密切，以虚证居多，以肝肾阴虚、气血不足为本，风、火、痰、瘀为标，标实又有风性主动，火性上炎，痰性黏滞，瘀性留着之不同。治疗原则主要是补虚而泻实，调整阴阳，虚证以肾精亏虚、气血衰少居多，精虚者宜填精生髓，滋补肝肾；气血虚者宜益气养血，调补脾肾。实证则以潜阳、泻火、化痰、逐瘀为主要治法。

（1）无风不作眩，因风致眩，以风为主：《素问·至真要大论》认为"诸风掉眩，皆属于肝"，指出眩晕与肝关系密切。《临证指南医案·眩晕》："经云：诸风掉眩，皆属于肝。头为六阳之首，耳目口鼻皆系清空之。所患眩晕者，非外来之邪，乃肝胆之风阳上冒耳，甚则有昏厥跌仆之虞。"情志内伤素体阳盛，加之恼怒过度，肝阳上亢；或因长期忧郁恼怒，气郁化火，使肝阴暗耗，肝阳上亢，阳升风动，上扰清空，发为眩晕；中年以上由于肝肾之阴渐亏，而阳亢之势日甚，阴亏阳亢，阳化风动，夹痰夹火，上蒙清窍，则头晕目眩。治疗上正如叶天士《临证指南医案》所指出的"凡肝阳有余，必须介类以潜之，柔静以摄之，味取酸收，或佐咸降，务清其营络之热，则升者伏矣"，用药上多采用清滋柔镇之药，使其潜降。

（2）无火不晕，因火眩晕，以"肝火"为主：刘河间于《类证治裁·眩晕》中记录，"由肝胆乃风木之脏……震眩不定"，《素问·六元正纪大论》云"木郁之发……甚则耳鸣，眩转"。火其本质为阳盛，生理之火是一种维持人体正常生命活动所必需的阳气，它藏于脏腑之内，具有温煦生化作用；而病理之火是指阳盛太过，耗散人体正气的病邪。阳火成于气有余，五志过极化火，郁怒太过，少阳枢机不利，久郁化火，火失其制，离位上奔，而成燎原之势，清窍失养，燔灼肝经，劫耗津血，导致经脉失养，阴虚风动，或热极生风，则头晕、视物不清。

（3）无痰不作眩，因痰致眩，以痰为主：《丹溪心法·头眩》说，"头眩，痰挟气虚并火，治痰为主，挟补气药及降火药。无痰则不作眩，痰因火动，又有湿痰者，有火痰者"。嗜酒肥甘，饥饱劳倦，伤于脾胃，健运失司，以致水谷不化精微，聚湿生痰，痰湿中阻，浊阴不降，而致眩晕，以邪实为主；或脾气虚弱，则运化失司，聚湿生痰，阻于中焦，清阳不升，浊阴不降发为眩晕，以脾虚为主；或素体阳盛，灼液为痰或痰郁久化火，内蕴于胆，肝胆相表里，肝热阳升上扰则眩晕，以痰火为主；或肝阳亢盛，阳亢化风，炼津为痰，痰浊挟风阳上扰清窍发作眩晕，以风痰为主。

（4）无虚不作眩，因虚致眩，以"肝肾"为主：《内经》云"精虚则眩"，又云"肾虚则头重高摇，髓海不足则脑转耳鸣"。肾为先天之本，主藏精生髓，若先天禀赋不足，或年老肾亏，或久病伤肾，皆可以导致肾精亏虚，不能藏精生髓，而脑为髓之海，髓海不足，上下俱虚，则发为眩晕。究之肾为肝母，肾主藏精，精虚则脑空，脑空则旋转而耳鸣，故《内经》以精虚及髓海不足立论也。端，头也，谓寻到源头也，欲荣其上，必灌其根，古人有上病下取法。《素问·五脏生成》云"诸髓者，皆属于脑"，髓由肾精所濡养，精虚者以填精生髓，滋补肝肾为原则。

三、验案举隅

【案1】赵某，男，36岁。初诊时间：2019年3月4日。主诉：头晕伴视物不清3月余。现病史：3个月前出现头晕，头昏沉不清，伴视物模糊，恼怒后加重，平素易急躁，查颅脑MRI示未见明显异常。纳可，眠安，二便正常，舌质红，苔腻，脉数。辨证：郁火上炎，阳亢风动证。治法：清肝降火，平肝潜阳。方选天麻钩藤饮合羚羊角汤加减。

处方：天麻15g，钩藤30g，石决明20g，栀子10g，黄芩10g，菊花15g，夏枯草30g，谷精草30g，柴胡10g，白芍15g，川芎15g，丹皮12g，薄荷10g，蔓荆子15g，甘草6g。15剂，水煎服。

二诊：2019年3月18日，患者头晕、头昏沉不清已明显缓解，余同前。守初诊方，继服15剂，并嘱其保持心情舒畅，避免劳累生气。

随访：二诊后未再来诊，1个月后电话随访，已病愈。

按语：《素问·至真要大论》认为"诸风掉眩，皆属于肝"，指出眩晕与肝关系密切。情志内伤或素体阳盛，加之恼怒过度，肝阳上亢；或因长期忧郁恼怒，气郁化火，使肝阴暗耗，肝阳上亢，阳升风动，上扰清空，发为头晕。患者平素恼怒易作，为肝木盛之象，忧思恼怒，肝失条达，肝气郁结，郁而化火，火动风升，上扰清窍，则头晕、视物不清；舌质红，苔腻，脉数为肝郁化火生风证候。肝胆乃风木之脏，风依于木，相火内寄，主升主动，得真水以濡润，本气为少火，气郁化火，两热相合，即为壮火，火亦生风。治疗上正如叶天士《临证指南医案》所指出的："凡肝阳有余，必须介类以潜之，柔静以摄之，味取酸收，或佐咸降，务清其营络之热，则升者伏矣。"方中天麻、钩藤平肝息风；石决明咸寒质重，平肝潜阳，除热明目，与天麻、钩藤合用，加强息风之力。菊花、钩藤辛寒轻清之品，息风宣上，以散上炎之火，正如叶天士所说的"辛寒清上，头目可清"。栀子、黄芩发火之郁，以折其亢阳。菊花、夏枯草、谷精草清肝火，散郁结，除翳障。丹皮、白芍入血分，凉血养阴护肝，意在安未受邪之地。柴胡、白芍疏调少阳之气，补血养阴柔肝。川芎上行头角，引清阳之气。薄荷、蔓荆子清轻之品，上达头目，风药主升，意在疏肝理气，同时又可清利六阳之会首，共奏止晕之效。

【案2】白某，男，45岁。初诊时间：2019年3月25日。主诉：头晕2年余，加重伴视物模糊2个月。现病史：间断头晕2年，多因劳累及熬夜后出现，2个月前无诱因加重，持续时间较长，走路头重脚轻，伴视物模糊、口干不欲饮，纳眠可，二便调，舌质暗红，苔薄腻，脉细。辨证：阳亢化风，兼痰湿证（风痰）。治法：平肝潜阳，健脾化痰，清肝明目。方选天麻钩藤饮合半夏白术天麻汤加减。

处方：天麻15 g，钩藤30 g，石决明30 g，黄芩10 g，菊花15 g，夏枯草30 g，谷精草20 g，半夏10 g，白术15 g，茯苓20 g，石菖蒲15 g，炒僵蚕10 g，柴胡10 g，白芍15 g，蔓荆子15 g，甘草6 g。7剂，水煎服。

二诊：2019年4月3日，服药后头晕有所改善，但仍视物不清。守初诊方，加枸杞子15 g，决明子12 g。30剂，水煎服。

按语：患者长期劳累，耗损阴精，肾水之亏，耗于平时；肝木之旺，肆于倾俄。肝木失和，风自肝起，肝阳易被扰动，上冲于目，而入于头，则头目不利、头晕、视物模糊；阳亢于上，阴亏于下，上盛下虚，故头重脚轻；痰浊内阻津液不能正常输布，则见口干不欲饮；舌质暗红、脉细为阴虚生热之表现，苔薄腻为痰浊之象。见肝之病，知肝传脾，肝主疏泄，调节全身气机运行，协调脏腑功能活动；脾主运化，布散水谷精微至全身。肝失疏泄，升降出入运动失常，气化不行，水道失于通利，水液因之郁积，津凝成痰浊。方中天麻、钩藤、石决明平肝潜阳息风；黄芩、夏枯草治少阳相火，折火之本也；菊花、谷精草养目血，清风明目去翳消障；半夏、白术、茯苓，取之"二陈汤"之意，健脾燥湿化痰，茯苓气味俱淡，善理脾胃，《慎柔五书》谓"其性能化胃中痰饮为水液，引之输于脾而达于肺，复下循三焦水道以归膀胱，为渗湿利痰之主药"；石菖蒲芳香走窜，通关开窍醒脑，豁痰化湿辟秽；炒僵蚕感风而僵，更于感风之病为宜，味辛气温而性燥，故治湿盛之风痰；肝体阴而用阳，故柴胡、白芍合用刚柔相济；蔓荆子清利头目；甘草调和诸药，为使药。诸药相伍，药效显著，步态平稳，视物清晰。

四、心得体会

眩晕之病，病位在脑髓清窍，与肝、肾等脏密切相关。王宝亮教授在继承前贤经验的同时结合多年临床实践提出，治疗眩晕病应当益髓清脑，调理气血，平衡阴阳，辨病与辨证相结合，中医与西医相结合。其立法用药特点可归纳为：攻补兼施，立足扶正；眩晕多痰，从痰论治；活血化瘀，贯穿始终；用药平和，顾护脾胃；多脏相关，注重联系。

眩晕病的患者一般以中老年人居多，《素问·阴阳应象大论》云"年四十，而阴气自半也"，老年人多存在气血阴阳亏虚的因素。《灵枢·海论》曰"髓海不足，则脑转耳鸣，胫酸眩冒"，又云"上虚作眩"。《景岳全书》指出，"眩晕一证，虚者居其八九，而兼火兼痰者，不过十中一二耳"，王宝亮教授认为老年性眩晕以虚为主，即便兼火兼痰也多是本虚标实之证，多以本虚为主。临床治疗要立足扶正祛邪，但也要分清标本缓急，急则治其标，缓则治其本，切记不可猛补滥补，要补中有攻，以攻助补，临床常用补阳还五汤、归脾汤、八珍汤、地黄饮子加减。气虚喜用西洋参取其补而不燥气阴双调；血虚喜用当归、鸡血藤、三七参取其补而不守，补血不留瘀，使瘀血去而新血生；阴虚则用熟地、山药、枸杞子以滋补肝肾，益精填髓，并酌加紫河车、鹿角胶等血肉有情之品滋肾助阳使阴得阳助，则泉源不绝；阳虚用巴戟天、肉苁蓉、锁阳，并加入枸杞子以阴中求阳。

王宝亮教授认识到痰是眩晕发病中一个很重要的病理因素。汉代张仲景在《金匮要略》说："心下有支饮，其人苦冒眩，泽泻汤主之。"朱丹溪也强调"无痰不作眩"，提出了痰水致眩学说。王宝亮教授指出：随着生活水平的不断提高，国人的体质也发生了显著的变化，痰湿体质的人群日益上升，特别是一些老年人平时不喜运动，脂肪更易堆积；饮食不节，嗜酒肥甘日久必伤脾胃，以致脾失健运，水湿内停聚湿生痰，痰气交阻，痰阻气滞，日久必致血行缓慢瘀滞，痰湿瘀血相互胶结，致使清阳不升，头窍失养，故而发为眩晕。临床治疗也应注意健脾化痰、活血祛瘀，多用二陈汤、温胆汤，兼加活血化瘀之品。眩晕病虽病位在脑窍，但与肝、脾、肾三脏密切相关，治疗上也要注意彼此间的联系，而各有侧重。肝阳上亢之眩晕，头胀痛，面色潮红，急躁易怒，口苦，脉弦等症，主方用天麻钩藤汤加减；脾胃虚弱气血不足之眩晕，多见纳呆，乏力，面色㿠白，舌淡，脉虚等症，方用归脾汤加减；脾失健运痰湿中阻之眩晕，多见纳呆呕恶，头重如裹，苔腻，脉滑，方用半夏白术天麻汤加减；肾精不足之眩晕，多见腰膝酸软，耳鸣如蝉，舌胖，脉沉迟，方用左归饮合六味地黄丸加减；临床用药要注意顾护脾胃，以使后天化源充足，则诸病易除，多加白术、生姜、大枣、蔻仁等健补脾胃之品，以防脾胃受损。

第二节　重症肌无力治验

重症肌无力是以骨骼肌无力，易疲劳，活动后加重，休息和应用胆碱酯酶抑制剂后症状缓解为主要临床表现、累及神经－肌肉接头的获得性自身免疫性疾病。西医治疗重症肌无力主要有应用胆碱酯酶抑制剂、血液净化、免疫球蛋白、免疫调节剂和手术等方法，长期使用激素或其他免疫抑制剂会引起一系列不良反应且价格昂贵。中医治疗重症肌无力有着独特的优势，不但能提高临床疗效、减轻西药用量及副作用，还能改善机体免疫情况、恢复内环境平衡。

一、病因病机

中医认为重症肌无力病在肌肉，表现无力，而鲜有肌肉萎缩。王宝亮教授临证中根据患者的临床表现常将该病归属于"痿病"的范畴，认为该病的病因在于脏腑功能衰退和阳气的不足贯穿疾病始终，且该病病程日久多夹湿、夹热、夹瘀，与肺、脾、肾关系密切，治疗上以益气温阳为主，兼清热祛湿、活血化瘀。

二、辨证施治

王宝亮教授中医药治疗重症肌无力数十年，临床疗效确切，颇具心得。王宝亮教授博览群书，承古拓新，总结经验，将该病分为四大类进行诊治。

（1）脾肾阳虚，气血不足，阳虚为本：阳气虚乏为核心，"三元"致痿是关键。因重症肌无力多无肌肉萎缩，主要是肢体不耐疲劳，宗筋弛纵，痿软无力，从阴阳理论上讲"阴主静，阳主动，阳气者，精则养神，柔则养精"，肌肉的丰满及肢体的运动需要阳气的推动作用，阳气不足，则功能减弱，所以阳气虚乏为本病发病的核心。肾为先天之本，为一身阴阳之根本。脾肾功能失常，气血生化无源，四肢肌肉失养；肾藏精生髓，脾化生气血，上睑属脾，脾肾亏虚，纳运不能，四肢失却濡养，眼睑下垂，发为痿病。王宝亮教授另指出：该病病程日久，迁延不愈，常易反复，脏腑亏虚，脾肾为甚。脾为后天之本，生化之源；肾为先天之本，阳气之根，五脏之阳气非此不能发。故在健脾益气的基础上，加用附子、巴戟天以温补脾肾之阳，使脾肾之阳得以补充以推动脏气的运化，这也突出了阳气虚乏为重症肌无力的核心。对于真阳假阴证，需要在温阳的基础上加一些滋阴的药，以达阴阳平衡。对于重症肌无力出现的危象，需要摄阴敛阳，调补阴阳，以达"阴平阳秘，精神乃治"，控制疾病进展。

（2）肺脾气虚，兼湿热之邪，脾气不足为主：脾虚易致湿困，脾气不足则易致湿蕴化热，湿热未除，濡滞肌肉，浸淫经脉，气血不运，肌肉筋脉失养而发为痿病。此即《素问·生气通天论》所谓"湿热不攘，大筋緛短，小筋弛长。緛短为拘，弛长为痿"之义。"治痿独取阳明"，脾主肌肉，只有脾胃健运，津液精血之源生化，才能充养肢体筋脉。根据五行相生相克观点来说，肺属金，脾属土，脾为肺之母。气虚者，肺气虚也，肺主一身之气，故需重视肺气的宣降条达。肺本为娇脏，易受外邪侵袭常累及脾脏，子病及母，出现脾气虚，气虚则易受邪，即"正气不足，邪气外干"，脾胃虚弱者固当健脾益胃，而脾胃为湿热所困，又当清胃火，祛湿热，皆属治阳明调理之法，故突出了清燥汤实为补中益气汤加清热燥湿之品的妙处。王宝亮教授认为此种证型病因病机虽为脾气亏虚，但兼湿热毒邪侵袭，肺叶受热、灼伤津液，而成痿，但其本源在于阳气的生成不足，《类经》云"形不足者，阳之衰也，非气不足以达表而温之"，故方中常加淡附片、巴戟天、淫羊藿以温阳益气。气能防御、阳能温煦，两者皆有推动机体运动的功能，所以临床中治疗该证型的患者，常在健脾补中基础上，加用清热燥湿、益气温阳的药，以达治病求本，标本兼治之效。

（3）脾虚为主，兼肾阳不足：脾胃为后天之本，气血生化之源，五脏六腑、四肢百骸皆赖此温煦滋养。若素体虚弱，久病成虚，或饮食不节，脾胃受损，脾胃既不能运化水谷以化生气血，也不能转输精微，五脏失其润养，筋脉失其滋煦，故发为痿病。正如《医宗必读·痿》所云，"阳明者，胃也，主纳水谷，化精微以滋养表里，故为五脏六腑之海，而下润宗筋……主束骨而利机关"；"阳明虚则血气少，不能润养宗筋，故至弛纵。宗筋纵则带脉不能收引，故足痿不用"。肾藏精生髓，病程日久，阴损及阳，《脾胃论·脾胃虚弱随时为病随病制方》云："夫痿者，湿热乘肾肝也，当急去之，不然则下焦元气竭尽而成软瘫。"王宝亮教授认为此种证型一般为疾病后期，病程日久，迁延不愈，常易反复，脏腑亏虚，脾肾为甚。脾为后天之本，生化之源；肾为先天之本，阳气之根，五脏之阳气非此不能发。故治疗中需在健脾益气的基础上，加用附子、淫羊藿以温补脾肾之阳，使脾肾之阳得以补充，以推动脏气的运化。《景岳全书·痿证》强调"非尽为火证……而败伤元气者亦有之"，并强调精血亏虚致痿，元气败伤，则精虚不能灌溉，血虚不能营养者亦不少。临床当中，需要辨证论治，不能拘泥于一证一型、一方一药。

（4）以肝肾阴虚为主，兼虚火内生：素体肝肾亏虚，肝肾亏虚则髓枯筋痿；或因房劳太过，乘醉入房，精损难复；或因劳役太过而致肝肾亏损；或五志失调，火起于内，耗灼精血，均可致肝肾亏损。肝血不足，肾精亏虚，肝不主筋，肾不主骨，髓枯筋痿，肌肉也随之不用，发为痿病。另外，也有因实致虚者，如湿热留滞不化，下注于肝肾，久则肝肾受损，导致筋骨失养。王宝亮教授认为，肝乃罢极之本，肾为先天之本，肝藏血，主身之筋膜，与肢体运动有关，肝之气血充盛，筋膜得其所养，则筋力强健，运动灵活。情志劳倦、饮食不当均能伤肝，致肝血不足，筋膜失养，则筋力不健，肢体痿软、运动乏力，肝肾同源，为病则相互影响。痿病后期一般会牵连多脏，病变部位虽在筋脉肌肉，但归根于五脏虚损。肺主皮毛，脾主肌肉，肝主筋，肾主骨，心主血脉，五脏病变，皆能致痿，各种致病因素，耗伤五脏精气，致使精血津液亏损，而五脏受损，功能失调，生化乏源，又加重了精血津液的不足，筋脉肌肉因之失养而弛纵，不能束骨而利关节，以致肌肉软弱无力，消瘦枯萎，发为痿证。

三、验案举隅

【案1】裴某，女，86岁。初诊：2017年6月21日。主诉：双眼睑下垂，四肢痿软9年。现病史：近9年患者双眼睑下垂，睁眼费力，眼裂变小，四肢痿软无力，晨轻暮重，遇劳加重，休息可缓解，在某医院被诊断为重症肌无力，持续中西医治疗，效果一般；半年前因忧思劳累，双眼睑及四肢无力加重，急至某省级医院，住院1个月未能取得预期治疗效果，近因症状波动前来就诊。症见：双眼睑下垂，复视，发声低微，胸闷少气，四肢畏冷乏力，腰酸，小便清长，大便溏，舌质淡，苔薄白，脉沉细。辨证：脾肾阳虚证。治法：益气健脾，温阳补肾。方选右归丸加减。

处方：熟地25g，酒萸萸20g，菟丝子20g，枸杞子12g，当归15g，杜仲25g，黄芪30g，白术20g，淡附片9g，茯苓18g，盐巴戟天20g，山药30g，淫羊藿20g。14剂，水煎服。

二诊：2017年7月8日，双眼睑及四肢肌力改善，病情基本稳定，余诸症向愈。为巩固疗效，守初诊方制丸剂，每次5g，分早、晚服，继续巩固治疗。

随访：随访2个月，病情好转，未再波动反复。

按语：阳虚贯穿在整个病程中，阳气亏虚，无力推动气血运行，肢体筋脉不得温运而致动则乏力。脾阳根于肾阳，肾中精微亦赖于水谷精微充养。"忧思劳倦伤脾"，脾胃虚弱，加之年高肾亏或久病及肾，终致脾肾亏损，阳气虚乏而发病，症见胸闷少气、四肢畏冷、腰酸、小便清长、大便溏泻。治疗以健脾温肾为基本大法，方选右归丸加味。方中淡附片、淫羊藿、巴戟天温补脾肾，振奋阳气。《素问·阴阳应象大论》曰："精不足者，补之以味。"方中熟地入肾，固封蛰之本；酒萸萸入肝，补罢极之劳；山药入脾，建消运之机。上三药与枸杞子合用填精补髓，阴中求阳。黄芪、茯苓健脾益气。当归养血和营，协黄芪补气养血。菟丝子补阳益阴。杜仲补益肝肾，强筋壮骨。该病病程日久，迁延不愈，常易反复，脏腑亏虚，脾肾为甚，故在遣方用药上以健脾温肾填精为主。

【案2】陈某，男，43岁。初诊：2019年5月31日。主诉：双眼睑下垂4年，加重2个月。现病史：4年前无诱因出现双眼睑交替下垂，抬举无力，晨轻暮重，在当地医院查肌电图，被诊为重症肌无力，接受嗅比斯的明（30 mg，日3次），泼尼松（30 mg，顿服），控制尚可。2个月前劳累熬夜后，出现左眼睑下垂加重，复视，四肢乏力，住院后激素冲击治疗，病情有所好转，纳眠可，二便调，舌质暗红，苔薄腻，脉细。辨证：脾胃虚弱，兼湿热之邪证。治法：补中益气，清热燥湿。方选补中益气汤加减。

处方：黄芪60 g，白术20 g，陈皮15 g，当归12 g，党参30 g，桔梗20 g，升麻10 g，柴胡10 g，淡附片6 g，巴戟天15 g，枸杞子15 g，茯苓20 g，酒萸肉20 g，葛根20 g，淫羊藿20 g，黄柏10 g，苍术20 g，牛膝20 g，炙甘草6 g。14剂，水煎服。

二诊：2019年6月14日，眼睑下垂症状有所改善，舌质暗红，苔薄腻，脉细。守初诊方，去黄柏，加五加皮20 g，以补肝肾，强腰脊，同时祛湿热。28剂，水煎服。

随访：嘱患者避免劳累，注意休息，随访2个月，病情好转，未再反复。

按语：《脾胃论》云："脾主五脏之气。"五脏六腑、四肢百骸，皆禀气于脾胃。脾虚则肾精生成乏源，肝窍失养，"精脱则视歧，视歧见两物"，故见复视；脾为气血生化之源，主肌肉，脾虚则气血生化乏源，不能润养宗筋，肌肉失养，表现为四肢乏力，晨轻暮重；脾胃为阳明多气多血之经，阳明虚则气血少，眼胞为肉轮属脾，脾虚气陷，提睑无力，则见眼睑下垂；证属脾胃虚弱证，故首诊给予补中益气汤加减，更有培土生金之意，金水相生。气虚日久，卫外不固，或由酒色太过，气血空虚，再加劳碌，筋骨有损，湿热痰浊更相间为患，故加用黄柏、苍术、牛膝取用"三妙散"之意，以燥湿清热，通利筋脉。方中党参、黄芪、茯苓、白术、炙甘草益气健脾，培土生金；陈皮理气健脾燥湿，并防以上滋阴益气之品壅滞气机，使之补而不滞；黄柏、苍术清热燥湿；升麻、柴胡以升清气而上行；桔梗上浮保肺；淡附片、巴戟天、淫羊藿温阳益气；酒萸肉、葛根滋补阴精，同时能够升脾胃之清阳。全方诸药相合，邪正兼顾，气阴并补，肺中湿热得清，肺燥得润，金水相生，则痿躄之症除。

第三节　老年性痴呆治验

一、中医认识

痴呆是现代临床常用的病名，现代医学研究认为，其主要病变在大脑皮质，脑成像检查可以见到大脑弥散性萎缩和脑室扩大，主要病理改变为老年斑、选择性神经元突触丢失。它是现代社会最常见的老年性中枢神经系统疾病之一，是严重威胁老年人生命和健康的高发病。在中医辨证上可分为多种不同类型，在医籍文献中则归属于"呆病"者属多。其病因大多由于年迈体虚、七情内伤、久病耗损等原因导致气血不足，肾精亏耗，脑髓失养，或气滞、痰阻、血瘀于脑而成，发生多种症状，如神情淡漠、寡言少语、反应迟钝、善忘等。

此病属于慢性病，故以虚证较多，实证较少，其症多为智能减退，记忆力、计算力、定向力、判断力明显减退，神情呆滞，词不达意，头晕耳鸣，倦怠思卧，舌体胖大有齿痕，苔厚腻，脉缓，属本虚证为多，但虚证则有阴虚、阳虚之分，亦有夹痰、夹瘀之异，正虚邪实之别，不可一律纯补，至于脑梗死后遗症、酒精中毒性脑病及一氧化碳中毒后脑病所呈现的"痴呆"者，亦应辨证施治。总之，痴呆症状繁多，真假俱有或明显或隐晦，但须推敲分辨，兹将其主要症状分述如下：

（1）记忆力减退、健忘：此类症状，病在心肾，心不交于肾，浊火乱其神明，肾不上交于心，精气伏而不灵，古人谓之水火不能既济，火居于上则生痰，水居于下则生躁，躁扰不宁则致健忘，治之以安神，宁心补肾，如兼痰饮瘀血者，亦应随证而兼治之，方可奏效。

（2）情志抑郁、善悲欲哭：《金匮要略·妇人杂病脉证并治》载，"妇人脏躁，喜悲伤欲哭，象如神灵所作，数欠伸，甘麦大枣汤主之"。此虽指女子而言，但男子亦有此症，五脏皆可生躁，非独妇女也。《张氏医通》中说："凡肺燥悲愁欲哭，宜润肺气降心火为主，余尝用生脉散、二冬膏，并加姜、枣治之，未尝不随手而效。"甘以缓之，情志得舒。

（3）烦躁（情绪不安，精神不集中）：烦者扰扰心乱，兀兀欲吐，怔忡不安。躁者热不因时，冷汗自出，少时则止。烦躁皆情绪不安，精神不集中。《证治准绳》载："大抵烦躁者，皆心火为病。心者，君火也，火旺则金烁水亏，惟火独存。故肺肾合而为烦躁。"烦躁亦分虚实，仲景对于虚烦，治之以栀子豉汤，王肯堂称其为神药。张石顽："上焦不清，令人烦躁，……甚则凉膈散下之。"此即为实。

（4）狂妄、易怒：肝在志为怒，胆为刚正果断之官，二者偏恶则为害。此类患者秉性多刚，遇事拂逆，积累日久，肝胆之火妄动，不能自控。治疗则宜清其肝胆之火，安神健脑，若因大病之后，阴虚生热而现烦躁易怒者，当以生津养阴为主，血气复原，其症自愈。

（5）易惊恐：志欠则精却，是故《素问·举痛论》谓："惊则心无所倚，神无所归，虑无所定，故气乱矣。""恐则精却，却则上焦闭，闭则气还，还则下焦胀，故气不行矣。"故治惊恐，必须安其神，定其志，心、肝、肾三脏均应顾及，扶虚调养，心血和平，则惊恐即治矣。

（6）精神失常，症似癫狂：抑郁不遂，积久不解，始则精神恍惚，言语时或颠三倒四，或自言自语，喃喃不休，继而歌哭无定，如醉如迷，甚则一时狂言乱语，秽语不知。神经衰弱之甚者或如癫狂，应与阳狂之精神病者有别，治之以开郁为主，宁脑神，平肝胆，斯症可除。历代医家多从"心主神明""脑为元神之府""肾主骨生髓通于脑"之说去认识本病。笔者在长期的临床病症观察中发现脾肾两虚、痰瘀阻滞脑络、脑窍失养，在老年性痴呆症的发生发展过程中起着至关重要的作用，采用益肾健脾、活瘀化痰开窍法能够达到缓解病情，延缓其发展或治愈之目的，可以为本病的治疗提供更广阔的思路和方法。

二、病因病机

老年性痴呆属中医"痴呆"范畴。早在 2000 多年前，中医学文献中就有了相关的论述。张景岳在《景岳全书》中第一次提到"痴呆"是独立性疾病。李时珍在《本草纲目》中首次提出"脑为元神之府"，即脑主记忆、思维的概念。王清任在《医林改错》中更明确提出"灵机记性在脑不在心"，将痴呆定位在脑。在病因病机方面，《灵枢·天年》云"六十岁，心气始衰……八十岁，肺气衰，魄离，故言善误"，指出人到老年随着脏腑功能衰退，容易出现言语混乱等痴呆症状。《灵枢·海论》曰："髓海不足，则脑转耳鸣，胫酸眩冒，目无所见，懈怠安卧。"《医学心悟》明确指出"肾主智，肾虚则智不足"。《医林改错·脑髓说》云"灵机记性在脑者，因饮食生气血……"认识到记忆与脾胃化生的气血有关。沈金鳌更是明确指出"气旺则神明"。老年性痴呆症发病于老年期，老年人脏腑功能减退，气血亏损，导致脾肾两虚，脾为"后天之本"，肾为"先天之本"，肾精有赖脾气充养，脾阳根于肾阳温煦。若脾虚则中焦化源不足，水谷之精微不能化生为血，血少则肾失所养，肾精亏虚，脑髓生成不足，记性失灵而"痴"；若脾肾阳虚，不化阴精而为痰湿，不生气血而致瘀，皆可致脑脉不通，脑髓失养，蒙蔽清窍而"呆"。其基本病机是本虚标实，本虚为脾肾两虚，标实为痰浊血瘀，故而治疗上多采用标本兼治法，补肾益精，健脾益气，活血祛瘀，豁痰开窍，辨证施治。

三、从脏腑论治老年性痴呆

1.脾与脑与老年性痴呆的关系

（1）脾与脑相关的功能活动：中医藏象学认为，人体是一个以五脏为中心的有机统一整体，脑功能归属于五脏功能的一部分。人的精神意识活动属于五脏，"五脏藏五志"，在五脏与五志关系中，脾的作用尤为显著，"脾藏意主思"为脾与情志关系的概括；"脾藏意"主要体现了脾化生营气，以营养意的生理；脾主思则主要体现了脾主气机之枢，在情志上表现主情感的内在转变，以调节推动与激发机体对外界事物的内在心理转变时的情志表现，其他情志都会受脾的直接影响。大脑主要功能是主导运动、感受、意识、思维、记忆、情绪等，其主司精神意识、思维和情感活动，即中医的七情和五志，若脾虚脑髓失养则会出现各种情志症状，如健忘、淡漠等，正如《济生方·健忘论治》所说："脾主意与思，心亦主思，思虑过度，意舍不精，神宫不职，使人健忘。"

（2）脾与脑相关的物质基础：脾为后天之本，气血生化之源，气血是人体各种生命活动的基础，作为人体生命活动的最高形式——神的产生，正是气血共同作用的结果。《素问·八正神明论》曰："血气者，人之神。"然气血盛衰之变，一切皆因于脾胃。故人的精神活动是以脾化生的气血为物质基础的。老年期脾胃气衰，饮食减少，脾虚则化源不足，脑髓失养，神机失调而发为该病。

（3）脾与痰浊、瘀血：痰浊、瘀血是神志病发病中最常见的病邪。特别是无处不在的无形之痰，更是老年性痴呆发展过程中的一个基本病理因素。痰浊停留体内，一则内蒙心窍使神失用，精神错乱，如痴如呆。二则阻遏清阳，使脑髓失养，心神失主，发为痴呆。脾为生痰之源，脾虚则中州不运，水湿停聚为痰，故脾虚痰阻又是老年痴呆发病的继发病机。瘀血的形成一则责于脾虚，营气、宗气生成不足，营虚不能化血充脉，宗气虚则温煦推动无力，发为气虚血瘀致元神失养。二则脾虚失摄，脉道不能固密使血失静守之性而溢出脉外，离经之血又阻碍了大脑皮质的血液循环，从而加重了智能衰退程度和精神症状的进展，即常说的脑血管病性痴呆。综上可见脾虚脑髓失养是老年性痴呆的一大基础病机。

2. 肾与脑与老年性痴呆的关系

肾为先天之本，肾藏精，精生髓，髓通于脑，脑为髓之海、元神之府。肾精上奉于脑，肾中精气为脑的重要物质基础，肾精化生脑髓以源源不断充养脑神之用。若肾虚精亏，不能生髓上奉于脑，髓海空虚则脑神失用，神明失聪，故见表情呆滞、行动迟缓、寡言少语、遇事善忘等痴呆之症。老年体虚，五脏元气俱衰，气虚血瘀痰凝，痹阻脑窍，精血不能上濡，脑失所养，清窍失灵，元神失聪，则发生语言涩滞、反应迟钝、遇事善忘、辨认错乱等症。因此，老年性痴呆病机核心为本虚标实。

3. 脾肾两虚贯穿于老年性痴呆症发生发展的全过程

老年性痴呆症发病于老年期，老年人脏腑功能减退，其中以脾肾功能减退最为突出。肾为先天之本，脾为后天之本，进入老年期，肾精自然衰退，只有脾运化的水谷精微不断地充养，才能减缓肾精的衰减程度，减缓脑老化的进程。老年人由于喜静恶动或过食肥甘、饮酒或忧思过度，或家庭、社会压力等直接或间接地损伤脾胃，导致失其健运，气血生化乏源，痰浊、瘀血等病理产物在体内积滞停留，反过来影响气机的升降，最终导致气机障碍、脏腑功能失调、脑组织发生病理改变，疾病顽固难愈。临床上常见许多老年痴呆患者，有形体肥胖、身困乏力、腰膝酸软、步态欠稳、面色萎黄、神情呆滞、纳呆、二便不调等一系列脾肾两虚征象。随着病程的进展，大多数患者进入中、重度老年性痴呆期或脑动脉硬化性精神病期，表现出睡眠障碍，意识障碍，情绪忧郁，生活不能自理等。病至后期，脾虚不复，化源乏竭则生命乃绝。由此可见，尽管痴呆的病机复杂，但脾肾两虚是其基本病机，脾肾功能的衰退在老年性痴呆发病过程中起着主导作用，并贯穿于全过程。

四、基本治法

补肾健脾、活血祛瘀、化痰开窍为老年性痴呆症的基本治法。补肾填精可使髓有所养，从而使老年人功能减退得到改善；补脾可生养气血以充脑髓、益神智，健脾可以化痰祛湿以荡涤病理产物，醒脾可芳香开窍以调气机、增进食欲。因此治疗本病，应时时不忘从脾肾论治。笔者经过多年临床实践总结出，治脾肾经验方治疗老年性痴呆患者，疗效明显优于传统治法。与调节神经西药配合运用，有减毒增效作用。常用药物：黄芪 30 g，党参 20 g，茯苓 30 g，生白术 60 g，当归 20 g，川芎 15 g，丹参 25 g，菖蒲 20 g，肉苁蓉 30 g，杜仲 20 g，桑寄生 30 g，川木瓜 30 g，淫羊藿 15 g，巴戟天 15 g，益智仁 20 g，白芍 20 g，胆南星 6 g。若呕恶痰多则加半夏；若食少纳呆则加砂仁；若下肢酸软则加龟板、川断；若肢体震颤则加天麻、鸡血藤。

五、验案举隅

【案】曹某，男，66 岁。初诊：2007 年 8 月 25 日。主诉：健忘、行走笨拙 6 个月、加重 10 天。现病史：半年前无明显诱因渐出现记忆力减退，反应迟钝，动作迟缓，伴头痛耳鸣，腰膝酸软。经用胞磷胆碱、茴拉西坦等药治疗，病情无明显好转。10 天前家人发现其表情呆板，动作更加迟缓，幻视，小便失禁，大便稀溏。舌淡胖，苔白腻，脉缓滑。颅脑 CT 示：侧脑室对称性扩大，脑沟加宽。辨病辨证：痴呆；脾肾亏虚，痰瘀阻络型。治法：益肾健脾、活瘀化痰、醒脑开窍。方选四君子汤合地黄饮子加减。

处方：黄芪 30 g，党参 20 g，茯苓 30 g，生白术 60 g，当归 20 g，川芎 15 g，丹参 25 g，菖蒲 20 g，肉苁蓉 30 g，杜仲 20 g，桑寄生 30 g，川木瓜 30 g，淫羊藿 15 g，巴戟天 15 g，益智仁 20 g，白芍 20 g，胆南星 6 g。28 剂，

水煎服。

二诊：2007 年 9 月 25 日，服药 1 个月后痴呆渐消，神情较前明显活跃，反应较前灵敏，能参加一般家务劳动，步态渐稳，并主动到室外活动。守初诊方，加枸杞子、制首乌各 20 g。60 剂，水煎服。

随访：2 个月后电话随访，病情大好，上述症状消失，记忆力增强，白腻苔已退，能独立处理家务。停药观察 1 年未复发。

按语：老年性痴呆病程较长，在治疗中单纯的虚证和实证较为少见，往往表现为虚实夹杂。因"头者，精明之府"，一旦邪客于脑（主要是瘀、痰），难免窍蒙、络阻，加之老年脑髓渐空，势必导致虚实夹杂，元神失养，出现精神、意识、思维方面的病理变化，这就是"杂者钝"之关键所在。所以在治疗中需邪正兼顾，益肾健脾、化瘀祛痰开窍并用。本方以益智仁、杜仲、桑寄生、淫羊藿、巴戟天、肉苁蓉等气浓味厚之品以温形气之不足，补味之缺乏，滋肾生精，益髓健脑；生白术、党参、茯苓、黄芪益气健脾，以资气血生化之源；以菖蒲、胆南星、当归、川芎、丹参化痰活血祛瘀，安神以开窍；川木瓜、白芍柔筋通经络。全方具有补肾生精、健脾化痰、益髓健脑、化瘀通络之功能。中医治病，重在辨证明确，能触类旁通，法多方活则易收效。另外，由于老年性痴呆多属于慢性虚弱者，其中 60%~80% 曾患有高血压、冠心病、糖尿病、脑动脉硬化、高脂血症等，因此积极治疗原发病，并能兼习气功和适当体力活动及智能锻炼，训练患者多说话、多动脑，引导患者思维及会话能力，同时给予其足够营养，动静结合，使其脑和各脏腑均得休养，辅助药力，更为有益。

第四节　血管性头痛治验

血管性头痛是一种血管舒缩功能障碍所引起的疾病，多普勒检查常有脑血管的痉挛或供血不足。以一侧或两侧阵发性搏动性痛、跳痛、胀痛、隐痛或刺痛为特点，可伴有出汗、畏光、畏声、恶心、呕吐等症状，它包括西医学所说的偏头痛、丛集性头痛、动脉硬化性头痛、高血压性头痛、动脉瘤性头痛、蛛网膜下腔出血引起的头痛等范畴。

一、病因病机

血管性头痛属于中医"头风""脑风"等范畴，头为诸阳之会，脑为清灵之府，五脏六腑之精气皆上注于此，《黄帝内经》指出外感与内伤均可导致头痛的发生。《伤寒论》将头痛分为太阳、阳明、少阳、少阴、厥阴头痛，并按六经循行部位及特点进行论治。外感六淫、七情内伤、忧思劳倦均可引起该病，病理因素总属风、火、痰、郁、虚、瘀等，病机多为风邪阻络、清窍不利、精血不足、脑失所养，发为头痛。

二、治疗大法

王宝亮教授治疗该病常以疏肝泻火止痛法、疏肝补脾止痛法、健脾化痰止痛法、疏风散寒止痛法、通窍活血止痛法治之，每获良效，经验总结如下：

（1）疏肝泻火止痛法：肝为风木之脏，相火寄之，阴血藏之，七情内伤伤及肝气，肝气不舒，郁而化火，上犯于脑，脉络受损，清窍不利，脑窍失养则发为头痛，此症多见于女性，多为胀痛或跳痛，部位多在颠顶连及于目或头两侧，常伴有失眠、口干口苦、心烦易怒、舌质红、苔薄黄、脉弦数等症状。治以疏肝泻火止痛，方以丹栀逍遥散加减。

处方：柴胡 10 g，白芍 20 g，茯苓 20 g，白术 20 g，薄荷 10 g，丹皮 10 g，黄芩 10 g，吴茱萸 5 g，菊花 20 g，川芎 15 g，栀子 10 g，蔓荆子 20 g，藁本 20 g，当归 10 g。

方解：方以柴胡疏肝解郁；当归、白芍养阴柔肝缓急止痛；丹皮、栀子、黄芩清泻肝火；吴茱萸、藁本为治疗厥阴头痛之要药；川芎为血中之气药，其性升散，上行头目，善行气活血止痛，为治疗头痛之要药；蔓荆子、菊花、薄荷清利头目，疏肝解郁止痛。全方共奏疏肝泻火止痛之功。失眠者可加炒酸枣仁 30 g，夜交藤 30 g，合欢皮 20 g；胁肋疼痛者可加香附 10 g，枳壳 10 g；双目发涩者可加枸杞子 20 g。若肝郁未及化火，则可用柴胡疏肝散加减治疗；若肝郁化火伤阴，累及于肾，则可用杞菊地黄丸加减治疗。

体会：本证属于肝郁化火之症，治疗以疏肝泻火止痛为主要方法，然肝火易于暗耗阴血，疏泻之品又性多温燥，故在疏肝泻火的基础上应配合养阴柔肝之品，以防伤及肝阴。

（2）疏肝补脾止痛法：若肝郁缺乏疏泄之功，乘脾碍胃，中焦呆滞，气血生化不足，不能濡养脑窍，不荣则痛，则见头痛，以隐痛或空痛为主，缠绵不愈，常伴有失眠多梦、心烦、乏力、舌质淡红、苔薄、脉沉细弦等症状。治以补益心脾，佐以疏肝止痛，方以归脾汤加减治疗。

处方：茯苓 25 g，白术 20 g，黄芪 20 g，党参 20 g，当归 15 g，远志 10 g，龙眼肉 10 g，广木香 10 g，柴胡 10 g，白芍 20 g，葛根 20 g，细辛 5 g，甘草6 g。

方解：方以归脾汤加减补益心脾，柴胡疏肝解郁，细辛通窍止痛，白芍、甘草柔肝缓急止痛，葛根舒筋活络止痛，并有疏肝解郁之功。失眠多梦者可加炒酸枣仁 20 g，柏子仁 20 g；乏力明显者黄芪可加量。

体会：肝脏具有调节脾胃运化之功，平素情志不畅之人，易于伤肝，肝郁日久，影响脾胃运化，导致水谷精微运化无力，生痰化湿，阻滞中焦，清阳之气不得上升，脑窍失养，清窍不利而致头痛，辨别该证时应询问患者平素性情，结合临床表现、舌苔、脉象与其他证型进行鉴别，治疗应在疏肝的基础上益气健脾。

（3）健脾化痰止痛法：中医认为脾为生痰之源，饮食不节，最易伤脾，脾失健运，痰湿内生，阻于中焦，清阳不升，浊阴不降，清窍失养，可致头痛，其痛以昏蒙为主，多缠绵难愈，故有头痛久者多主于痰之说，常伴有恶心、呕吐、泛酸、四肢酸困、便溏、胸闷、舌体胖大、苔白腻、边有齿痕、脉滑等症状。治以健脾化痰止痛为主，方以半夏白术天麻汤加减。

处方：半夏 15 g，白术 10 g，菊花 20 g，天麻 15 g，泽泻 30 g，茯苓 20 g，胆南星 10 g，羌活 20 g，藁本 15 g，陈皮 20 g，川芎 25 g，蔓荆子 20 g，白芷15 g，细辛 3 g。

方解：方以白术、茯苓、陈皮健脾化痰，以绝生痰之源；蔓荆子、菊花清利头目而止痛；羌活、藁本、细辛、白芷，胜湿通窍止痛；川芎活血行气止痛；胆南星、半夏行气燥湿化痰。全方共奏健脾化痰止痛之效。便溏者可改白术为炒白术 30 g；恶心、呕吐者可加藿香 10 g，佩兰 10 g，以化湿醒脾；泛酸者可加乌贼骨 30 g，煅瓦楞子 30 g；四肢酸困者可加黄芪 30 g；胸闷者可加白蔻仁

12 g，川朴 15 g；不欲饮食者可加焦三仙各 30 g；痰郁化火者，可用黄连温胆汤加减治疗。

体会： 王宝亮教授认为此证属于脾虚痰浊阻滞，此证常见于素体肥胖、嗜食膏粱厚味之人，由于患者长期嗜食膏粱厚味，损伤脾胃，导致中焦枢机不利，脾失健运，痰湿内生，清阳不升，湿浊之邪上蒙清窍，可致头痛，治疗应以健脾化痰、通络止痛为主，因痰湿为阴邪，易于阻滞气机，临床川芎用量宜稍大，以取其活血行气止痛之功。川芎治疗头痛，效果显著，古人有治头痛不离川芎之说。

（4）通窍活血止痛法：久病入络，久病多瘀，气血瘀阻，不通则痛，故头痛久发者与瘀血有着密切的关系，其主要症状为：头痛反复，经久不愈，痛处固定，痛如针刺，入夜更甚，舌质紫暗或有瘀斑、瘀点，苔薄白，脉涩。治以通窍、活血为主，方以通窍活血汤加减治疗。

处方： 当归 15 g，川芎 20 g，桃仁 10 g，细辛 3 g，藁本 20 g，柴胡 10 g，白芍 20 g，全蝎 10 g，僵蚕 10 g，地龙 20 g。

方解： 方以桃仁、当归、川芎活血化瘀止痛，细辛、藁本通窍止痛，白芍缓急止痛，全蝎、僵蚕、地龙搜风通络止痛，正如叶天士所说："久则邪风混处其间，草木不能见其效，当以虫蚁疏络逐邪。"全方共有通窍活血止痛之效。

体会： 王宝亮教授认为，此证属于血瘀阻络，多见于头痛久发者，气虚、阴虚、气郁、痰湿等日久均可引起此种头痛。此种头痛在活血行气止痛的基础上，应用虫类药物以通络祛瘀。

（5）疏风散寒止痛法：《素问·风论》曰"风气循风府而上，则为脑风""新沐中风，则为首风"。故头痛因外感者常以风作为先导，因风为阳邪，易袭阳位，故伤于风者，上先受之，高颠之上唯风可及，风为百病之长，多挟寒邪上犯，风寒上袭，清窍不利，脉络绌急而致头痛，其痛多剧，多连及后脑勺及项背，遇风尤剧，舌质淡，苔薄白，脉浮紧。治以祛风散寒止痛，方以川芎茶调散加减。

处方： 川芎 25 g，细辛 3 g，白芷 20 g，薄荷 10 g，羌活 20 g，蔓荆子 20 g，葛根 20 g，白芍 20 g，川木瓜 30 g，甘草 3 g。

方解： 方以川芎、蔓荆子、羌活作为太阳经头痛之引经药；细辛、白芷疏风散寒通窍止痛；葛根、川木瓜舒筋活络止痛；薄荷清轻上行，清利头目；白芍、甘草缓急止痛。诸药相合，共奏疏风散寒止痛之效。若见干呕吐涎则可加吴茱萸6 g，生姜3片；若风挟湿邪上扰，则以羌活胜湿汤加减治疗。

体会：风性善行而多变，可协他邪入侵人体而致病，风为阳邪，易袭阳位，其可挟寒、湿、火等侵袭头位，王宝亮教授认为，其常于寒邪上袭而致头痛，但临床也应根据患者临床表现，进行辨证加减治疗。

三、验案举隅

【案】郑某，女，60岁。初诊：2019年9月21日。主诉：头痛5年余。现病史：患者近5年间断性头痛，呈跳痛，以颠顶和两侧为主，多于情绪激动时诱发，服用止痛片可缓解，平素易情绪激动。症见：头痛阵发性发作，以颠顶及两侧为主，性质为跳痛，口干口苦，心烦易怒，失眠，易做噩梦，舌质红，苔黄腻，脉弦数。TCD检查提示脑动脉痉挛。辨证：肝郁化火证。治法：疏肝泻火止痛。方选丹栀逍遥散加减。

处方：柴胡10 g，白芍20 g，茯苓20 g，白术20 g，薄荷10 g，丹皮10 g，黄芩10 g，吴茱萸5 g，菊花20 g，川芎15 g，栀子10 g，蔓荆子20 g，藁本20 g，当归10 g，白芷20 g，酸枣仁20 g，生龙齿30 g。7剂，水煎服。

二诊：2019年9月28日，头痛、心烦等症均有好转，纳食可，失眠易受惊吓，患者自诉近期胸痛，双手发麻，两腿酸软，舌苔、脉象同前。守初诊方去黄芩、白芷，加川牛膝30 g、桑寄生30 g、檀香10 g、生龙齿30 g。7剂，水煎服。

按语：患者平素情绪易激动，伤及于肝，肝气不舒，郁久化火，上犯于脑，清窍失利，则见头痛阵发，痛在颠顶及两侧，肝火扰乱于心，则见失眠多梦，口干口苦，心烦易怒，舌红苔黄，脉弦数，皆为肝火上炎之象。方以丹栀逍遥散加减，以清肝泻火，配以藁本、吴茱萸、白芷通窍止痛，菊花、蔓荆子清利头目，酸枣仁养心安神。

第五节　肩手综合征治验

一、疾病概述

肩手综合征是脑卒中后常见的并发症之一，又称反射交感神经营养不良障碍，通常发生在脑卒中后 1~3 个月。临床表现主要有偏瘫侧上肢肿胀，肩、腕关节及手指疼痛，肩关节脱位、关节活动功能受限等，它是影响瘫痪上肢康复的主要原因。脑卒中后肩手综合征的发生率为 12.5%~27.0%，如果不及时治疗，随着病情的逐步进展可能会导致冻结肩和手永久性变形，严重影响患者生活质量。早期预防可以明显减少患者的痛苦，缩短病程，促进其肢体功能恢复。

肩手综合征是脑卒中后常见并发症，患者出现患肢肩、手指、腕关节等部位的疼痛及活动受限，同时伴有血管运动障碍导致的手背皮肤红、皮温升高及发绀现象，严重者可出现关节僵直、皮肤及肌肉萎缩等，这将不同程度地妨碍脑卒中患者上肢运动功能的恢复。目前一般认为该症与脑卒中患者早期不正确的运动模式导致肩、腕关节损伤，上肢体液回流受阻，以及中枢神经损伤后血管运动功能障碍等有关。肩手综合征的发生机制包括交感神经营养不良、肩关节半脱位、患侧输液、中枢神经损伤、神经源性炎症等。康复训练为脑卒中后肩手综合征的基础治疗，通过被动活动关节以减轻肌痉挛、牵伸挛缩组织、防止肌肉萎缩、增加被动活动范围、刺激对侧脑皮质功能代偿，从而改善肩手综合征症状。其余治疗手段包括非甾体类药物治疗、针灸治疗、中药治疗、物理疗法等。目前脑卒中后肩手综合征治疗以中西医结合治疗为主，中医治疗在此显示出自己独特的优势。

二、思想总结

王宝亮教授认为脑卒中病多为本虚标实，本虚责之肝肾不足，气血亏虚，标实多为风、痰、瘀血、郁热相因为患。传统医学中没有肩手综合征的病名，本病临床表现与中医"痹病"相似，《灵枢·经脉》对该病早已有记载："是动则病：嗌干，心痛，渴而欲饮，是为臂厥……"脑卒中后肩手综合征多由于风痰瘀血内阻经脉，加之局部多静少动，气血运行更加不畅，肌肤筋脉失于濡养而致。其基本病机为气血瘀滞，脉络闭阻，属中医痹病、血痹范畴。

王宝亮教授在治疗该病中，总结出以黄芪桂枝五物汤加减为主治疗该病，具体药物：黄芪 30 g，桂枝 15 g，赤芍 20 g，红花 12 g，丹参 30 g，地龙 15 g，僵蚕 15 g，桑枝 30 g，青风藤 15 g，伸筋草 30 g，桔梗 10 g，生姜 3 片，大枣 5 枚，生甘草 6 g。将以上药物浸泡 30 分钟后用水常规煎煮，去渣取汁，日 1 剂，早晚分服，连续治疗 4 周为 1 个疗程，共治疗 2 个疗程。

黄芪桂枝五物汤出自《金匮要略》，由黄芪、桂枝、芍药、生姜、大枣五味药组成，可调和营卫、益气活血，用于气虚不运，血脉受寒之血痹，主症为肌肤不仁。王宝亮教授以此方为基础加味，用于病久气血亏虚、阳气不足、经脉瘀滞，肢体肌肉不得濡养而致的偏瘫肢体的痉挛状态。方中黄芪为君药，甘温益气，补在表之气，气旺以促血行，祛瘀而不伤正，并助诸药之力补益中气，鼓舞卫气以畅血行；桂枝散风寒而温经通痹，与黄芪配伍，益气温阳、和血通经；桂枝得黄芪而振奋卫阳，黄芪得桂枝固表而不留邪。芍药养血和营而通血痹，与桂枝合用，调营卫和表里，共为臣药。生姜辛温，疏散风邪，助桂枝之力；大枣甘温，养血益气，以增黄芪、赤芍之功，与生姜为伍，又能和营卫，调诸药，为佐使药。红花、赤芍、地龙、僵蚕合用，祛风通络、活血化瘀，使瘀去而不伤正；选用桑枝、青风藤、伸筋草引经通络；桔梗引药上行以通上肢经络。全方共奏益气通阳、调畅营卫气血之功。王宝亮教授认为中风患者多为老年人，久病体虚，正气亏损较大，若贸然用活血化瘀虎狼之药，因患者体虚不耐受，只能适得其反。故王宝亮教授治疗本病，尤为重视患者脾胃的作用，谓之脾胃尤为汽车之发动机，脾胃足，则五脏六腑方有源源不断之精气。在治疗肩手综合征时要善补脾胃，正气不伤，才能使活血化瘀、祛风通络等药物发挥最大作用。后笔者毕业后遵循王宝亮教授治疗思想，临床治疗本病取得很好的效果，以此总结，与同仁共享。

第六节　运动神经元病治验

运动神经元病即大众所称的"渐冻症"，是一系列以上和（或）下运动神经元改变为突出表现的慢性致死性神经系统变性疾病。病变涉及脊髓前脚细胞、脑干后组运动神经元、皮质锥体细胞以及锥体束，表现为肌无力、肌萎缩、锥体束征的不同组合，累及延髓可出现构音不清、饮水呛咳、吞咽困难等延髓麻痹症状。感觉及括约肌功能一般不受影响。该病目前病因、发病机制尚未明确，暂无根治方法，患者后期生活质量差，多于 5 年内死于呼吸肌麻痹或肺部感染，给患者本人及其家属带来极大痛苦。

一、中医病名

历代文献中无运动神经元病特定的中医病名，近代医家多根据其临床特点将其归属于不同疾病。根据肌无力、肌萎缩，归属于痿证。根据疾病过程中可能出现的肌肉跳动症状，归属于肌肉眴动。根据疾病后期舌强不能言、吞咽困难等延髓麻痹症状，归属于喑痱证。亦有学者认为应将该病病名现代化，按国际化的诊断标准予以明确界定。王宝亮教授认为该病虽然证候多样，但症状主要是肌无力和肌萎缩，与中医痿证概念更契合，归属于痿证更为准确。合并肌束震颤、痉挛性瘫痪、吞咽困难、言语不清等症状时，可兼属"颤证""痉证""失语""喉痹"范畴，但病之根本属于"痿证"，应以"痿证"统以全名。

二、病因病机

本病病势缠绵、本虚标实、虚实夹杂，本于肾虚、标于饮停。内脏亏虚，气血津液不足，肢体筋脉肌肉失却濡养，是痿证的共同病机，因此本病根本在内脏虚损，而以肾虚为始动环节。遗传因素在运动神经元病中具有重要意义，先天不足、肾元亏虚是其发病的重要基础。肾为先天之本，藏精主骨生髓，脑为髓海，肾精亏损必脑髓空虚。肾之精气亏虚，则五脏之精血无以化生，精枯血虚，筋脉筋骨失却濡养，则成痿。肾中精气是机体生命活动之本，各脏阴阳根于肾阴肾阳。肝失肾阴濡养，则"水不涵木"，"肝藏血""肝主筋"功能失常，筋失所养，运动失常，肌肉眴动。肺失肾滋，"肺主气"功能失常，气化失常进而影响全身代谢；"上焦开发，宣五谷味，熏肤、充身"，肺主宣发功能失常，不能将脾转输的水谷津液布散全身，肌失所养；肺朝百脉、主治节、通调水道功能失常，致气血津液运行失常。脾失肾温，脾主肌肉而充养四肢、脾主运化、升清水谷精微功能失常，肌肉失养，则瘦削痿弱。他脏虚损，日久亦累及于肾，损耗肾中精气，致肾更虚。综上，运动神经元病是以肾脏虚损为核心，涉及肺、脾、肝、肾诸脏亏虚的虚损性疾病。病累多脏，根于肾虚。

诸脏虚损，湿浊内生。湿浊黏滞，则病势缠绵。肾主水，"肾者水脏，主津液"。肾蒸腾气化功能失常，津液输布、运行失常，致水湿痰饮为患。脾虚，脾脏运化水湿和输布津液功能发生障碍，致水湿痰浊蓄积停滞。"肺主行水"，肺通调水道功能减退，水液停聚而生痰、成饮。肝主疏泄功能减退，气血津液运行失常，而致痰饮、水湿之邪。痰饮、水湿既是病理产物又是致病因素。痰湿内停，阻滞筋络，脉络不通，筋骨肌肉失于濡养，而出现四肢肌肉萎缩，肌束震颤，肢体僵硬。痰浊上犯，堵塞窍道，则见舌强不能言。痰阻气分，气机失于宣畅，则胸闷不适。所以标在饮停，痰饮是致病的重要环节。

运动神经元病发病与奇经关系密切。奇经调节十二经气血，密切了经脉间的联系，奇经与肝肾等脏及脑、髓奇恒之腑关系密切。督脉为阳脉之海，循行于脊里，上行入脑，从脊里分出属肾，故与脑、脊髓、肾关系密切，督脉痹阻是发病的重要环节。任为阴脉之海，冲为血海、为气血之要冲，任、冲二脉对调节筋脉有重要影响。带脉约束纵行的诸条经脉，跷脉主司下肢运动，两者对调控机体运动非常重要。维脉维系全身经脉。所以奇经功能失常是运动神经元病发病的重要因素。

三、辨证论治

对于运动神经元病的治疗，王宝亮教授积累多年临床经验，中西医结合、四位一体、综合治疗运动神经元病取得满意疗效，兹将经验介绍如下：

（1）辨证分期，明确治则：王宝亮教授通过观察大量病例，认为可将运动神经元病病程分为三期：早期、中期、晚期。临症治疗时根据病程长短、病变虚实，整体辨证、综合诊疗。①早期：早期多实，病在经络。运动神经元病早期症状单一，多表现为单一肢体、单侧肢体症状或仅表现吞咽、言语困难等症状，以经络病变为主，脏腑之气尚未大衰。辨证为脾胃虚弱、阴血亏虚、内风扰动、痰热内盛、经络阻滞、筋骨失养之实证。治以疏通经络、涤痰化瘀之法以通其经络，辅以补益脾胃、调养肝肾之法以调其脏腑。②中期：虚实夹杂、病已达腑。病变中期，病程延长、病损加深、病势缠绵，患者多夹虚夹瘀。治疗应补其不足、损其有余。补中求通、通中求补、补通相合。于补脾胃、养肝肾之中配合莪术、丹参、红花、桃仁等活血化瘀之品，瘀象明显者酌加全蝎、蜈蚣、僵蚕等虫类以剔筋搜络，去除络中瘀血。③晚期：元气亏虚、病在脏腑。疾病晚期、病程日久、脏腑之气衰败、病情复杂、病势危重。治疗应大补元气，鼓舞气血，佐以疏导。予填精补髓、培补肝肾、健运脾胃、化痰息风、开窍补虚之法，以延缓病情进展，改善患者症状。

（2）辨证分型，遣方用药：王宝亮教授根据运动神经元病临床表现，辨证将其分为肺脾气虚、脾肾阳虚、肝肾阴虚、痰瘀互阻四型。临证时又统筹全局、综合分析，不拘泥于某一特定证型，遣方用药自有定法。

1）肺脾气虚。

临床表现：四肢无力、肌肉萎缩、肌肉跳动，甚至肌肉萎废不用，神疲乏力，倦怠，气短，动则尤甚，自汗畏风，纳呆便溏，舌少津、边有齿痕，苔薄白，脉弱。

证机分析：年老体衰、劳倦内伤、久病不复、外邪侵袭，耗气伤阴。脾为后天之本、气血生化之源，主肌肉四肢。脾气不足，生化乏源，机体失养致神疲乏力，肌肉萎缩。脾气不足，不能输精于肺，致肺气日损，肺气不足，宣降无力则咳喘无力，少气懒言，动之更甚。肺气虚弱，不能宣发卫气至肌表，肌表不固故自汗畏风。久病耗气伤阴，气血不足，血不荣筋则虚风内动，故肌束颤动。舌少津边有齿痕、苔薄白、脉弱均为肺脾气虚之象。

治法方药：治法为益气养阴、健脾益肺。代表方为补中益气汤加减。常用药：黄芪60 g，西洋参30 g，知母30 g，白术12 g，麦冬20 g，柴胡10 g，当归10 g，升麻10 g，陈皮6 g，炙甘草6 g。

兼食积者，加谷麦芽、山楂肉、神曲；兼湿热者，加茵陈、茯苓；阴虚者，合六味地黄丸加减。

2）脾肾阳虚。

临床表现：四肢无力、肌肉萎缩、畏寒肢冷，纳差，腰膝酸软，或兼肌肉颤动，或心悸头眩，舌淡、苔薄白，脉沉细无力。

证机分析：脾为后天之本，气血生化之源，主肌肉四肢，主运化，布精微，有赖命门之火温煦。肾为后天之本，温养脏腑组织，气化水液，需赖脾之濡养。先天禀赋不足或劳倦内伤，肾阳亏虚，不能温煦脾阳，脾阳不振，不能运化水谷精微营养肌肉经脉，则出现肌肉萎缩无力、畏寒、腰膝酸软等。

治法方药：治法为温补脾肾、助阳化气。代表方为右归丸加减。常用药：黄芪45 g，熟附子10 g，肉桂10 g，锁阳10 g，白术12 g，茯苓15 g，淫羊藿15 g，巴戟天15 g，杜仲15 g，肉苁蓉15 g。肌肉萎缩甚者，加鹿角胶30 g；肌束颤动者，加僵蚕10 g；便溏者，加炒白术15 g，骨碎补15 g。

3）肝肾阴虚。

临床表现：肌肉萎缩，肢体僵硬，肉瞤筋惕，眩晕耳鸣，两目干涩，恶心烦热，盗汗，口燥咽干，舌红少苔，脉细数。

证机分析：久病耗伤肝肾之阴，肝肾阴虚，精血不能濡养筋骨脉络，出现四肢肌肉萎缩无力。肝肾阴虚，形神失养，则神疲体倦；脑脉失养，则眩晕耳鸣，两目干涩；阴虚津亏，津不上乘，则口燥咽干。虚热内盛，则烦热盗汗。肝阴不足，筋脉失养，虚风内动，则肌肉跳动，肢体僵硬。舌红少苔、脉细数均为肝肾阴虚之象。

治法方药：治法为滋养肝肾、潜阳息风。代表方为虎潜丸加减。常用药：知母20 g，黄柏20 g，熟地20 g，黄精20 g，白芍20 g，桑葚15 g，当归15 g，鸡血藤15 g，山药10 g，锁阳10 g，龟板10 g，陈皮15 g。兼心烦不寐者，加玄参15 g，麦冬15 g；兼言语不清、吞咽困难者，加全蝎6 g，菖蒲12 g，马钱子（冲）1 g。

4）痰瘀互阻。

临床表现：肢体无力，肌肉萎缩，肌肉跳动，肢体僵硬，痰多，吞咽不利，舌强不能言，足废不能用，舌质暗红，苔黄腻，脉弦滑或脉沉细。

证机分析：疾病晚期，病程日久，肝脾肾俱虚，夹痰夹瘀，病情复杂。脾为后天之本，气血生化之源；肾主骨生髓，"作强之官，技巧出焉"；肝藏血主筋。精血同源，血从精化，若先天禀赋不足或病久体虚，正气亏虚或热入伤阴，营阴被劫均可伤及肝肾，肝肾精血亏虚，又或脾胃为生化乏源，则筋膜、经络、关节不得濡养而成肌肉萎缩，足废不能用；阴不敛阳，阳亢风动，则肌束颤动；风阳煎灼津液为痰，痰浊上犯，堵塞窍道，则舌强不能言。舌红、苔黄腻、脉弦滑均为痰瘀之象。

治法方药：治法为补益肝肾、健脾、化痰祛瘀。代表方为地黄饮子合二陈汤加减。常用药：熟地30 g，肉苁蓉15 g，巴戟天15 g，山茱萸12 g，石斛12 g，茯苓12 g，麦冬12 g，郁金12 g，远志12 g，僵蚕10 g，地龙10 g，桃仁10 g，川芎10 g，半夏15 g，陈皮20 g。心中烦热者，加栀子15 g，黄芩20 g，竹叶20 g；瘀象明显者，加三棱12 g，莪术30 g。

（3）四位一体，综合论治。

运动神经元病是神经系统疑难病症，单一药物或理疗对其疗效有限。王宝亮教授集百家之所长，结合长期临床实践经验，首创中西医结合、四位一体综合疗法治疗运动神经元病。中西并举、四法合用，临床取得满意疗效。

1）中西医结合疗法。

王宝亮教授诊治运动神经元病时中西结合，并行不悖。诊断时，西医结合症状、体征、神经电生理、肌肉活检、MRI等明确病性，中医四诊合参辨证分型。治疗时，予支链氨基酸、维生素C、维生素E、尼莫地平等对兴奋氨基酸、自由基、钙内流、神经免疫等多环节有调节作用的药物。中成药予黄芪注射液、刺五加注射液健脾补肾，清开灵注射液、灯盏花素注射液化痰活血，参芪扶正注射液益气健脾固表。汤药根据辨证，依证选方，予以益气健脾、补益肝肾、化痰通络、活血祛瘀之品。

2）四位一体疗法。

四位一体疗法指综合运用药物疗法、针灸及穴位注射疗法、推拿疗法和气雾透皮疗法。四法相合，各取所长，内外相济以达到满意疗效。

针灸：常用风池、胃俞、脾俞、肝俞、肾俞、夹脊、肩三针、曲池、合谷、髀关、伏兔、足三里、三阴交、太冲等穴。脾肾阳虚者，加关元、命门；肺脾气虚者，加气海、肺俞；肝肾阴虚者，加太虚、郄门；痰瘀互阻者，加丰隆、内庭；合并球麻痹者，加廉泉、人中、上星，隔天一次金津、玉液放血。每次选8~12穴，施以补泻手法，留针30分钟，隔日一次或每天一次。针刺可同时配合太乙灸法，每穴灸两壮，灸3~8穴。

穴位注射：常用脾俞、胃俞、肾俞，双侧交替取穴；配曲池、手三里、阳溪、肩髃、内关、合谷、髀关、梁丘、足三里、三阴交等穴。每次取6穴，隔日一次用黄芪注射液或神经妥乐平穴位注射。

推拿疗法：①肺脾气虚型，以头部、胸腹部、背部的手太阴肺经、足阳明胃经、足太阴脾经循行部位为主要推拿部位；以关元、气海、肺俞、肾俞、云门、中府、尺泽、列缺、髀关、伏兔、梁丘、足三里、丰隆等为主要推拿穴位。多采用滚法、按法、一指禅推法、揉法等推拿手法。②脾肾阳虚型，以头颈、小腹、腰骶、四肢督脉，手三阳经循行部位为主要按摩部位；以太阳、百会、命门、腰阳关、阳陵泉、昆仑、关元、气海、合谷、手三里、曲池、肩髃、足三里、环跳等为主要推拿穴位。常采用擦法、摇法、叩法、抖法、按揉法、振颤法等推拿手法。③肝肾阴虚型，常以头面、脊背、四肢的足厥阴肝经、足少阴肾经循行部位为主要推拿部位；以廉泉、印堂、三阴交、太溪、涌泉、神门、曲池、肾俞、肝俞、太虚、郄门等穴位为主要推拿穴位。多采用按法、揉法、拿捏法、擦法、振法等推拿手法。④痰瘀互阻型，常以颈项、四肢、脊柱、胸腹的任脉、手阳明大肠经、足太阴脾经、足厥阴肝经、足太阴脾经循行部位为主要按摩部位；常以肩髃、曲池、手三里、合谷、肝俞、胃俞、肾俞、环跳、足三里、昆仑、太溪、阳陵泉等穴位为主要推拿穴位。常采用按揉法、拿法、擦法、摇法、搓法、推法等推拿手法。

气雾透皮：以患肢或全身为作用部位，根据不同临床表现选用不同的药物，临床常用的如下。①以温经通络、活血舒筋为主要治疗作用的气雾透皮Ⅰ号方：桂枝9 g，当归15 g，赤芍9 g，红花15 g，白薇15 g，穿山甲15 g，伸筋草15 g，透骨草15 g，白芷25 g。②以益气养阴、活血舒筋为主要治疗作用的气雾透皮Ⅱ号方：黄芪50 g，麦冬30 g，丹参30 g，桃仁10 g，红花10 g，地龙10 g，川芎12 g，鸡血藤30 g。③以益气温阳、活血通经为主要治疗作用的气雾透皮Ⅲ号方：黄芪50 g，肉桂10 g，淫羊藿15 g，巴戟天15 g，杜仲15 g，肉苁蓉15 g，熟附子30 g，川牛膝15 g，川芎12 g。每次10~15分钟，隔日1次或每日1次，两周为1个疗程。

四、验案举隅

【案1】杨某，男，41岁。初诊：2006年7月16日。主诉：渐进性双上肢无力伴肌肉萎缩1个月。现病史：1个月前出现双上肢无力，发现双手骨间肌、大鱼际肌肌肉萎缩，未予重视，上症逐渐加重并出现全身肌肉跳动、不自主抽筋，在某省级医院被诊断为运动神经元病，接受甲钴胺、B族维生素、三磷腺苷等药物治疗，效不佳。症见：双上肢无力，时伴全身肌肉跳动，双手骨间肌萎缩，舌肌萎缩，舌肌震颤，吞咽功能正常，无饮水呛咳，平素体虚，畏寒，眠一般，二便如常，舌暗淡，苔薄白，脉弱。神经系统检查：双上肢肌力 V－级，双下肢肌力正常，四肢肌张力正常、腱反射活跃，双手骨间肌萎缩，双侧罗索利莫征（＋），双侧霍夫曼征（＋）。实验室检查：血乳酸 3.49 μmol，血钾 2.69 μmol。肌电图：广泛神经源性损害。中医诊断：痿证；肺脾气虚证。西医诊断：运动神经元病。

治疗：（1）液体。黄芪注射液 30 mL 加入 5% 葡萄糖溶液 250 mL，静滴，日 1 次；刺五加注射液 60 mL 加入 5% 葡萄糖溶液 250 mL，静滴，日 1 次；三磷酸腺苷二钠注射液 30 mg+ 注射用辅酶 A 100 u+ 维生素 C 注射液 1.0 g+ 维生素 B_6 注射液 100 mg 加入 0.9% 氯化钠 500 mL，静滴，日 1 次。

（2）中药汤药。以益气养阴、健脾益肺为治则，方选补中益气汤加减。具体药物：黄芪 60 g，西洋参 30 g，知母 30 g，白术 12 g，茯苓 20 g，麦冬 20 g，柴胡 16 g，当归 15 g，升麻 10 g，陈皮 10 g，炙甘草 6 g，赤芍 15 g，川芎 10 g，防风 5 g。7 剂，水煎服。

（3）针灸。肺俞、脾俞、胃俞、肾俞、肝俞、肩三针、曲池、合谷、内关。每次 30 分钟，隔日 1 次。

（4）穴位注射。脾俞、胃俞、肾俞、曲池、手三里、阳溪、肩髃、内关。神经妥乐平注射液，每穴 1 mL，隔日 1 次。

（5）推拿。从患侧肢体的远心端推向近心端，由轻而重，先用回摩法，逐渐加重，配合拿、揉、点的手法，在肌肉萎缩之处主要用揉法。

（6）气雾透皮疗法。选取气雾透皮 Ⅱ 号方行气雾透皮治疗，隔日 1 次，两周 1 个疗程。

二诊：2006 年 7 月 23 日，患者觉身上较前舒适，仍觉上肢无力，余无特殊不适。舌质淡，苔薄白，脉弱。中药守初诊方去防风，黄芪加至 90 g。7 剂，水煎服。余治疗方案同前。

三诊：2006 年 7 月 30 日，患者觉身上较前有力，仍有肌肉跳动，但较以前减少，舌淡红，苔薄，脉搏较前有力。停用上组液体（已 1 个疗程）改为参芪扶正注射液、神经妥乐平注射液。中药守二诊方加全蝎10 g，僵蚕10 g。7剂，水煎服。余治疗方案同前。

四诊： 2006年8月10日，患者症状继续改善，上肢较前有力，肌肉跳动较前减少，睡眠质量稍差，入睡尚可，唯梦多易醒。中药守三诊方加合欢皮15 g，夜交藤20 g，生龙骨30 g，生牡蛎30 g。余治疗方案同前。

随访： 四诊后患者肌肉跳动症状未再出现，上肢有力，病情明显好转，转至门诊治疗，门诊中药随症加减治疗1月余，患者上肢无力感消失。继之配合口服六味回春胶囊，5粒/次，3次/日，长期服用，患者双手肌肉逐渐复丰。随诊至今，患者病情稳定，未有进展。

按语： 四诊合参，可辨证为肺脾气虚证，方选补中益气汤治疗，方中重用黄芪至60 g、90 g，大补肺脾之气。王宝亮教授常言："痿之重症，非大剂黄芪、党参不能起脏腑衰惫之气，勿惧黄芪腻滞塞气。"同时辅以白术、茯苓、炙甘草健脾益气；西洋参、知母、麦冬滋阴补虚；川芎、赤芍活血化瘀。少佐防风，清轻走表，使黄芪补而不滞；少佐升麻，作为足阳明胃经引经药，引导他药入阳明经以治之；随着治疗深入，配以全虫、僵蚕等搜筋别络之品，以别除脉络之瘀滞，使筋通脉畅，经络和调。药施数10剂后，症状改善，病情稳定，予六味回春胶囊（紫河车、鹿茸补肾填精，养血生肌；辅以西洋参补气养阴，清火生津，制约紫河车、鹿茸之温燥；配合全虫通畅脉道；少佐苍术、砂仁醒脾和胃，防止血肉有情之品滋腻碍胃）以补肾养血生肌，丰富萎缩之肌肉。液体选用黄芪注射液以益气扶正，刺五加注射液补益肝肾，三磷酸腺苷二钠注射液、辅酶A注射液、维生素C注射液、维生素B_6注射液营养神经。针灸选背俞穴配合阳明经穴。背之俞穴，内应脏腑，配之补泻，综合调理脏腑，上肢选穴侧重阳明之经，阳明多气多血，"主润宗筋"，宗筋约束骨骼、利于关节活动。阳明得通，宗筋如常，则肌肉复丰，关节活动如常。再配合穴位注射、推拿疗法，则效果更彰。因病情尚轻，病位尚浅，未用气雾透皮。本案患者正值壮年，脏腑功能尚充盛，药物反应佳，出院转至门诊治疗半年后，肌肉丰富，形如常人，随诊至今，病情未有进展，疗效甚佳。

【案2】 赵某，女，55岁。初诊：2007年4月14日。主诉：四肢进行性肌力减退伴构音障碍5年。现病史：患者2002年下半年开始出现四肢酸冷症状，以左上肢、右下肢为主，继而波及四肢。酸冷麻木感觉由远端向近端进展，肌力进行性下降。约1年前丧失行动能力，曾在外院诊断为"运动神经元病"，经治疗效不佳，为中西医结合系统治疗经门诊收入院。症见：神志清，精神差，全身肌肉萎缩无力伴语言障碍，吞咽困难，言语不能，流涎，咬肌无力，张口困难，伸舌不能，舌肌萎缩、震颤。神经系统查体：四肢肌张力高，双上肢肌力Ⅱ级，左下肢肌力Ⅱ+级，右下肢肌力Ⅱ-级，腱反射减弱，双巴氏征（+），双霍夫曼征（+），深浅感觉无异常。肌电图示：广泛神经源性损害。中医诊断：痿证；脾肾阳虚证。西医诊断：运动神经元病。

治疗：（1）液体。10%氯化钾针5 mL加入参芪扶正注射液250 mL中，静滴，日1次；维生素C注射液3.0 g+维生素B_6注射液0.2 g+三磷酸腺苷二钠注射液40 mg+注射用辅酶A针200 u加入5%葡萄糖溶液500 mL中，静滴，日1次。

（2）中药汤药。以健脾益肾为治则，方选右归丸加减。具体药物如下：黄芪30 g，党参15 g，白术30 g，茯苓25 g，淫羊藿15 g，巴戟天12 g，蒸首乌12 g，女贞子15 g，当归15 g，田大云30 g，川芎15 g，细辛3 g，川牛膝15 g。7剂，水煎服。

（3）针灸。胃俞、肝俞、肾俞、曲池、外关、合谷、髀关、伏兔、足三里、三阴交、廉泉、人中、上星、金津、玉液。隔日1次，补法为主，金津、玉液点刺放血。

（4）穴位注射。脾俞、胃俞、肝俞、肾俞、曲池、外关、合谷、血海、足三里、三阴交。神经妥乐平注射液，每穴1 mL，隔日1次，与针灸交替进行。

（5）推拿。部位为头颈、小腹、腰骶、四肢督脉，手三阳经循行部位。穴位为太阳、百会、命门、腰阳关、阳陵泉、昆仑、关元、气海、合谷、手三里、曲池、肩髃、足三里、环跳等。手法为擦法、摇法、叩法、抖法、按揉法、振颤法。

（6）气雾透皮。气雾透皮Ⅲ号方。气雾透皮治疗，隔日1次，两周1个疗程。

二诊：2007年4月21日，服上药后，四肢肌力酸冷感觉较前好转，仍言语不能、吞咽困难。守初诊方加黄芪至60 g，加制马钱子1 g（冲）。7剂，水煎服。余治疗方案不变。

　　三诊：2007 年 4 月 28 日，患者服上药后，感身上稍有力。效不更方，守二诊方加黄芪至 80 g。7 剂，水煎服。

　　四诊：2007 年 5 月 6 日，患者症状继续改善，近几日感夜眠稍差，夜晚梦多易醒。中药守三诊方加酸枣仁 30 g，夜交藤 15 g，合欢皮 20 g。5 剂，水煎服。液体改用神经妥乐平针 3 支加入 0.9% 氯化钠溶液中，静滴，日 1 次；刺五加注射液 100 mL 静滴，日两次。

　　五诊：2007 年 5 月 11 日，患者诉症状较前明显好转，四肢酸冷感消失，身上明显较前有力，肌张力较前降低，双上肢肌力Ⅲ级，左下肢肌力Ⅱ+级，右下肢肌力Ⅱ级，皮肤较前光泽。中药守四诊方加全虫 10 g，蜈蚣 3 条，僵蚕 10 g。7 剂，水煎服。

　　六诊：2007 年 5 月 16 日，患者症状继续好转，现已能自主张口，吞咽功能已基本正常，言语不清症状亦有所改善，能说出一些简单字词。中药守五诊方，黄芪增至 100 g，党参增至 30 g。5 剂，水煎服。另气雾透皮改为Ⅱ号方，余治疗方案不变。

　　七诊：2007 年 5 月 20 日，患者伸舌过口，仍舌颤、舌肌萎缩。中药守六诊方，加玄参 10 g，生地 15 g，木瓜 30 g。7 剂，水煎服。

　　随访：方药加减配合液体、针灸、穴注、透皮至 2007 年 7 月 11 日，患者症状较入院明显改善，四肢肌力较前明显增加，双上肢肌力Ⅲ级，双下肢肌力Ⅲ-级，能扶物站立数十分钟，张口自如，吞咽功能基本正常，言语明显改善，能表达常用字词及简单短语，患者好转出院，转至门诊治疗。中药随症加减，配合口服六味回春胶囊，每次 5 粒，日 3 次。后逐渐减轻，在别人搀扶下可缓慢行走，言语表达亦明显改善，能缓慢与人交流，随访 2 年，病情未再进展。

　　按语：四诊合参，辨证为脾肾阳虚证，方选右归丸，药用淫羊藿、巴戟天大补阳气；患者久病卧床，气血大虚，佐用黄芪、党参、当归、蒸首乌益气扶正，补血养肝；白术、茯苓益气健脾，顾护脾胃；随之黄芪增至 60 g、80 g、100 g，佐之虫类搜剔筋络配合六味回春胶囊大补气血。液体以参芪扶正注射液益气扶正，B 族维生素营养神经。针灸以足阳明胃经为主，配合背俞穴以补益肝脾肾，患者兼吞咽困难，言语不能，选穴加廉泉、人中、上星，兼金津、玉液点刺放血。同时配合穴位注射，与针灸交替进行，针药并用。加之推拿疗法舒筋活络、促进血行、防止肌肉萎缩、丰富肌肉，以促疗效。患者病情较重，配合气雾透皮疗法，药物透皮吸收，直达病所。始用气雾透皮Ⅲ号方以温经通络、活血舒筋，筋脉既通，气血得行。继用气雾透皮Ⅱ号方，益气养阴、活血舒筋。患者治疗两周后，肌力较前明显增加，张口自如。饮食不呛，在别人帮助下能站立一段时间。出院转至门诊治疗，门诊以中药调理，配合患者用气雾透皮Ⅱ号方、Ⅲ号方药浴，电动按摩椅每天按摩2~3小时，治疗半年余，患者肌肉渐丰，肌力增至Ⅲ＋级，患者能在别人帮助下缓慢行走。患者病至晚期，能恢复至此，实属不易，随诊2年，病情稳定，未有进展。

五、小结

运动神经元病中医归属于"痿证"范畴，多因先天禀赋不足、劳倦内伤、外邪侵袭等致肝肾肺脾诸脏亏虚，奇经功能失常而发病。临证时因患者病程长短、虚实变化、累及脏器、病变轻浅的不同，治疗应辨证与分期论治相结合，辨证为本、分期为纲，根据患者所处病期确立其根本治则。选方用药辨病与辨证结合，辨病选用芪茸胶囊长期口服，调养气血、固护本元。佐以针刺、药灸，以取内外相济、针药相长之意。

阳明经为十二经之长、五脏六腑之海、气血化生之源，主润宗筋。脾胃虚弱则气血不足、宗筋纵缓以致筋脉骨肉失养、四肢痿弱不用。正如明代张从正所云："是以阳明虚则宗筋纵，宗筋纵则大脉不伸，两足痿弱。然取阳明者，胃脉也，胃为水谷之海，人之四季以胃气为本，本固则精化，精化则髓充，髓充则足能履地也。"因此治疗时应充分认识到阳明经在痿证治疗中的重要作用，加之运动神经元病起病缓慢，病程迁延，肌肉痿废，运动不能，脾胃受损症状贯穿于疾病始终；又兼滋补之剂壅塞气机、养阴之品滋腻碍胃，致正气未复，脾胃先衰，故调护脾胃应贯穿治疗始终。

第七节 多系统萎缩治验

一、西医概述

多系统萎缩（MSA）是一组缓慢起病，逐渐进展，成年期发病（50~60岁多见）、散发性的神经系统变性疾病，临床表现为不同程度的自主神经功能障碍、对左旋多巴类药物反应不良的帕金森综合征、小脑性共济失调和锥体束征等症状。临床分型主要可分为Shy-Drager综合征、纹状体黑质变性、橄榄体脑桥小脑萎缩三型，临床亚型有以帕金森综合征为突出表现的MSA-P型和以小脑共济失调为突出表现的MSA-C型。本病目前没有特异性治疗方法，临床大多采用多药物、多靶点联合的鸡尾酒疗法以期改善患者症状，提高患者生活质量，例如，胞磷胆碱和辅酶Q10联合运用缓解步态不稳等症状；金刚烷胺、甲钴胺联合运用缓解震颤麻痹、僵直等锥体外系症状；吡贝地尔、氯硝西泮、多巴丝肼联合运用缓解肌强直；对于体位性低血压首选弹力袜、高盐饮食、夜间抬高床头等非药物治疗，无效可选用盐酸米多君；曲司氯铵、奥昔布宁、托特罗定，改善逼尿肌痉挛。该病预后较差，研究显示，从发病到需要协助行走、轮椅、卧床不起和死亡的平均间隔时间各自为3年、5年、8年和9年。且对自主神经系统的损害越重，患者预后越差。

二、中医概述

中医学中无直接关于多系统萎缩的记载。根据其临床表现及体征可归属为痿证、颤证、骨繇、眩晕、厥证、阳痿、遗尿等范畴。临证中，可从分期论治及辨病论治两个方向来对此病进行探讨。王宝亮教授认为该病为本虚标实之证，本虚为肝脾肾亏虚，标实为风痰湿热瘀。

1.病因病机

多系统萎缩的多发年龄为50~60岁，《素问·阴阳应象大论》曰："年四十，而阴气自半也，起居衰矣。"此时肾气衰竭，肾精不足，髓海空虚，则脑失所养，筋骨失荣。肝肾同源；肝肾之阴不足，不能濡养筋骨，虚风内动，则肢体强直、震颤摇动，正如《灵枢·海论》中所说："髓海有余，则轻劲多力，自过其度；髓海不足，则脑转耳鸣，胫酸眩冒，目无所见，懈怠安卧。"脾肾亏虚：脾的运化功能需要肾气的推动，肾之精气亦有赖于脾胃运化水谷之精的充养，二者相互资生，互为因果。若肾精不足，或后天旧病劳损致脾虚运化无力，肢体失于濡养，则萎废不用、运动迟缓。肾、肝、脾功能紊乱，水液代谢失调酿生痰浊，阻滞筋脉官窍，变证丛生：痰浊上犯，则头晕目眩；痰浊蒙蔽清窍，则昏沉不适，反应迟钝；若痰气闭阻机窍，则言语不利，甚则喑哑。该病病程缓慢进展，疾病发展过程中尚可兼夹风、湿、热、瘀等为患，当分清标本虚实，灵活加减应用，不可执其一端。

2.分期辨治

（1）早期：脏虚尚不显著，多见于痰浊内阻证，常见临床症状有头晕昏沉，走路不稳，肢体麻木震颤，舌强语謇，腹胀纳呆，口干苦，烦闷难眠，尿频便干，苔厚或腻，脉滑数。治当以祛痰开窍为主，兼以健脾补肾。方选半夏白术天麻汤加减。

（2）中期：多见肝脾肾亏虚证，常见临床症状有起则头晕，肢体无力或震颤僵硬，动作迟缓，少气懒言，汗出异常，呛咳，入睡困难，小便频数或难解，大便排出无力，男性可有阳痿、早泄等症，苔薄白或少，脉沉细。治当以补肝健脾益肾为主。方选肾气丸合补中益气汤加减。此期病程长，易兼夹风火湿痰瘀等标实，应灵活加减应用：或加祛风化痰药，如白附子、僵蚕；或加祛湿药，如苍术、砂仁；或加活血化瘀药，如川芎、鸡血藤、水蛭等。

（3）晚期：多见阴阳两虚，痰瘀互结证，常见临床症状有起则眩晕欲仆，站立不稳，动作迟缓，肢体震颤、麻木无力，言语不清，呛咳痰多，自汗盗汗，畏寒肢冷，面色晦暗或㿠白，纳少消瘦，失眠，小便失禁或尿闭，大便无力或溏，苔腻，脉细弱或弦涩。治当滋阴补阳，活血化瘀。方选地黄饮子合通窍活血汤加减。

临证心得：《素问·灵兰秘典论》谓"心者，君主之官也，神明出焉"。心藏神，主神志，统帅全身形体官窍等生理功能及主司思维情志等精神活动，王宝亮教授临证中不论患者是否存在眠差的情况，均适当加入龙骨、酸枣仁、茯神等安神之品，多获良效。

3.辨病论治

（1）颤病：以运动迟缓，肌强直和震颤等帕金森综合征为主要临床表现的MSA-P型可按中医"颤病"辨治。《素问·至真要大论》曰："诸风掉眩，皆属于肝。"《素问·脉要精微论》谓："骨者，髓之府，不能久立，行则振掉，骨将惫矣。"王肯堂《证治准绳·颤振》说："此病壮年鲜有，中年以后乃有之，老年尤多。"该病病位主要在肝肾，兼有脾虚不运。①病因病机：年老体虚、劳逸失当，肝肾亏虚，气血阴精不足，筋脉失濡，虚风内动；或情志过极，肝气郁结，气血不畅，筋脉失养；肝郁化火生风，风阳扰动筋脉；或饮食不节，损伤脾胃，生化乏源，筋脉失养，聚湿生痰，痰浊阻络动风。②证治分类：风阳内动证，治以镇肝息风，舒筋止颤，方选天麻钩藤饮合镇肝熄风汤加减；痰热风动证，治以清热化痰，平肝息风，方选导痰汤合羚角钩藤汤加减；气血亏虚证，治以益气养血，濡养筋脉，方选人参养荣汤加减；髓海不足证，治以填精补髓，育阴息风，方选龟鹿二仙膏合大定风珠加减；阳气虚衰证，治以补肾助阳，温煦筋脉，方选地黄饮子加减。

（2）骨繇：以步态不稳、肢体拘急、运动不协调等小脑性共济失调为主要临床表现的MSA-C型可按中医"骨繇"辨治。《灵枢·根结》曰："骨繇者，节缓而不收也。所谓骨繇者，摇故也。""骨繇"是指骨节弛缓不收，不能自持，动摇不定，晃动不安，此与共济失调之足能伸而行不稳。手能举而抓不准的特点相符。故按"骨繇"辨治较为贴切。①病因病机：《灵枢·根结》曰："少阳为枢……枢折，即骨繇而不安于地。故骨繇者，取之少阳。"王冰曰："少阳主骨，故气终则百节纵缓。"《素问·阴阳应象大论》曰："肾生骨髓。"《素问·六节藏象论》说肾"其充在骨"。高鼓峰在《医宗己任编》中说："大抵气血俱虚，不能荣养筋骨，故为之振摇，而不能主持也。"肝主筋，肾主骨，若肝肾亏虚或气血不足，则筋骨失养，发为步态不稳、肢体拘急僵硬等症。②证治分类：从少阳主骨论治，除肢体振摇、步态不稳等主症外，兼有胸满烦惊、惊惕不安、舌红苔黄腻等胆热少阳经气逆乱等症，方选柴胡龙骨牡蛎汤加减；从肝肾阴虚论治，滋肝补肾，强筋健骨，方选六味地黄丸加牛膝、杜仲、寄生、续断之类；从气血亏虚论治，补气养血，健脾益肾，方选八珍汤加味。

（3）以直立性低血压、性功能障碍、出汗及尿便障碍等为主要临床表现的自主神经功能障碍称为Shy-Drager综合征（SDS）。其常见的尿失禁、尿潴留、男性勃起功能障碍、体位性低血压等可分别归属于"遗尿""癃闭""阳痿""眩晕"或"厥证"范畴。

（4）眩晕：①病因病机及病位。情志不遂、年高肾亏、病后体虚、饮食不节、跌扑损伤、瘀血内阻，虚者为髓海不足，或气血亏虚，清窍失养，实者为风火痰瘀扰乱清空。病位在于头窍，其病变脏腑与肝、脾、肾三脏相关。②证治分类。肝阳上亢证，治以平肝潜阳，清火息风，方选天麻钩藤饮加减；气血亏虚证，治以补益气血，调养心脾，方选归脾汤加减；肾精不足证，治以滋养肝肾，益精填髓，方选左归丸加减；痰湿中阻证，治以化痰祛湿，健脾和胃，方选半夏白术天麻汤加减；瘀血阻窍证，治以祛瘀生新，活血通窍，方选通窍活血汤加减。

（5）厥证：①病因病机。直立性低血压导致的厥证多属虚证，或年老体衰，阴血不足，气随血衰，阳随阴消，神明无主，发为厥；或元气素虚，体位骤变之下，中气不足，清阳不升，血不上达，精明失养，发为厥；或劳逸失度，肾精亏耗，髓海失养，发为厥。②证治分类。气血亏虚证，治以益气养阴补血，方选人参养营汤加减；中气不足证，治以补中益气，升阳举陷，方选补中益气汤加减；肾精不足证，治以滋补肝肾，填精益髓，方选左归丸加减。

（6）癃闭：①病因病机。脾胃失运，酿湿生热，下注膀胱，气化不利；《灵枢·口问》曰"中气不足，溲便为之变"，脾胃气虚，中气下陷，无以气化则成癃闭；情志不畅，忧思郁结，疏泄失司，影响三焦水液运送及气化功能，水道通调受阻而成癃闭；体虚久病，肾阳不足，气化无权；肾阴不足，水府枯竭；久病多瘀，瘀血阻塞尿路发为癃闭。②证治分类。膀胱湿热证，治以清热利湿，通利小便，方选八正散加减；肝郁气滞证，治以疏利气机，通利小便，方选沉香散加减；脾气不升证，治以升清降浊，化气行水，方选补中益气汤合春泽汤加减；肾阳衰惫证，治以温补肾阳，化气行水，方选济生肾气丸加减；浊瘀阻塞证，治以行瘀散结，通利水道，方选代抵当丸加减。

三、验案举隅

【案1】王某，女，52岁。初诊：2018年10月25日。主诉：运动迟缓、反复跌倒1年，表情呆滞半年。现病史：患者1年前无明显诱因出现行动迟缓，步态慌张，转侧不利，偶有跌倒，曾按"进行性核上性麻痹"治疗，取效不著，近半年病情逐渐加重，步态不稳，反复跌倒，筋脉拘紧，面容呆滞，时有饮水呛咳，伴有心烦急躁，眠差，小便不利，大便干。舌红，苔黄，脉弦数。查体：卧位血压为130/80 mmHg，立位血压为115/70 mmHg。慌张步态，四肢肌张力高，腱反射略亢进，肌力双上肢正常，双下肢Ⅴ－级，轮替动作差，指鼻试验欠稳准。

处方：柴胡10 g，黄芩10 g，半夏10 g，茯苓15 g，栀子10 g，生龙骨30 g，生牡蛎30 g，大黄6 g，胆南星6 g，僵蚕9 g，竹茹15 g，当归15 g，白芍15 g，远志10 g，酸枣仁20 g，牛膝20 g。7剂，水煎服。

按语：本案患者为中年女性，时至围绝经期，平素情绪急躁，肝气郁滞，少阳枢机不利，郁而化火，胆腑郁热，故见心烦急躁、眠差；嗜食辛辣，胃腑积热，痰热瘀滞，枢机不利，故见饮水呛咳；少阳主骨，故气终则百节纵缓，故见运动迟缓、步态不稳。舌红，苔黄，脉弦数，是为少阳瘀滞、痰热内蕴之象。分期辨证，当属多系统萎缩早期；辨病论治，当属骨繇。方选柴胡加龙骨牡蛎汤以疏肝泻热，和解少阳。加胆南星、竹茹清热化痰；加远志、酸枣仁养血安神定志；加当归、白芍养阴柔筋；加牛膝引热下行，强筋壮骨。守方加减服用3月余，行走较前便利，未再发生跌倒。

【案2】王某，女，62岁。初诊：2019年6月5日。现病史：双下肢乏力伴言语不清2年余，加重2个月。现病史：2年余前患者无明显诱因出现双下肢乏力，呈慢性进展性加重，逐渐出现言语不清、左上肢乏力、步态不稳，无静止性震颤、肌肉萎缩、肌肉跳动等症。2个月前无明显诱因患者双下肢乏力、言语不清症状较前加重，独立行走不能，遂来我院门诊。症见：双下肢乏力，步态不稳，不能独立走动，双手笨拙，精细动作差，言语不利，饮水呛咳，头昏蒙不清，起则加重，腰膝酸软，气短倦怠，胸闷，胸骨后压迫感，纳眠一般，夜尿频，排便无力，2日1行。舌质淡，苔白，脉沉弱。专科检查：血压为 112/89 mmHg（卧位）、87/62 mmHg（立位），心率为 76 次 / 分。神志清楚，智能基本正常，构音障碍。双下肢及左上肢肌力Ⅳ级，右上肢肌力 V- 级，四肢肌张力增高，左侧指鼻试验、跟膝胫试验欠稳准，双侧轮替试验欠灵活，闭目难立征不配合，双侧膝腱反射、跟腱反射亢进，病理反射未引出，脑膜刺激征阴性。辅助检查：①血液实验室检查未见明显异常，头颅 MRI+MRA 示可能存在橄榄桥脑小脑萎缩（OPCA），请结合临床；②双侧侧脑室旁、放射冠区轻微脑白质脱髓鞘；③左侧大脑后动脉起自左侧颈内动脉，考虑发育变异。

治疗： 西医治疗以改善脑部循环，营养神经，对症治疗为主，给予复方曲肽注射液以改善脑循环、保护脑组织，多巴丝肼片口服以改善肌肉强直，艾迪苯醌片以改善脑代谢。

中医治疗予益气复脉针益气复脉，养阴生津。汤药以健脾补肝益肾为主，方用补中益气汤合右归丸加减。

处方： 黄芪 30 g，党参 20 g，茯苓 20 g，白术 20 g，陈皮 12 g，当归 20 g，白芍 20 g，淡附片 10 g，巴戟天 12 g，淫羊藿 12 g，肉苁蓉 20 g，桑寄生 20 g，酒萸肉 10 g，麦冬 20 g，炒麻仁 20 g，烫狗脊 10 g，续断 10 g。7 剂，水煎服。

按语： 本案患者为中年女性，多系统萎缩病史 2 年，双下肢无力、肌张力高、步态不稳、肢体不协调、头晕、体位性低血压等多症并存，查舌淡、苔白、脉沉弱，辨证属 MSA 病程中期，以肝脾肾亏虚为主。肾藏精主骨生髓，脑为髓海，肾气不足，则"脑转耳鸣，胫酸眩冒"。肝主筋，肝肾之阴不足，筋骨失濡，虚风内动，则肢体强直、震颤摇动。脾虚失运，气血生化不足，清阳不升，浊气不降，则头晕目眩，少气懒言，倦怠乏力。《素问·生气通天论》谓"阳气者，若天与日，失其所，则折寿而不彰"，肾阳为一身阳气之本，五脏之阳气，非此不能发。肾阳虚衰，不能鼓舞五脏之阳，心阳不振则胸闷。脾肾阳虚，膀胱气化不利而开阖失司，大肠失于温煦而传送无力，见夜尿频，排便无力。患者未现明显瘀血痰浊阻滞之象，故治以健脾益气、补益肝肾为主。方用补中益气汤合右归丸加减，方中黄芪、党参、茯苓、白术、陈皮健脾益气，当归、白芍、麦冬养阴柔肝，酒萸肉、烫狗脊、桑寄生、续断补肝肾强筋骨，淡附片、巴戟天、淫羊藿、肉苁蓉补肾益阳。全方审证准确，药证相符，效如桴鼓。

【案3】 黄某，男，58 岁。初诊：2018 年 12 月 3 日。主诉：反复头晕、晕厥3年余，加重2个月。现病史：3年前无明显诱因出现直立位时头晕，平躺或坐位时逐渐缓解，患者未重视。3年间症状逐渐加重，严重时可出现晕厥，持续数十秒左右缓解，同时伴有言语含糊、不连贯，尿频尿急、夜尿多，大便偏干，性功能障碍等症状。求治于当地医院，测血压：卧位为106/82 mmHg、立位为67/42 mmHg，余常规检验检查未见明显异常。考虑诊断为Shy-Drager综合征（SDS）。予盐酸米多君治疗后，患者卧位血压升至160/100 mmHg，并伴有头痛，遂自行停药。2个月前无诱因患者症状较前加重，直立位时即出现晕厥，持续1分钟左右缓解，至当地中医门诊服中药效差，慕名前来。症见：神志清，精神差，轮椅推入诊室，诉直立位时即发作晕厥，1分钟左右可缓解，坐位时感头昏蒙沉重，面部表情少，言语含糊不清，伴四肢末端发凉、心慌、出虚汗，纳少，眠一般，夜尿多，偶有尿失禁，排便困难。查舌质淡，苔薄腻，脉沉细。辨病：厥证。辨证：气血亏虚兼肾阳虚衰证。方选人参养营汤合肾气丸加减。

处方：党参20 g，茯苓20 g，白术15 g，陈皮12 g，熟地黄15 g，当归15 g，黄芪30 g，白芍12 g，肉桂9 g，附子6 g，淫羊藿12 g，巴戟天12 g，菟丝子20 g，枸杞子15 g，酒萸肉15 g，炙甘草6 g，生姜3片，大枣5枚。7剂，水煎服。

二诊：2018年12月10日，患者坐位时头沉重昏蒙感较前明显减轻，直立位时仍有晕厥发作，尿频、大便干有所改善。守上方加黄精20 g。10剂，水煎服。

三诊：患者症状有明显好转，可保持直立位2~3分钟，面部表情较前丰富，夜尿次数减少，服药期间未有尿失禁发作，大便每日1次。嘱患者做水丸长期服用，门诊随诊至今未再有晕厥发作。

按语：本案患者以直立性低血压为多系统萎缩的首发症状，来诊时症状较重，直立位时即发生晕厥、昏不知人。《素问·厥论》指出，"厥……或令人暴不知人"，辨病属中医"厥证"范畴。观前医以中气下陷、清阳不升为基本病机，投之以补中益气汤加减，然效差。细查患者面部表情少，面白唇淡，四肢末端不温，汗出多，为气血不足、营卫不和之象；患者天气转凉后症状加重，兼有夜尿多，甚至尿失禁，大便秘而不结等症，究其病机而言，虽有中气不足之象，实则为脾肾阳虚俱存。疏方以人参养营汤合肾气丸加减。人参养营汤出自《太平惠民和剂局方》，具有温补气血的作用，合肾气丸补肾助阳，更加用枸杞、黄精等益阴之品，正如张景岳《景岳全书·新方八略引》所说："善补阳者，必于阴中求阳，则阳得阴助而生化无穷。"全方温补通调并用，气血阴阳并补，则疾病向愈。

第八节　癫痫治验

癫痫是一种由多种病因引起的慢性脑部疾病，以脑神经元过度放电导致反复性、发作性和短暂性的中枢神经系统功能失常为特征。根据电活动的起源是分布在大脑的一个局灶区域还是同时涉及双侧大脑，大多数癫痫发作可归类为局灶性发作或全面性发作，发作的临床表现根据发作在大脑中的位置和所涉及的皮质范围而异。癫痫在任何年龄、地区和种族的人群中都有发病，但以儿童和青少年发病率较高。

一、病因病机

癫痫归属于中医"痫病"的范畴，多因骤受惊恐，先天禀赋不足，脑部外伤及感受外邪，饮食所伤等，致使脏腑功能失调，风痰闭阻，痰火内盛，造成清窍被蒙，神机受累，元神失控而引发痫病，多由痰、火、瘀为内风触动，致气血逆乱，蒙蔽清窍而发病。以心脑神机受损为本，脏腑功能失调为标，其脏气不平，阴阳偏胜，心脑所主之神明失用、神机失灵、元神失控是病机的关键所在。其病位在心脑，与肝脾肾关系密切。

二、辨证施治

中医治疗本病时当急则开窍醒神以治其标，控制其发作；缓则祛邪补虚以治其本。

（1）风痰上扰，兼以食积证：痫病的形成，大多由于七情失调，先天因素，脑部外伤，饮食不节，劳累过度，或患他病之后，造成脏腑失调、痰浊阻滞、气机逆乱、风阳内动所致，而尤以痰邪最为重要。《医学纲目·癫痫》曰："癫痫者，痰邪逆上也。"风阳痰浊，蒙闭心窍，流窜经络，是造成痫病发作的基本病理因素，而肝、脾、肾的功能受损是痫病的主要病理基础。同时脾胃腐熟运化功能失常，易致食积，食积日久，酿生痰湿，积痰内伏，生风化热，加重风痰上扰清窍。因此痰浊既是致病因素，又是病理因素。因此该证型病变部位在肝脾，病理因素为风、痰、食积。《素问·至真要大论》曰，"诸风掉眩，皆属于肝"，"诸暴强直，皆属于风"，"风胜则动"，肝失条达，疏泄太过或不及致虚风内动和阳升风动，风动则痰升，内闭神窍，发为癫痫。故治痫多从治痰入手，脾主运化功能失司，则宿食停滞，水饮痰浊生，中焦气机升降失常，气机逆乱，挟痰上扰，则不省人事。本证虽有脾虚之证，但以邪盛为主，且正气未虚，仍以涤痰平肝息风为主，兼消食积，清胃火，畅达气机，则痰无源以生。

（2）少阳枢机不利，痰火扰神，肝风内动证：《临证指南》中说，"天地一阴阳也，阴阳和则天清地凝，一有偏性，遂有非常之变。人身亦一阴阳也，阴阳和则神清志宁，一有偏胜，则有不测之疴"。古人集癫、狂、痫，辨以为阳并于阴，阴并于阳，医者唯调其阴阳，不使有所偏胜，则郁逆自消，而神气得反其常矣。而阴阳出入之界，全借少阳为枢纽，胆为阳木，肝为阴木，胆附于肝，以调达一身气机。《素问·六节藏象论》载："凡十一脏，取决于胆也。"李东垣认为，胆者，少阳春升之气，春气升则万化安，故胆气春升，则余脏从之。所以十一脏皆取决于胆也。胆为清净之腑，其气冲和而温，胆郁气搏而变生痰涎，郁久而化火生风。胆木之气通达不息，升降出入之机畅，胆枢调逆气得降，以宣通清窍。《丹溪心法》指出，治疗痫病"大率行痰为主，用黄连、胆南星、瓜蒌、半夏，寻火寻痰，分多分少，治之无不愈者"。但贯穿于其中的是少阳枢机不利，气机升降失常，气机逆乱，则神志失常，发为痫病。《素问·六微旨大论》曰："出入废则神机化灭，升降息则气立孤危。故，非出入则无以生长壮老已，非升降则无以生长化收藏。是以升降出入，无器不有。"对于少阳枢机不利、痰火扰神、肝风内动证，王宝亮教授常用柴胡加龙骨牡蛎汤治疗，疗效显著。柴胡加龙骨牡蛎汤是小柴胡汤方义的延伸，小柴胡汤调胆枢，开结气，柴胡加龙骨牡蛎汤以龙骨、牡蛎重摄上炎之气火，上冲之火息而犯脑之逆气平，诸药合用开结气，降逆气，调胆枢，一身之气畅，风火痰散而痫证不作矣。

（3）风热上扰，夹痰邪证：明代王肯堂《证治准绳》中有风热至痫之说，"痫疾者……风热盛于肝，则一身之筋牵掣，故令手足搐搦也。"《太平圣惠方》

载："热极甚者则发痫。"火热壅盛，煎熬津液，结而为痰，火极生风，风动痰升，上犯清窍，神无所主，发为痫病。张子和《儒门事亲》亦从热邪至痫立论："大凡痫病发，项强直视，不省人事，此乃肝经热也。"《普济方·热痫》："气血不和，内有积热之所致也。"火有虚、实之分，实火为外感六淫，七情所伤，气郁化火，或过食五辛厚味之物；虚火乃肝肾阴虚，龙雷之火上腾而成。此种证型同为风、痰、热三邪，但以热邪较为显著，主要在肝脏。实火宜泻火清热，虚火宜养肝阴，抑肝阳。无论实火、虚火均可化风，故同时应重视息风，热邪亢盛，必伤津液，治疗上可养阴清热息风，如生地、白芍等。其次，热邪易与痰邪相合，《医学正传》认为："痫病独主乎痰，因火动之所作也。"痰邪胶滞黏浊，不易祛除，痰不除则热难去，因此在清热的同时应予化痰。

三、验案举隅

【案】王某，男，17岁。初诊：2019年7月1日。主诉：发作性四肢抽搐2年。现病史：2年前无明显诱因突然出现四肢抽搐，口吐白沫，意识丧失，持续数分钟，醒后一如常人，口服丙戊酸钠缓释片控制癫痫发作，自诉上症多于饮食积滞后反复发作，半个月前饱餐后再发，四肢抽搐，不省人事，伴呕吐，持续3分钟后自行缓解；近半个月发作3次，症状同前，纳眠可，二便调，舌质暗红，苔薄腻，脉滑。辨证：风痰上扰，兼食积化火证。治法：涤痰息风，消食清火。方选定痫丸合保和丸化裁。

处方： 茯苓20g，陈皮12g，半夏10g，黄连10g，胆南星6g，钩藤30g，僵蚕10g，枳实10g，天麻15g，生龙骨30g，生牡蛎30g，神曲30g，麦芽30g，远志10g，栀子10g，柴胡10g，甘草6g，橘红15g。14剂，水煎服。

二诊： 2019年7月16日，服药两周来，癫痫未再发作。效不更方，守初诊方，继服14剂，以巩固疗效。随访1年，未再发作。

按语： 本案为风痰上扰，兼食积证。《临证指南医案·卷七》提出："痫病或由惊恐，或由饮食不节，或由母腹中受惊，以致脏气不平，经久失调，一触积痰，厥气内风，猝焉暴逆，莫能禁止。"《医宗金鉴·幼科杂病心法要诀》："食痫，食过积中脘，一时痰热使之然。"饮食失调，脾气素虚则痰浊内聚，适逢七情失调，尤以骤然大惊、大恐、大怒为甚。惊则气乱，肝失条达而横逆，或痰随气升，上冲于元神之府或蒙蔽心窍均可使神明丧失。肝风内动，痰随风动，风痰上扰，心神被蒙；肝火素旺，火动生风或煎熬津液，结而为痰，风动痰升，阻塞心窍，则意识丧失，四肢抽搐，发为痫病。《婴童百问》："食痫者，食时得惊，停宿结滞。"食积困脾，影响脾对水液的运化易生痰，加重病情，故多在饮食积滞后发作，苔腻，脉滑。虽有脾虚之证，但正气未虚尚能与邪气相抗，故以"祛邪"为主。方中半夏、陈皮、茯苓、橘红、枳实祛痰降逆，健脾理气；胆南星清火化痰，镇惊定痫；生龙骨、生牡蛎重镇定惊安神；远志醒神开窍；僵蚕僵而不腐，禀金水之精，得清化之气，故能治风化痰，散结行经；天麻得天地之金气独全，故为制风木之上药；柴胡、栀子清肝泻火；神曲、麦芽消酒食陈腐、米面之积；黄连清胃火；甘草为佐使以调和诸药。食积除，郁火清，痰饮去，则风平痫控。

四、心得体会

（1）癫痫的病理因素主要为风、痰、热、瘀，内风之动，多因邪热炽盛，热极生风，或阴虚阳亢，阴不维阳，肝阳化风。风为阳邪，高颠之上，唯风可到，癫痫多为元神失控，且脑为人身最高处，故癫痫发作多以风邪为基础。风为百病之长，易夹痰、夹热，同时风助火势，火借风威，与痰热搏结，发为痫病。

（2）痫病早期实邪壅盛，应予祛邪为主，主要为风、痰、热三邪，根据邪气深浅，各有侧重进行治疗；后期正气不足，痰浊沉痼，或痰瘀互结者，往往迁延日久，导致肝肾阴虚，内风旋动，应以滋养肝肾为主。

（3）痫证治疗包括息风、涤痰、清火、化瘀、补虚、和解、重镇等，临床应根据患者的实际情况，辨证论治，一般病情较为复杂，多种病理因素夹杂，临床需灵活变通，可多种治法相结合治疗。

第九节　一氧化碳中毒后迟发性脑病治验

急性一氧化碳中毒后迟发性脑病是指部分一氧化碳中毒的患者，在急性期意识障碍恢复正常后，经过一段时间的假愈期，突然出现以痴呆、精神症状和锥体外系症状为主的脑功能障碍。中医对此病没有具体详细的描述，王宝亮教授认为该病应属于中医"呆病"及"痉证"的范畴。王宝亮教授潜心研究，遍读古籍及通过自己近30年的临床实践总结，对该病的认识日渐深刻并摸索出了一套治疗该病的成熟的经验，临床效果显著。

一、病因病机

王宝亮教授认为一氧化碳中毒急性期是由于感受了秽浊之邪，其犯于人体上部，可至心肺，影响心主神志的功能和肺宣发肃降的功能，而出现神志混乱、昏迷、呼吸喘促不畅甚至衰微死亡；邪犯于人体中部可留滞犯脾侵胃，出现不思饮食、腹胀不舒、大便溏泻；邪犯于人体下部，可侵犯肾与膀胱，影响肾的气化、膀胱的开合而出现小便失禁。急性期的治疗，首先应是脱离局部环境，阻断秽浊之气的侵犯；其次，以芳香开窍醒神类组方药结合高压氧治疗。迟发性脑病乃秽浊之邪，不能尽去，日久则害于人体而发病。王宝亮教授认为其病理因素以痰浊为主，秽浊之气侵犯肺、脾、肾三脏，导致肺通调水道敷布津液之功能、脾之运化水液之功能、肾之蒸腾气化之功能失常，聚湿而成痰饮。痰饮之邪形成之后，随气升降流窜，变化多端，内入脏腑，外至筋骨皮肉，形成多种病症，因此有"百病多有痰作祟"之说。王宝亮教授认为痰在该病的发生发展过程中起了至关重要的作用。其至于脑髓可致清气不升，脑髓失养而出现表情淡漠匮乏、沉默痴呆、胆怯易惊；其至于肢体经络可出现肢体麻木、发硬，甚至运动不能；其流注于下焦可致肾失蒸腾气化，膀胱开合无制而出现癃闭或者小便失禁。

二、治法用药

针对该病的病因病机，王宝亮教授认为该病的治疗方面应该以涤浊化痰、醒脑开窍为主，进行辨证施治，常收良效，其化痰主方喜用二陈汤加减。王宝亮教授认为该方燥湿化痰、理气和中，为祛痰的通用方，为治疗湿痰之主方。在该方的基础上随症加减，可广泛应用于各类痰证。《医方集解》亦言"治痰通用二陈"。王宝亮教授在长期的临床实践中总结出了化痰六法，针对不同的兼证灵活运用效果如神，现分别介绍如下：

（1）芳香祛湿化痰：多适用于神志昏蒙，痴呆少语，常口角流涎，小便失禁频繁，舌红，苔白腻水滑，脉濡缓。王宝亮教授喜用藿香正气汤加减，多加用佩兰、扁豆花、白豆蔻以加强其芳香祛湿开窍之功，且该方中包含二陈汤燥湿健脾化痰，而其芳香祛湿之功愈大，共奏芳香祛湿化痰之功。

（2）补肾温阳化痰：多适用于面色青晦、表情呆少，口涎外溢，或四肢不温，小便清长、鸡鸣泄泻，舌质淡白，舌体胖大，苔白，脉沉细弱，双尺尤甚。以补肾温阳、益气化痰为主方，选用还少丹和二陈汤加减，常用肉苁蓉、巴戟天、小茴香助命门，补肾气；熟地、枸杞、山萸肉滋肾填髓；菖蒲、远志、五味子宣窍安神。二陈汤燥湿化痰和中，则诸症自愈。

（3）益气健脾化痰：多适用于乏力懒言，表情呆滞，面色萎黄、纳呆少食，痰涎较多，腹痛喜按，肌肉萎缩，舌淡白，苔白稍腻，脉虚细。治疗以益气健脾化痰为主，方用归脾汤加半夏、陈皮、全瓜蒌，脾胃为运化之枢纽，脾不运化聚湿成痰饮，故有脾为生痰之源之说。王宝亮教授认为化痰需健脾，脾气健运则痰湿自化。方用归脾汤益气健脾，安神宁心，加半夏、陈皮有二陈汤之义，用全瓜蒌以加强祛痰之功。

（4）宁神益智化痰：多适用于智能减退明显，神情呆钝，懈惰思卧或多言善语词不达意，烦躁不安，舌瘦、色淡、苔薄白腻，脉沉细弱。治法宜益精填髓，宁神增智并佐以化痰。方用七福饮加减，该方既能滋阴填髓、补肾、益气养血，还兼有化痰宣窍之功。临床以熟地为君药滋阴填髓；鹿角胶、阿胶、紫河车、猪骨髓补髓填精；当归养血补肝；人参、白术、甘草益气健脾；石菖蒲、远志、杏仁宣窍化痰，临床尤为适宜，常获良效。

（5）活血祛瘀化痰：多适用于表情迟钝，言语不利，善忘易惊恐，伴有肌肤甲错，口干不欲饮，双目晦暗，舌质暗或有瘀斑、瘀点，脉细涩。治疗宜活血化瘀，开窍醒脑。临床多用通窍活血汤加减。取麝香芳香开窍，并活血散结通络；当归、桃仁、红花、赤芍、川芎、丹参活血化瘀；葱白、生姜、菖蒲、郁金通阳化痰开窍。

（6）通络息风化痰：多适用于肢体僵硬，活动不灵活，神志痴呆，表情淡漠，口角流涎，舌质红绛，或暗紫，舌苔黄腻或少苔，脉弦细或数。治以活血息风，通络化痰为主。王宝亮教授自创龟羚熄风汤加减，方中以龟板和羚羊角为君药；熟地、麦冬、白芍滋阴息风为臣；佐以丹参、当归、全蝎活血化瘀，制半夏、陈皮、天竺黄、竹茹燥湿化痰；大枣、甘草调和诸药，共奏通络息风化痰之效。

王宝亮教授常言，以上化痰六法虽然各有侧重，但临床运用不可截然分开，常一证为主而兼加他证。故临证之时要仔细鉴别，详细推敲，辨证准确，立法恰当，用药严谨方能切中病机，药到病除。

三、验案举隅

【案】郑某，男，41 岁。初诊：2007 年 2 月 12 日。主诉：记忆力下降 3 月余，加重伴活动不利 1 个半月。现病史：患者离婚后独自经营一家小商店为生，夜间以煤炉取暖，3 个月前的清晨，其姐至店唤其不应，闻见煤气味较重，随即破门而入。当时患者昏迷不醒，由救护车送至当地医院，经抢救及高压氧治疗 1 个半月，出院后除记忆力稍差外，生活基本自理。近 1 个半月前，渐出现高级智能活动下降明显，表情迟滞，言语减少，口角流涎较多，肢体僵硬不灵活，走路不能，大小便失禁，又至当地医院住院治疗，高压氧配合内科输液及口服药物（具体不详），效果不明显。今前来王宝亮教授门诊诊疗，症状如前述，舌暗紫，苔黄厚腻，脉弦数。辨证：痰湿阻遏，瘀血内阻证。治法：芳香化湿，豁痰祛瘀。

处方：藿香 30 g，天竺黄 10 g，胆南星 10 g，制半夏 12 g，枳实 12 g，茯苓 15 g，陈皮 12 g，石菖蒲 15 g，竹茹 6 g，佩兰 12 g，白扁豆花 15 g，巴戟天 8 g，地龙 15 g，全蝎 12 g，水蛭 5 g，甘草 6 g。7 剂，水煎服。

二诊：2007 年 2 月 19 日，服上药后，痰涎较前明显减少，仍表情呆少，肢体僵硬不舒，不能独立行走，需人搀扶，大便失禁次数较前减少，小便仍失禁，日 2~4 次，舌暗红，苔薄白稍腻，脉弦细。治法：益精填髓复智，通络化痰缩尿。

处方：龟板胶 20 g，熟地 15 g，紫河车 20 g，巴戟天 15 g，淫羊藿 5 g，益智仁 20 g，石菖蒲 15 g，当归 15 g，鸡血藤 30 g，丹参 15 g，制半夏 12 g，陈皮 15 g，茯苓 15 g，桑螵蛸 15 g，覆盆子 15 g，金樱子 12 g，莲子 12 g，炒白

术 12 g，炒山药 15 g，肥大枣 6 枚。14 剂，水煎服。

三诊：2007 年 3 月 5 日，服上药后患者表情较前明显丰富，能进行简单的交流，大便已正常，小便仍有失禁，日 1~2 次，肢体僵硬较前稍缓解，能站稳，但坚持时间不长，走路仍需帮助，舌淡红，苔薄白腻，脉弦细。治法：益气健脾补肾，化痰息风柔筋。

处方：党参 15 g，黄芪 15 g，炒白术 20 g，炒山药 15 g，升麻 10 g，当归 10 g，鸡血藤 20 g，丹参 10 g，怀牛膝 15 g，山萸肉 12 g，杜仲 15 g，桑寄生 15 g，生龟板 15 g，生鳖甲 12 g，生牡蛎 15 g，葛根 15 g，白芍 30 g，陈皮 15 g，茯苓 15 g，大枣 6 枚。14 剂，水煎服。

随访：半个月后随访，患者高级智能较前好转，肢体僵硬较前明显好转，已能拄拐行走，大便正常，小便偶有失禁 1~2 次 / 周。

按语：急性一氧化碳中毒乃秽浊之气侵心犯脑，且对全身多个脏腑均造成了损害，其后迟发性脑病临床表现复杂，病机变化多端，不可速祛，只可缓图。患者初诊，主症虽为痴呆，肢体僵硬，因其痰瘀之象较重，急则治其标，以芳香化湿，豁痰祛瘀为主，而不能一味地益精填髓，息风通络。方以藿香、天竺黄为君芳香开窍，豁痰定惊，合涤痰汤为臣以加强涤痰开窍之功。王宝亮教授喜用虫类，如地龙、全蝎、水蛭取其搜风通络化瘀之功，佩兰、石菖蒲、白扁豆花芳香辟秽，化浊开窍更能化痰湿，故 7 剂药后痰瘀之象大减。二诊则以痴呆、大小便失禁为主要矛盾，故以益精填髓、复智缩尿为主而佐以通络化痰，主方以七福饮以益精填髓复智，加上补肾固经缩尿之品则二便渐调，王宝亮教授喜丹参、当归、鸡血藤同时配合使用，认为其不但能活血通络且能养血活血而不伤正气。配合炒山药、炒白术、肥大枣以补脾健脾而痰湿自化，肥大枣同时能调和诸药。三诊时智能好转，二便渐趋于正常，痰瘀一去则机体虚损本象渐现，且筋络不和，肢体僵硬，治疗以益气健脾补肾、化痰息风柔筋为主。方以补中益气汤合三甲复脉汤为主，一方面益气健脾，另一方面滋阴息风柔筋；杜仲、怀牛膝、桑寄生补肝肾、强筋骨，最后不忘合二陈汤化痰，其方中亦重用葛根，王宝亮教授认为它有解肌柔筋功效，特别是配合白芍，共奏柔筋解肌缓急之功。

第十节　植物人治验

植物人在国际医学界通行的定义是"持续性植物状态"，现在国际上倾向于把颅脑外伤后植物状态持续 12 个月以上，非外伤性病因导致的植物状态持续 3 个月以上称为持续性植物状态。植物人常常是由颅脑外伤或脑血管疾病、血糖昏迷、脑炎后、中毒、窒息等原因引起大脑缺血缺氧、神经元退行性改变等导致的长期意识障碍。临床表现为患者对外界环境的认知完全丧失，呼之不应，患者有觉醒和睡眠周期，但无黑夜和白天之分，可有自发无意义的哭笑，对痛刺激有回避动作，存在吮吸、咀嚼等原始反射，二便失禁，但持续性植物状态患者具有自主呼吸、脉搏、血压、体温可正常，但无任何言语、意识、思维能力，此可与脑死亡相鉴别。因患者时能睁眼环视，貌似清醒，故这种昏迷又有"醒状昏迷"之称。到目前为止，持续性植物状态患者的治疗仍然是医学界的难题之一。王宝亮教授采用中西医结合的方法，曾使 3 例植物人促醒，充分发挥了中医药治疗该病的优势。

一、病因病机

王宝亮教授认为植物人相当于中医学所称的"昏迷""昏蒙"和"谵妄"等病，表现为神志不清、不省人事、意识模糊为主要特征的一组疾病。王宝亮教授认为，其病因有外感与内伤之分，其中内伤为本，为发病的主要因素，表现为气血阴阳的亏虚，不能濡养脑窍，或本有气血精髓的亏虚，又感外邪，或内伤痰火，阴阳气血逆乱，致神明失守、脑窍闭塞而引起该病。植物人昏迷的初期常以邪实为主，后期常以肾虚为主，常为虚实夹杂之症。其病位在脑，常涉及心、脾、肝、肾等脏腑。

二、辨证施治

王宝亮教授认为，①心脑相通：心主神明，脑为元神之府；心主血，上奉于脑，心血充足则脑髓充盈，故临床上脑病可从心论治，或心脑同治。②脑脾相关：脾为后天之本，气血生化之源，主升清。脾胃健旺，化源充足，运送气血达于五脏，则五脏安和，九窍通利，则清阳出上窍而上达于脑。脾胃虚衰则不能升清，清阳之气不能上行于脑而致脑失所养；或脾虚不能运化，生痰化湿，扰乱清空，均致植物人的发生；因此，从脾胃入手，益气升阳是治疗脑病的主要方法之一。③脑肾同源：脑为髓海，精生髓，肾藏精，正如《医碥·卷四》所言"在下为肾，在上为脑，虚则皆虚"，故肾精充盛则脑髓充盈，肾精亏虚则髓海不足而变生诸症。"脑为髓海……髓本精生，下通督脉，命火温养，则髓益之"，所以，补肾填精益髓为治疗脑病的重要方法。④肝脑相关：肝主疏泄，调畅气机，气机条达，则脑清神明。若疏泄失常，或情志失调，或清窍闭塞，或血溢于脑，即"血之与气并走于上，则为大厥"；肝主藏血，精血同源，若肝失藏血或肝阴肝血不足，则可致精髓不足，脑失所养，变生诸疾。治疗植物人常从心肾脾肝论治。病理因素以痰、瘀血为主，故对于植物人促醒的治疗，应根据不同阶段的病理特点，辨证施治。

三、验案举隅

【案1】邵某，男，49岁。初诊：2007年7月24日。主诉：意识障碍半个月。现病史：半个月前患者不明原因昏倒在地，意识丧失，他人拨打120急送医院治疗，效果不佳。今家属为求中医诊治慕名前来，症见：呈昏迷状，呼之不应，时有呻吟及四肢强直样发作，喉中痰鸣声，夜晚烦躁不安，白天昏睡不醒，伸舌不配合，脉弱。血压、体温、脉搏平稳。神经系统体检：意识障碍，双瞳孔等大等圆，直径约2.5 mm，对光反射迟钝，眼球固定，瞬目反射消失，双掌颌反射（+），双巴氏征（+），四肢肌张力高，肌力检查不配合；既往有糖尿病史。西医予对症支持治疗，中医四诊合参，辨证：阴血亏虚，痰浊闭阻证。治法：养阴祛痰，醒脑开窍。方选沙参麦冬汤合定痫丸加减。

处方：沙参30 g，麦冬20 g，生地10 g，天竺黄12 g，胆南星10 g，黄芩12 g，黄连10 g，石菖蒲12 g，郁金15 g，珍珠母2 g（冲），羚羊角粉1 g（冲），川贝15 g，瓜蒌30 g，半夏10 g，茯苓30 g，白术30 g，全蝎10 g。3剂，水煎服。

二诊：2007年7月27日，患者服后意识模糊，能配合少许指令性动作，四肢张力高，腹泻，舌脉同前。守初诊方，去沙参、黄芩之寒凉之品，加炒扁豆20 g、炒薏苡仁30 g、炒山药30 g。3剂，水煎服。

三诊：2007 年 7 月 30 日，患者服上方后意识模糊，嗜睡，时有咳嗽，咳痰。守二诊方，加白芥子 10 g、牙皂 10 g。7 剂，水煎服。

四诊：2007 年 8 月 6 日，患者服药后意识模糊，烦躁，时有呻吟，体温逐渐下降，大便稀溏。守三诊方，加乌梅炭 10 g、山楂炭 30 g。7 剂，水煎服。

五诊：2007 年 8 月 15 日，患者服上药后意识模糊不清，时有骂人、抽烟等自发活动，腹胀，大便日一次，量少，气味酸腐，小便可，时有咳嗽剧烈，咳痰困难，患者意识逐渐恢复。

处方：云茯苓 20 g，白术 20 g，陈皮 20 g，姜半夏 20 g，枳实 10 g，广木香 10 g，代赭石 10 g，川贝 15 g，瓜蒌 20 g，天竺黄 10 g，胆南星 6 g，桔梗 12 g，黄芩 12 g，川朴 12 g，白蔻仁 12 g，甘草 6 g。14 剂，水煎服。

六诊：2007 年 8 月 29 日，患者服上药后，意识逐渐从植物状态恢复，无发热。症见：纳少，咳嗽，咳痰。守五诊方，加旋覆花 20 g、砂仁 12 g。21 剂，水煎服。

七诊：2007 年 9 月 21 日，服上药后，患者意识模糊，表现为痴呆状，时有烦躁，纳差，四肢张力减低，活动较差。

处方：太子参 15 g，白术 30 g，茯苓 25 g，木香 10 g，枳实 10 g，川朴 12 g，陈皮 15 g，石菖蒲 15 g，远志 12 g，胆南星 10 g，蒸首乌 12 g，女贞子 15 g，当归 15 g，黄芩 12 g，焦三仙各 15 g。7 剂，水煎服。

八诊：2007 年 10 月 3 日，患者服上药后呈痴呆状，高级智能活动改善，结合脉沉细，中医属肾精亏虚，治疗以补肾填精，化痰开窍。

处方：黄芪 30 g，淫羊藿 30 g，巴戟天 12 g，葛根 30 g，赤芍 25 g，水蛭 10 g，女贞子 20 g，菟丝子 30 g，杞果 15 g，黄精 30 g，胆南星 12 g，天竺黄 12 g，白术 20 g，全蝎 10 g，党参 20 g。14 剂，水煎服。

九诊：2007 年 10 月 18 日，患者服上药后症状改善，现意识障碍，四肢强直，喉中痰液较多，中医治疗以补肾填精治疗为主，辅以化痰活瘀开窍。中药守八诊方，去杞果、黄精，加僵蚕 15 g、半夏 9 g、山萸肉 20 g。14 剂，水煎服。

随访：半个月后随访，患者意识恢复，回答较为准确，肢体运动不遂症状较前明显好转。守九诊方，继服 1 月余巩固治疗。

按语：根据其临床症状，结合脉象，可辨为阴虚痰浊闭阻，阴虚则热，阳不能入于阴，阴不敛阳，可表现为夜间时有烦躁；阴血两亏，不能濡养四末，可表现为肢体强直；脾虚生痰，可见喉中痰鸣；脾虚清阳不升，挟痰上扰，而致昏迷；治疗以养阴健脾，化痰开窍为主。方中沙参、麦冬、生地养阴；瓜蒌、半夏、茯苓、白术、川贝、胆南星、石菖蒲健脾化痰开窍。中医学认为昏迷为瘀血上扰于脑窍所致，又痰浊易致血瘀，故以全蝎活瘀通络，少量珍珠母安神镇静，少量羚羊角粉清热醒脑开窍。患者服上药后出现腹泻，考虑中药中寒凉之品碍脾伤胃，故去寒凉之药，加炒扁豆 20 g、炒薏苡仁 30 g、炒山药 30 g，健脾止泻治疗，经治疗患者腹泻症状好转。患者服上药将近 1 个月后，症状稍微好转，表现为意识模糊不清，时有骂人、抽烟等自发活动，时有咳嗽剧烈，咳痰困难，腹胀，大便日一次，量少，气味酸腐，小便可，考虑患者正处于意识恢复状态，嘱家属给予适量的精神行为方面的刺激，以助其恢复。根据患者此时的临床表现，以痰浊闭阻症状为主，痰邪上犯于脑，可见意识模糊，郁久化热，可见骂人的症状；痰邪易于阻滞气机，故可见腹胀等气机不通的临床症状，治疗以化痰为主，并配合广木香、川朴、白蔻仁行气治疗，以及少量的黄芩清热治疗。八诊时，患者症状较前好转，症见痴呆状，高级智能活动改善，脉沉细，属肾精亏虚之证，中医学认为脑为髓海，人体的一切智能活动均与脑相关，肾主骨生髓，肾虚则精髓亏虚，脑失所养，可见高级智能活动的减退、痴呆等表现，治疗以益气补肾、醒脑开窍为主，故方以淫羊藿、巴戟天、菟丝子、杞果、黄精滋补肾阴、肾阳为主，配合少量益气化痰活瘀之品。服九诊方后，患者意识恢复，可回答一些简单的问题，回答较为准确，有自发语言，肢体运动也较前好转。

【案 2】李某，男，57 岁。初诊：2005 年 7 月 4 日。主诉：意识不清，四肢活动不遂 2 月余。现病史：2 个月前患者突然出现头痛，就诊于当地医院，查头脑 CT 示蛛网膜下腔出血，经对症治疗后，症状好转出院。随后因脑血管动脉瘤行介入术；因左侧大面积脑梗行开颅减压术，气管切开术；因脑积水行腹腔引流术，患者呈昏迷状态，为求中医诊治，前来就诊。症见：醒状昏迷，四肢活动障碍，右侧较重，二便失禁，舌质红，苔薄白，脉弱。既往有癫痫病史。查体：醒状昏迷，双瞳孔等大等圆，对光反射存在，颈项僵硬，气管切开，局部无分泌物，肺部听诊呼吸音粗，可闻及哮鸣音，腹软，四肢无水肿，右侧肢体肌力 0 级，左侧约 I 级，肌张力高，腱反射（+++），双巴氏征（+），余查体不配合。西医予对症支持治疗。中医辨证：气血亏虚，痰浊阻窍证。治法：滋阴养血，健脾化痰，醒脑开窍。方选自拟方。

处方：生地 10 g，麦冬 20 g，白术 20 g，云苓 30 g，石菖蒲 30 g，郁金 15 g，远志 10 g，川芎 15 g，天竺黄 15 g，胆南星 6 g，鱼腥草 30 g，甘草 10 g。7 剂，水煎服。

二诊：2005 年 9 月 5 日，服上药后症状好转。症见：四肢活动障碍，左侧肢体肌张力高，患者眼球可随人移动而转动，偶有哭笑等表情，但不能完成指令性动作，可少进流食，喉中痰鸣，痰不易咳出，肺部听诊音粗，低热，余同前。中药守初诊方，去生地，加黄连 10 g、黄芪 30 g、藿香 10 g。3 剂，水煎服。

三诊：2005 年 9 月 8 日，患者服上药后仍有意识不清，四肢活动障碍，右侧为重，二便失禁，但对疼痛刺激有反应，肺部听诊呼吸音清。

处方：二花 30 g，鱼腥草 30 g，黄芩 15 g，黄柏 10 g，玄参 10 g，银柴胡 20 g，地骨皮 20 g，生地 10 g，半夏 15 g，茯苓 20 g，川贝 15 g，白花蛇舌草 30 g，白术 15 g，甘草 10 g。14 剂，水煎服。

四诊：2005 年 9 月 23 日，患者服上药后症状较前明显好转。症见：精神可，反应迟钝，头、眼可随人转动，有强哭强笑表情，左侧肢体功能较前好转，可稍微抬起，肌力 II 级。中药守二诊方。14 剂，水煎服。

五诊：2005 年 10 月 10 日，患者服上药后，症状较前明显好转。症见：精神可，反应迟钝，已有意识，能听懂简单语言，可发声，头、眼可随人转动，具有强哭强笑表情，左侧肢体功能较前好转，肌力四级，手指活动灵活，张力高，腱反射亢进。

处方：黄芪 30 g，生白术 45 g，党参 30 g，石菖蒲 15 g，郁金 15 g，麦冬 20 g，黄连 10 g，远志 10 g，生地 10 g，当归 15 g，丹参 25 g，川贝 10 g，天竺黄 10 g，白蔻仁 10 g。10 剂，水煎服。

六诊：2005 年 10 月 21 日，服上药后症状好转，表情丰富。中药守四诊方，21 剂，水煎服。配以针灸治疗：肩前、曲池、手三里、外关、合谷、足三里、血海、丰隆、解溪、太冲、金津、玉液、太冲。

七诊：2005 年 11 月 9 日，患者服上药症状好转，大便偏干，中药以养阴补肾，益精生髓。

处方：太子参 10 g，川木瓜 30 g，怀牛膝 30 g，炒杜仲 20 g，生白术 60 g，党参 30 g，石菖蒲 15 g，远志 10 g，生地 10 g，当归 15 g，丹参 25 g，郁金 15 g，麦冬 20 g，田大云 30 g，山萸肉 20 g，火麻仁 15 g。7 剂，水煎服。

随访：间断门诊调药，守七诊方，随症加减，1 个月后患者苏醒。

按语：根据患者入院症见，结合舌苔、脉象，可辨为气血亏虚，痰浊阻窍。治疗以白术、云苓、胆南星补气健脾化痰；生地、麦冬滋阴养血；石菖蒲、远志、郁金化痰醒脑开窍；川芎活血行气并防止滋腻太过而阻滞气机。患者服上药后症状好转，症见：四肢活动障碍，左侧肢体肌张力高，患者眼球可随人转动而转动，偶有哭笑等表情，但不能完成指令性动作，可少进流食，喉中痰鸣。血虚肝失所养，肝阴亦亏，脾虚生化乏源，脾主肌肉及四肢，肝主筋，四肢筋脉失去濡养，则见肢体的运动障碍，肌张力增高，故治疗以益气养血，健脾醒脑开窍。中药守初诊方，加黄芪大补元气，藿香醒脑开窍，黄连清热化痰治疗。患者服上药 3 剂后，症见：意识不清，四肢活动障碍，以右侧较重，二便失禁，对疼痛刺激有反应，肺部听诊呼吸音粗，低热。王宝亮教授认为阴虚日久可致内热，阴虚、痰阻日久均可致瘀血的发生，故治疗在养阴化痰的基础上配合玄参、银柴胡、地骨皮滋阴清热，黄芩、二花清热解毒，白花蛇舌草活瘀通络治疗。患者服上药后症状较前明显好转，症见：精神可，反应迟钝，已有意识，听懂简单语言，可发声，头、眼可随人转动，具有强哭强笑表情，左侧肢体功能较前好转，肌力四级，手指活动灵活，张力高，腱反射亢进，中药在益气滋阴化痰的基础上配当归、丹参补血活血治疗。患者服上方 10 余天后症状好转，表情丰富。并配合针灸康复治疗。经上方治疗半个月后患者症状好转，出现大便偏干，王宝亮教授认为，各种虚证日久均会引起肾阴、肾阳的亏虚，又因脑肾密切相关，故现治疗以补肾填精治疗为主，配合针灸康复治疗。经治疗半个月后，患者苏醒，可回答一些简单的问题；后随症加减，继服中药，诸症渐好转。

【**案 3**】苏某，男，18 岁。初诊：2002 年 11 月 30 日。主诉：神昏伴四肢活动不遂、失语 2 个月。现病史：2 个月前无明显诱因出现头痛，发热，最高

39.8 ℃，当地医院对症处理，无效，后因病情逐渐加重先后于市级医院及省级医院治疗，因病情需要行气管切开术，症状仍未见好转并呈进行性加重，为求中西医结合治疗，遂来诊。症见：神昏，双上肢屈曲内收，双下肢伸直内旋，双手紧握，颈项强直，二便失禁，多汗，两眼活动自如，四肢、躯体皆无自主活动，但刺激后可出现抽搐，生命体征稳定，对光反射灵敏，颈项抵抗，两肺呼吸音粗糙，可闻及少许细湿啰音，偶有痰鸣音，四肢肌肉萎缩。四肢肌张力高，肌力 0 级，压眶反射（+），双腱反射（+++），睫脊反射（+），霍夫曼征（－），强握反射（+），双巴氏征（+），余查体不配合。西医予对症支持治疗。中医辨证：痉证；邪壅经络型。治法：醒脑开窍，息风止痉。

处方：黄芩 10 g，桑白皮 15 g，地骨皮 20 g，生薏苡仁 15 g，滑石 20 g，猪苓 10 g，泽泻 20 g，黄柏 10 g，黄连 6 g，橘红 15 g，龟板 15 g，羚羊角粉 2 g（冲服）。10 剂，水煎服。

二诊：2002 年 12 月 9 日，患者服上药后症状减轻，生命体征稳定，肺部听诊细湿啰音，余检查结果同前，治疗以黄连温胆汤加减治疗。

处方：云苓 30 g，白术 25 g，陈皮 20 g，半夏 12 g，黄连 12 g，麦冬 20 g，石菖蒲 20 g，郁金 15 g，胆南星 6 g，天竺黄 12 g，生地 10 g，赤芍 20 g。10 剂，水煎服。

三诊：2002 年 12 月 18 日，患者服上药后症状减轻，抽搐次数明显减少，肌张力下降，患者听到指令后可伸其左手指，但反应较迟钝，西医加服美多芭。守二诊方。10 剂，水煎服。

四诊：2003 年 1 月 8 日，患者仍处于醒状昏迷状态，但意识内容较前增多，双目可随物体转动，吞咽功能有所恢复，构音障碍，四肢肌张力高，经刺激后可诱发去脑强直状态。治疗以益气健脾，化痰醒脑，开窍益智。

处方：黄芪 30 g，太子参 15 g，云苓 30 g，白术 25 g，陈皮 20 g，半夏 12 g，麦冬 20 g，石菖蒲 20 g，郁金 15 g，黄芩 9 g，天竺黄 12 g，赤芍 20 g，远志 10 g，益智仁 20 g，生地 10 g。10 剂，水煎服。

随访：守四诊方随症加减，继服 1 个月后患者苏醒。

按语：本案患者为青少年男性，有外感病史，外感之邪侵袭人体，正气不能驱邪外出，反而上扰清窍，痹阻脑脉，神明失主，可见突然神昏等证。"脑为元神之府"（《本草纲目》），是生命的枢机，主宰人体的生命活动，脑脉受损，必然会引起各脏腑生理活动的减退，病久脏腑化生气血不足，导致阴竭阳微，脾虚水液运化受阻，湿邪停滞酿成痰浊，痰邪郁久化火，上扰清窍，流窜经络，脾虚肌肉四肢失却濡养，均可导致双上肢屈曲内收、双下肢伸直内旋、双手紧握、颈项强直等临床表现。阴不敛阳，可见汗出；痰邪停于肺，可见喉中痰鸣；肾虚不能主司二便，可见二便失禁等症状，治疗以化痰醒脑开窍治疗为主。方以龟板、羚羊角粉滋阴潜阳、息风开窍；滑石、生薏苡仁、泽泻、猪苓利水渗湿，使湿邪从下焦而去，《本草纲目》称薏苡仁为阳明之药，能健脾益胃，筋骨之病，以治阳明为本，故拘挛筋急皆可用之，故薏苡仁可治疗湿邪引起的肢体拘挛；黄连、黄芩泻火燥湿，使湿邪从上焦而走；地骨皮、黄柏滋补肾阴，并可治疗由于肾虚引起的多汗。患者服上药 9 天后，症状好转，仍喉中痰鸣，余症状如前，治疗以黄连温胆汤加减治疗，方以二陈汤燥湿化痰，理气和中，使湿去则痰无由以生，气顺则痰自消；石菖蒲化痰醒脑开窍，胆南星息风化痰止痉，黄连、天竺黄清热化痰治疗，生地、麦冬滋阴以防燥湿之剂耗伤阴液，久病多瘀，痰邪又易于阻滞气机，故配赤芍活瘀治疗；西医方面，王宝亮教授认为目前患者仍处于典型的醒状昏迷状态，醒状昏迷包括去皮层综合征和无力性缄默症。其中去皮层综合征见于大脑皮质的广泛性功能损害，临床表现为睡眠－觉醒周期紊乱不规则，原始反射亢进，肌张力增强，主要是由于中枢的抑制性作用受损。无动性缄默症（AMS）可分为两型：Ⅰ型（AMS-Ⅰ）病变位于前额叶－边缘系统，由于脑干上行网状激活系统未受损，故患者觉醒－睡眠周期正常，觉醒时虽能睁眼和眼球追随活动，但均无意识和目的，也无表情，常伴有二便失禁；Ⅱ型（AMS-Ⅱ）病变位于中脑－间脑，临床特点为眼球运动及瞳孔异常改变等中脑病损的特征，或出现不典型的去脑强直综合征。本案患者符合 AMS-Ⅰ型。因患者肌张力明显下降，抽搐次数及幅度明显减少，故治疗上应加强脑细胞营养剂的运用。患者服上药近 1 个月后症状好转。意识内容较前增多，双目可随物体转动，吞咽功能有所恢复，构音障碍，四肢肌张力高，经刺激后可诱发去脑强直发作，久病多伤气。中药守上方，去黄连，加黄芪、太子参益气养阴，使气足则血行；远志、益智仁开窍醒脑益智治疗。患者服上药后症状好转，上药随症加减继服后患者苏醒。

第十一节　肝硬化腹水治验

肝硬化腹水属于中医"鼓胀"的范畴。历代医家均将其归入"风、痨、鼓、膈"四大病中,谓其为难治之证。王宝亮教授曾师从我国著名肝病专家李普教授,尽得其传,尤其擅长运用培土活血利水法治疗肝硬化腹水,疗效显著。

一、病因病机

王宝亮教授认为鼓胀一病乃多是由于嗜酒过度、饮食不节、七情内郁、劳欲损伤或是感染虫毒等多种因素导致肝、脾、肾三脏受病,致使气滞、血瘀、水停腹腔,出现腹部胀满、痞块盘踞、水气内停、腹部绷紧如鼓的病症。《诸病源候论》也提出,鼓胀的病机是"经络痞涩,水气停聚,在于腹内"。清代医家喻家言亦曾将鼓胀的病机概括为"胀病亦不外水裹、气结、血瘀"。病变脏器主要在于肝脾,久则及肾。因肝主疏泄,司藏血,肝病则疏泄不行,气滞血瘀,进而横逆乘脾,脾主运化,脾病则运化失健,水湿内聚,进而土壅木郁,以致肝脾俱病。病延日久累及于肾,肾关开合不利,水湿不化,则胀满愈甚。病理因素不外乎气滞、血瘀、水湿,水液停蓄不去,腹部日益胀大成鼓。治疗上以培土活血利水为宜,王宝亮教授常言,气、血、水三者虽相互搏结,但亦各有侧重,又常相互为因,错杂同病。故临床用药既要以某一方面为主,又要相互兼顾。

二、方药论治

王宝亮教授在继承前贤的基础上根据自己多年临床经验,自拟培土活瘀利水方,药物如下:党参 30 g,炒白术 30 g,陈皮 15 g,半夏 15 g,当归 15 g,丹参 30 g,郁金 20 g,川芎 15 g,云苓皮 40 g,冬瓜皮 50 g,大腹皮 30 g,猪苓皮 20 g,泽泻 20 g,车钱子 30 g,川朴 15 g,沉香 3 g(另冲),炒二丑 30 g,肥大枣 6 枚。

有黄疸者加茵陈 30 g、黄连 8 g、虎杖 15 g;腹胀甚者加枳实 20 g、木香 15 g;瘀症重者加三棱 10 g、莪术 10 g、水蛭 6 g;肝区痛明显者加白芍 60 g、金铃子 9 g、延胡索 9 g;肝硬化明显者加龟板 20 g、鳖甲 20 g、牡蛎 30 g。

此方中以党参、白术益气健脾，正和《难经》中"见肝之病，则知肝当传之于脾，故先实其脾气，无令得受肝之邪"之意。当归、丹参、川芎、郁金活血化瘀，且当归、丹参养血和血使化瘀而不伤正，郁金尚能行气解郁，利胆退黄，凉血清心止痛，可谓一药多用，故加大其用量。陈皮、半夏、茯苓有二陈汤之意，取其燥湿化痰浊，茯苓用其皮则加大其利水作用。陈皮、冬瓜皮、云苓皮、大腹皮、猪苓皮有五皮饮之意，故能泄皮里膜外之水，再加上泽泻、车钱子，其渗湿利水之功愈大。肝硬化的发生实乃先有气滞而后水停，及先气分为病，后及阴分血分。故治疗上不可见水利水，气不行则水不利，必须加用恰当的行气药，川朴能行气燥湿，消积平喘，《药性论》谓其能"除痰饮，去结水，破宿血，消化水谷，止痛"。沉香配炒二丑，沉香能行气止痛，加强二丑之泻下逐水祛积的作用，属相使而用；沉香又能降逆调中，使其利水而不伤中属相畏而用。二者相互配合利水之力加强而不伤正气。肥大枣能健脾，缓和二丑之毒性，又能调和诸药。诸药合用共奏补脾行气，化瘀利水之功，使气行、瘀化、水散则鼓胀自除。该方组方严谨，用药恰当，临床使用常收到意想不到的疗效。

三、验案举隅

【案】王某，男，50 岁。初诊：2016 年 7 月 20 日。主诉：间断性胁痛 10 余年。现病史：发现乙肝病史 15 年，间断性胁痛 10 余年，平时未进行正规治疗，近半年渐由腹部胀满不适至腹大如鼓，纳呆，腰膝酸软乏力，稍动即感困乏，短气撑急，怕冷，肠鸣便溏，小便短少，舌质暗淡，舌下脉络扩张明显，苔薄白稍腻，脉沉细涩。辨证：阳虚气滞，血瘀水停证。治法：助阳行气，化瘀利水。方选培土活瘀利水方。

处方：制附子 8 g，上肉桂 1 g（另冲），党参 15 g，炒白术 20 g，姜半夏 10 g，陈皮 15 g，当归 12 g，郁金 20 g，丹参 15 g，云苓皮 15 g，冬瓜皮 30 g，大腹皮 30 g，猪苓皮 20 g，泽泻 15 g，车钱子 20 g，川朴 15 g，沉香 3 g（另冲），炒二丑 30 g，肥大枣 6 枚。7 剂，水煎服。

二诊：2016 年 7 月 27 日，服上药后小便增多至最多一日 3500 mL，腹胀减轻，腹围缩小。肝区稍有疼痛，触诊胁下肝脾大，大便基本正常，但仍乏力，活动后明显，饮食较前好转，仍纳差，舌暗，舌下络脉扩张，苔薄白，脉弦细涩。辨证：气虚血瘀，肝络不合证。治法：益气化瘀利水，疏肝和络止痛。

处方：党参30g，黄芪25g，炒白术20g，丹参15g，川芎15g，郁金15g，白芍30g，金铃子12g，延胡索20g，大腹皮20g，云苓皮20g，泽泻15g，车钱子15g，川朴12g，木香10g，生山楂25g，鸡内金12g，神曲12g，肥大枣6枚。21剂，水煎服。

随访：服药20剂腹水消退，饮食好转，诸症随之而减，后嘱其长时间服用鳖甲煎丸，半年后随访，基本已能参加工作，生活自理如常人。

按语：肝主疏泄，主藏血。本案患者既往有乙肝病史，日久虫毒必损伤肝脏，肝不能疏泄气机，导致气滞于肝络，肝络不合，发为胁痛。肝病日久必伤肾阳，阳虚不能化水，气滞不能行水，水气渐搏结于肝，气滞不能行血，水停必致血停，久则成瘀。《血证论》亦言"以肝属木，木气冲和条达，不致遏郁，则血脉得畅"。今肝气郁结则必导致血瘀。气滞、血瘀、水停于腹，导致鼓胀的发生。治法为：助阳行气，化瘀利水。王宝亮教授认为："阳气不回，火用不宣，则阴寒水气断无骤退之理。"方中以制附子、上肉桂相须为用，温补命门之阳气，肾阳得壮其化气行水之力必强健。合培土活瘀利水方，健脾化瘀利水，故服7剂之后诸症大减。二诊，阳虚易补，气虚难调，血瘀象虽好转但仍未全化，肝气未和发为胁痛，治则以益气化瘀利水、疏肝和络止痛为主。方中以党参、黄芪、炒白术益气健脾，丹参、郁金、川芎活血化瘀合金铃子散疏肝活瘀定痛；大剂量白芍一方面能补肝体为肝用，另一方面能缓急柔肝止痛，即《内经》"肝苦急，急食甘以缓之"；川朴、木香、大腹皮等行气利水；生山楂、神曲、鸡内金、肥大枣健脾开胃，服20剂则诸症大去。肝脾大乃瘀血内结，以软坚散结为法，不能急去，只能缓消，故选用鳖甲煎丸。王宝亮教授认为该方寒热并用，攻补兼施，升降结合，气血津液同治，集诸法于一方，且以丸剂图缓，俾攻不伤正，祛邪于渐消缓散之中，用之甚当。

参考文献

［1］徐晓妍，王宝亮.王宝亮教授从痰论治眩晕病临床经验［J］.中国实用神经
　　疾病杂志，2009，12（3）：40–41.

［2］赵雪婷，王宝亮.王宝亮运用清燥汤经验撷菁［J］.中医临床研究，2018，
　　10（30）：11–13.

［3］张志军，王宝亮，冯来会.中风皂贝化痰胶囊联合西药治疗急性脑梗死50
　　例［J］.中医研究，2014，27（3）：32–34.

［4］杨盼盼.通络解语丸配合针刺治疗中风后假性球麻痹临床观察［D］.郑州：
　　河南中医药大学，2016.

［5］高斌.王宝亮教授诊治重症肌无力辨证遣药经验［J］.中医研究，2012，25
　　（11）：56–58.

［6］钱百成.王宝亮教授治疗运动神经元经验［J］.中国实用神经疾病杂志，
　　2009，12（3）：41–42.

［7］钱百成，王宝亮，张振铎，等.运动神经元病辨治初探［J］.新中医，
　　2020，52（4）：174–175.

［8］薛静，代艳娟，刘文秀，等.王宝亮教授从肝脾肾分期辨治痫病经验［J］.
　　中医研究，2018，31（6）：46–47.

［9］王宝亮，薛静.急性一氧化碳中毒迟发性脑病的中医论治［J］.中医研究，
　　2017，30（8）：42–43.